现代临床呼吸病诊治

XIANDAI LINCHUANG HUXIBING ZHENZHI

杨晓东　主编

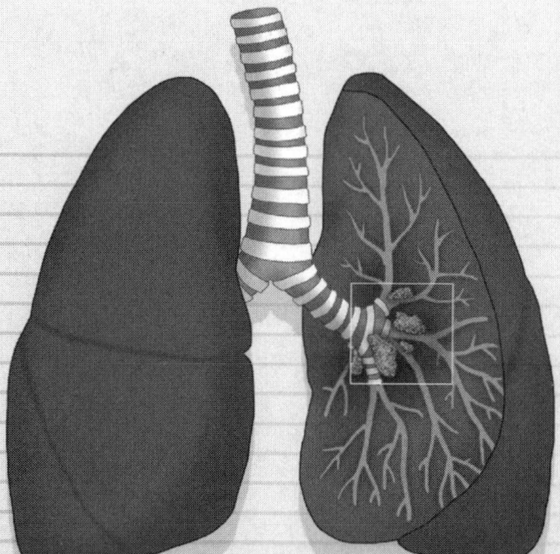

中国纺织出版社有限公司

图书在版编目（CIP）数据

现代临床呼吸病诊治 / 杨晓东主编. -- 北京 : 中国纺织出版社有限公司, 2021.8

ISBN 978-7-5180-8823-2

Ⅰ. ①现… Ⅱ. ①杨… Ⅲ. ①呼吸系统疾病—诊疗 Ⅳ. ①R56

中国版本图书馆CIP数据核字（2021）第169094号

责任编辑：樊雅莉　　责任校对：高　涵　　责任印制：王艳丽

中国纺织出版社有限公司出版发行

地址：北京市朝阳区百子湾东里A407号楼　邮政编码：100124

销售电话：010—67004422　传真：010—87155801

http: //www.c-textilep. com

中国纺织出版社天猫旗舰店

官方微博 http://weibo.com/2119887771

唐山玺诚印刷有限公司印刷　各地新华书店经销

2021年8月第1版第1次印刷

开本：889×1194　1/16　印张：11.75

字数：343千字　定价：78.00元

编　委　会

主　编　杨晓东　姚观金　吴桂清

　　　　　赵　丹　雷小婷

副主编　陈碧玉　程利辉　黄　梅

　　　　　侯秀云　崔运华　姜　鑫

编　委　(按姓氏笔画排序)

杨晓东　佳木斯大学附属第一医院

吴桂清　湛江中心人民医院

张立军　威海市立医院

陈碧玉　十堰市太和医院

赵　丹　南方医科大学深圳医院

赵　欢　河北医科大学第一医院

侯秀云　成都市新都区中医医院／成都市第二中医医院

姜　鑫　鞍钢集团公司总医院

姚观金　湛江中心人民医院

黄　梅　河北省沧州中西医结合医院

崔运华　湖北文理学院附属医院，襄阳市中心医院

程利辉　黄山首康医院

雷小婷　河南省中医院（河南中医药大学第二附属医院）

前 言

呼吸系统疾病的诊断和治疗近半个世纪以来发展很快，回顾20世纪60年代，呼吸系统疾病的诊治主要为简单的器械检查和一般药物的应用，新的诊疗技术和手段寥寥无几。随着医学科学的进步和高新技术的发展，在21世纪的今天，呼吸系统疾病的发病机制、诊断和治疗等已经发生了巨大的变化。为了适应当代医学科学发展突飞猛进的新形势，不断更新理论知识和提高诊疗水平，我们组织编写了此书。

本书主要阐述了呼吸系统疾病的基础知识及呼吸科常见疾病，包括呼吸系统感染性疾病、支气管哮喘、慢性阻塞性肺疾病、呼吸衰竭及肺部肿瘤等内容，针对肺血管疾病、肺创伤及肺移植也进行了讲解。本书融入了现代医学的新概念、新理论与新技术，重视与各学科的结合，突出科学性和实用性。

在本书编写的过程中，虽力求做到写作方式和文笔风格一致，但由于各位作者的临床经验及编书风格有所差异，加之时间仓促、篇幅有限，书中疏漏乃至谬误之处在所难免，希望广大同仁不吝赐教，使我们得以改进和提高。

编　者

2021年5月

目录

第一章

呼吸病学概论

我国2011年部分城市和农村前10位主要疾病死亡原因的统计数字显示，呼吸系统疾病（不包括肺结核、肺癌和肺源性心脏病）在城市的死亡病因中排名第四（占疾病组成10.56%，病死率65.47/10万），在农村也排名第四（占疾病组成13.31%，病死率84.97/10万）。由于严重的大气污染、吸烟、工业经济发展导致理化因子、生物因子吸入以及人口老龄化等因素，近年来呼吸系统疾病如肺癌发病率每年增长26.9%，仅北京在1974～2003年肺癌的死亡人数就增加了250%，肺癌病死率居城市肿瘤病死率排名之首位。如不及时采取有效控制措施，预计到2025年，我国肺癌患者将达到100万。支气管哮喘（2010年的儿童及成人患病率较1980年高75%～100%）明显增多，慢性阻塞性肺疾病居高不下（40岁以上的人群患病率为8.2%），肺结核发病率虽有所下降，但2010年调查显示，我国活动性肺结核患病率为459/10万，患病率在国际上仅次于印度，居第二位。肺血栓栓塞症已经构成危重症患者的重要病因。肺部弥漫性间质纤维化和免疫低下性肺部感染疾病发病率日益增高，获得性免疫缺陷综合征（艾滋病）的重要死亡原因为肺部感染，特别是肺孢子菌肺炎。自2002年底以来，我国及世界范围内暴发的传染性非典型肺炎（严重急性呼吸综合征，SARS）疫情，由于多发生于中青年、传染性强、病死率高、缺乏针对性的药物，因而引起群众恐慌，造成社会动荡，也给国民经济造成了巨大损失。

自2003年SARS疫情发生以来，在我国又陆续出现H_5N_1、H_1N_1及H_7N_9禽流感疫情，对这些突发性公共卫生事件，我国尽管在溯源、预防、诊断、治疗及抢救等方面取得了很大进步，但在传播途径、发病机制、早期诊断、早期治疗以及及时抢救、降低病死率等方面，还有很大差距。令人担忧的是，21世纪以来，我国空气污染严重，很多城市空气中污染物浓度超过联合国世界卫生组织的标准，在这种环境下生活，会对呼吸系统以至全身有何危害至今还不清楚。再者，西方国家21世纪以来，吸烟人数明显下降，但我国成人吸烟率仍居高不下，吸烟造成的危害，特别是对呼吸系统的危害在随后的5～10年将更加凸显。

近10年来，在吸烟、空气污染、急性呼吸道传染病及更多的变应原、理化因素的作用下，呼吸系统疾病的防治研究亟待加强。

第一节　呼吸疾病防治历史

呼吸、心跳是生命活动的两个体征，伴随生命的全过程。翻阅古今中外医学史籍可以看出，呼吸现象更早受到居住在地球各处人类的关注。中国先哲通过长期观察，很早便发现了人与自然的关系，这个关系的第一要义即人吸纳天地间自然之气，又将自身陈旧之气吐出，正如庄子所谓“呼吸吐故纳新”之意。正因为人与自然的呼吸关联，而此关联之物质是气，故《黄帝内经·素问》专列有“生气通天论”，并由呼吸之气演绎派生出多种气的概念。古希腊医学家希波克拉底在生理学思想中亦提出一个重要概念即“灵气”说，认为人体各种活动都靠灵气帮助，对后世产生很大影响。尽管古人对气的称谓和理解见仁见智，但共同认识是气对生命活动有作用，气与呼吸关联。呼吸是人与自然联系的纽带之一，因而也是产生和防治疾病的途径之一。

一、关于肺的概念

中国古代的解剖较粗疏，如载："肺重三斤三两，六叶两耳，凡八叶"。"六叶"与今日解剖所见左肺两叶、右肺三叶共五叶，不完全符合；旁出为耳，当指左、右肺尖。因受长期封建思想束缚，中国的解剖学没有得到应有的发展，因此中医理论亦没有建立在结构和功能的诠释基础之上。医家在临床实践观察基础上，依据整体普遍联系和"有诸内，必形诸外"等观点，将人体内外联系成一个表达肺所有功能的集合，如肺司呼吸、肺主皮毛、肺与大肠相表里等，以这样固定的联系表述其系统功能。而西方在文艺复兴后，以还原论思想为指导，人体解剖学则取得长足发展。现代医学即解剖学所指之肺为器官，而与皮毛、大肠等毫无关涉。现代呼吸系统解剖，不单指肺脏器官解剖，也包括鼻至环状软骨的上呼吸道、环状软骨以下气管和支气管的下呼吸道、细支气管直到肺泡的气体交换场所等。呼吸系统不仅完成呼吸功能，而且还具有免疫、代谢、生化、内分泌等调节全身之功能。

二、呼吸病之产生

（一）传染病和疫病侵害

因为呼吸器官从外界吸入空气，使氧和二氧化碳进行交换，同时，空气中的有害物质如粉尘、病原微生物、变应原等也会随之侵入或呼出。历史地看，会发现多数传染性疾病和疫病传播与呼吸有关。千百年来，东西方不约而同创立的隔离制度，首先是防止近距离呼吸传染，便充分证明了这一点。

以鼠疫为例，因其由鼠疫杆菌引起、烈性传染、死亡惨重而被列为头号传染病。虽然临床上分为腺鼠疫、肺鼠疫、肠鼠疫等类型，但实际死于鼠疫者多为肺鼠疫。究其原因，一是腺鼠疫多蔓延至肺部产生肺鼠疫；二是人与人之间经呼吸传播肺鼠疫；三是该病之所以俗称黑死病，其原因即患者呼吸困难、缺氧而致皮肤青紫。有关类似鼠疫的记载东西方均不晚于中世纪，但世界性大流行共有 3 次。第一次流行发生在 6 世纪横跨欧亚非大陆的拜占庭帝国查士丁尼时代，以后两个世纪又在地中海周围流行并传至西欧。这次流行总死亡人数近 1 亿，多半是由呼吸传播而致亡。第二次流行开始于 14 世纪 20 年代的中亚细亚戈壁，不断蔓延至欧亚广大地区，至 17 世纪末才告结束。这次流行死亡人数约2 500万。第三次流行自 19 世纪 90 年代至 20 世纪 30 年代，疫源地多认为是中国云南省，传播至 77 个港口的 60 多个国家，死亡近千万人。后两次流行死亡人数比第一次少，主要原因是 14 世纪中后期，意大利米兰大主教已提出隔离方法，防止近距离呼吸传染，各地仿效所致。在中国，隔离防疫记载可上溯至秦汉。1894 年，日本学者北里柴三郎和法国学者耶尔森在香港鼠疫流行期间，发现鼠疫由鼠疫杆菌引发。鼠疫是自然疫源性疾病，先流行于中印边界喜马拉雅山边沿地区的黑鼠类及其他啮齿类动物间，然后借助鼠蚤叮咬而传给人，人与人之间多通过呼吸、饮食传播而得病。鼠疫杆菌的发现，使近现代防治工作收到实效，如清末东三省鼠疫和民国初绥远、陕西鼠疫。

再如流行性感冒，简称流感，是历史上引发死亡最多的呼吸道流行性传染病。公元前 412 年的古希腊时期，希波克拉底就已记述了类似流感的疾病。美国流行病学家亚历山大·米兰尔认为：公元前 431 年开始的伯罗奔尼撒战争中，流感大流行摧毁了雅典人企图称霸的美梦。19 世纪，德国人希尔施较详细列表反映了 12 世纪以来西方流感流行的情况。20 世纪以来，世界性的流感大流行至少发生了 4 次，分别为 1918 年、1957 年、1968 年、1977 年。其中 1918 年暴发的流感，全球有 5 亿人感染，约 2 000 万~5 000 万人丧生。这次流感最早出现在美国堪萨斯州的芬斯顿军营，死亡者不多。其后，流感传到西班牙，因人口密度大，近距离呼吸传染，造成 800 万人死亡，故而被学界称为"西班牙流感"。1997 年，美国病理学家陶本伯杰首次找到"西班牙流感"病毒的 DNA 片段。2001 年，澳大利亚科学家吉布斯在陶本伯杰工作的基础上，发现 1918 年"西班牙流感"病毒的 RNA 中负责制造血凝素（H）基因编码中部被插入一段猪流感病毒的编码。目前已知人类的流感病毒属于 RNA 病毒，分为甲、乙、丙 3 型，导致流感大流行的主要是甲型和其亚型。流感患者主要死因是肺炎。2005 年以来，世界上出现 H_5N_1 禽流感在人群中局部流行。在有明显症状的患者人群中，其病死率超过 60%。2009 年春季，新甲型 H_1N_1 流感在墨西哥流行并传播至全球，超过至少 500 万人感染。

又如肺结核是传染性疾病的常见病种，其发病，有人追溯至6 000年前的意大利和埃及。中国晋代医家葛洪的《肘后备急方》中所记“尸注”“鬼注”亦属肺结核。历史上肺结核长期危害着人类生命。最典型的流行是第一次世界大战和第二次世界大战期间。1881 年 8 月，德国细菌学家罗伯特·科赫发现肺结核由结核分枝杆菌致病，并证明可通过飞沫传播。1890 年，科赫又发现了用于诊断结核病的结核菌素。由于这些发现，他获得了1905 年诺贝尔医学和生理学奖。与科赫同时，法国微生物学家卡尔梅特和介连研制发明预防结核病的疫苗被称为“卡介苗”。肺结核主要通过空气传播，患者近距离咳嗽、喷嚏、吐痰，都可传染他人。自1943 年美国人瓦克斯曼发现链霉素后，治疗肺结核的药物逐步增多，肺结核也不再成为不治之症。

总之，呼吸病多与传染病、疫病密切关联。新石器时代，人类开始定居，刀耕火种，野生动物成批驯化为家畜。该时期特点是由新的生产方式导致人口聚集、人畜频繁接触、原始植被开垦，人类和自然界发生了新关系，疫病随之多发，且多与呼吸相关。如历史上曾发生的疫病中，麻风、肺结核、肺鼠疫、流感、鹦鹉热、汉坦病毒肺综合征、白喉、猩红热、SARS、人禽流感等均以呼吸传播和飞沫、吐痰为主要感染途径。农业生产使人口聚集，为人类近距离飞沫传播提供了条件；农业破坏自然生态的同时，也破坏了寄生物处所，使其反馈性地侵害人类；驯化动物不仅使人类增加了接触动物带来病原微生物的机会，而且人和动物排泄物污染饮水、播撒田野又可扩散疫源；定居还招来鼠、蚊、蚤、虫等，也为疫病传播推波助澜。尽管人类设法抑制疫源，但病原微生物却进行了数万次生命循环，人类呼吸病防治未有穷期。

（二）空气及环境污染

呼吸病产生的另一原因是环境污染。文艺复兴以来，新的生产方式推动了社会变革。英国资产阶级在1688 年“光荣革命”中推翻封建统治；1776 年美国独立战争胜利；1794 年法国大革命获胜；1861 年俄国改革；1867 年日本明治维新，东西方社会革命有力地推动了工业革命。然而，工业的发展直接带来空气和环境污染。在英美，主要由采煤而导致产生大量煤尘肺患者。大气污染使伦敦沦为“雾都”。职业污染产生多种职业病。20 世纪以来，吸烟人数增加，导致慢性支气管炎、阻塞性肺疾病、肺癌等发病率明显增加。无机粉尘、有机粉尘等物质增多，也使人类吸入有害粉尘的机会增多，长期吸入某种粉尘，则可引起弥漫性肺纤维性病变。如18 世纪以来，长期吸入含游离二氧化硅的粉尘引起的硅沉着肺患者渐增；同时，长期吸入石棉粉尘引起的石棉肺及肺癌患者也大量出现。这些吸入性尘肺病以及化学工业产生的现代粉尘引起的各种过敏性疾患，严重威胁着人类生命和健康，也对呼吸医学的未来走向提出挑战。需要强调的是，近 10 年来，由于经济的迅速发展，我国城市生态环境及空气质量急剧恶化，特别在我国的中部及东部。环境空气 PM 2. 5（直径≤2. 5 μm 的颗粒）浓度较联合国世界卫生组织制定的可容许浓度（≤75 $\mu m/m^3$）超过 5 ~ 15 倍。这么严重的空气污染，对人体特别是呼吸系统危害的具体研究，至今还是空白。但已有不少流行病学的研究表明高浓度的空气污染明显增加肺癌及膀胱癌患病率，增加哮喘和慢性阻塞性肺疾病的急性发作率。

（三）人与自然生态变迁

地球是人类和各种动植物、微生物共生的世界。远古时期，人类驯养动物曾引发许多疾病。现在，人类许多疾病仍来自动物。其中与呼吸关系密切者如获得性免疫缺陷综合征，即艾滋病，最早出现在20 世纪 60 年代的非洲，源自非洲猩猩等灵长类动物，动物宿主绿猴已面临绝灭。1983 年，HIV 病毒被确定为艾滋病的病源，目前人类是 HIV 的唯一储存宿主。严重急性呼吸综合征（SARS），源自食肉类猫科动物，尤以果子狸等主要中间宿主在野生动物市场传染为主，初步研究主要病源是 SARS-CoV 冠状病毒，经呼吸飞沫等途径传播。禽流感病毒广泛存在于世界上许多家禽和野禽中，一般情况下不直接传播给人，但 1997 年香港特区首次发现感染人类的报道。禽流感病毒属 A 型流感病毒，部分患者发展为呼吸衰竭而死亡。汉坦病毒肺综合征自 1993 年美国确诊首例后，美洲陆续有所发现。该病多见气促、呼吸困难，多死于肺水肿。1970 年，刚果首次报告猴痘病毒感染人类的病例。2007 年 5 ~ 6 月，美国先后有 7 个州感染近百例。本次传染源来自非洲受到感染的土拨鼠，患者也可通过呼吸道飞沫传播。

近现代以来，随着城市化进程的加快，人口越来越集中。城市人口膨胀，人口异地流动加速，豢养犬猫增多，生活垃圾猛增，人均绿地减少，拥挤嘈杂，使城市空气质量普遍下降。自然界和人类社会之间通过长期自主演化、相互作用、磨合适应，已形成相对平衡和谐的生态秩序。这种秩序包括动植物和人类的空气食物营养链与新陈代谢循环等。平衡秩序是客观形成的，不依人类的主观意志为转移。人口过度集聚和流动加速之浪潮给医学提出的挑战首先是呼吸疾病易发、易传播、难控制。这与“小国寡民”时代形成鲜明对比。因此，未来呼吸性疾病的走向是大量呼吸交叉感染和呼吸传播性疾病常见多发且难于控制。

三、呼吸病防治历程

（一）古人经验

人体各系统中，呼吸系统是唯一与外界双向交换物质（气体）的系统，所以，人与自然的关系在该系统表现得最为紧密。古人已认识到其重要性。先秦文献《山海经》，尽管作者和成书年代有待考证，其中记载关于神话传说的内容也许不可信，但有关人与自然关系的记载是可信的。如记“薰草，麻叶而方茎，赤华而黑实，臭如蘼燕，佩之可以已疠”。我们暂不去具体考证薰草形态气味，只据“佩之可以已疠”句，可知古人已观察到，通过呼吸其气味可以使疠痊愈。至于疠属何病？还可以专门研究。这条史料至少回答了两个问题，即首先回答了在《山海经》时代，先人已掌握了呼吸道给药的方法；其次回答了吸入薰草之气味可以治疠。先秦时期，居于草原的匈奴民族抢救休克患者采用挖坑道若人长，其下面以绵羊粪充填点燃，将患者置于其上，一是保温，二是使患者被动吸入烟气刺激呼吸道从而苏醒。这一方法在《本草纲目》中也有记载。古人多认为气绝则身亡，故凡能在气将欲绝时转危为安的药物都视之为宝。在北亚、西亚诸多民族墓葬和木乃伊随葬品中常发现与呼吸有关的药材麻黄。陈克恢从麻黄中提取出麻黄碱，证明其有兴奋呼吸中枢之作用。由于古人早已认识到空气质量对人体健康的作用，所以，千方百计探索保持空气清新的途径。从目前发掘出土的文物看，至晚在西汉时期，王宫中已有熏炉设置。如1968年在河北满城发掘出土的武帝时中山靖王刘胜墓中的“错金博山炉”，现藏中国历史博物馆。该炉是保持空气清新的设施，后世因袭并有类似产品如佩带之香囊、小荷包等出现。宫廷中每年除夕前，均用大量苍术点燃熏蒸宫殿，以改善空气质量，预防疫病发生。民间多数地区还在除夕将屠苏酒洒于屋内各角落或常在居室烧香，目的也是清新空气。乾隆六十年（公元1795年），在前门大街鲜鱼口胡同内的长巷头条开设的“长春堂药铺”，以专门出售清香嗅药而闻名。

（二）微生物学成就

19世纪末至20世纪初，微生物学研究领域取得了巨大成就，东西方对呼吸疾病防治也取得一定进展。19世纪，法国巴斯德、德国科赫等在细菌学方面取得显著成就。首先巴斯德发明巴氏消毒法，1880年又和斯坦伯格同时发现肺炎球菌，以后又创立病蚕和健康蚕隔离法等。1882年，科赫发现了结核分枝杆菌，并于1890年在柏林举行的国际医学科学大会上，宣布了诊断结核病的结核菌素。1883年，克雷白在显微镜下发现白喉病原体，第二年，里夫勒又在体外进行了培养。1890年，贝林和北里柴三郎完成白喉抗毒素的研究。1894年，耶尔森和北里柴三郎发现鼠疫杆菌。与呼吸系统疾病有关细菌及其抗毒素的发现，为战胜这些疾病找到了解决问题的钥匙，并且推动了自动免疫、被动免疫技术的发展。

还在巴斯德时代，就有学者萌发过空气中某些细菌能够抑制炭疽杆菌生长的想法，但未引起普遍关注。1922年，英国细菌学家弗莱明发现一种存在于蛋白、盐类或某些细菌体内并可溶解某些球菌的酶，称之为溶菌酶。1928年，他又发现青霉素。1944年，美籍俄国人瓦克斯曼从灰链丝霉菌培养基中培养出可以杀死结核分枝杆菌的链霉素。抗生素的发现是药物学和治疗学的重大进步。青霉素对猩红热、白喉等有明显效果，链霉素使长期困扰人类的结核病得以控制。然而，细菌对抗生素具有耐药性，一种新药作用于细菌，部分细菌可产生突变体，这样人类必须研究新药对付这种变体。1918~1919年，世界范围的流感大流行死亡人数达2 000万~5 000万，人类尚未找到控制药物。1935年，有人成功地用鸡卵培养出牛痘疫菌，此后，澳大利亚用鸡卵培养出流行性感冒病毒并制成流感疫苗用于临床，收到一定效果。由于病毒变化多端，直到今天，人类仍然没有完全控制流感。19~20世纪，人类逐步发现细菌、螺旋体、病毒的同时，1895年，物理学家伦琴发现了X射线。1898年，居里夫妇提取出镭元素。X射线和镭在医学领域的应用，使肺部疾病（包括肿瘤）的诊断和治疗取得长足进展。

（三）近当代呼吸系统传染病的防治

随着科学技术的飞速发展，呼吸系统疾病防治在近200年取得很大进展。以鼠疫为例，清代始见鼠疫专书，如吴学存的《鼠疫治法》、罗汝兰的《鼠疫汇编》、吴崇宣的《鼠疫约编》等。1910年东三省鼠疫，山海关设立检疫所。1911年4月，沈阳召开万国鼠疫研究会，11个国家代表出席，伍连德任主席。1911年，哈尔滨设立鼠疫研究所。伍连德博士任研究会长和研究所长，医务界称他为“鼠疫斗士”。清政府授予他蓝翎军衔和医科进士。民国五年（公元1916年），鼠疫被列为9种传染病之首。民国六年（公元1917年），绥远、陕西鼠疫流行，民国政府于1919年成立中央防疫处。1956年召开全国鼠疫防治专业会议。1989年2月21日，政府公布《中华人民共和国传染病防治法》，仍将鼠疫列为甲类头号传染病，人间鼠疫基本得到控制，但不能掉以轻心。

流行性感冒因其急性传染、危害大而备受关注。据估计，世界范围内流感发病率每年为10%~30%。近20年来，全球每年约有50万人死于流感。美国每年因流感而导致的经济损失达100亿~150亿美元。中国人口密度大，20世纪世界范围的5次流感大流行3次源自中国。其中1953~1976年，还发生12次中等或以上的流行。多年来，世界各地从流行病学角度控制流感患者、切断传播途径、增强人群对流感的免疫力，收到较好的防治效果。我国经过了SARS感染防治实践，在2009年新甲型H_1N_1流感在全世界流行期间，采取“外堵输入，内防扩散”战略减少传播，中成药治疗轻症患者，特别是在短短5个月内制备新甲型H_1N_1流感疫苗并在全国近一亿人群中接种，取得了良好的成绩。

在世界范围内，结核病仍是可怕的传染病，每年仍有约200万人死于该病。全球有近1/3人群不同程度感染结核菌，结核菌株逐步对抗结核药物产生耐药性。中华人民共和国成立后，经广大医务人员努力，肺结核死亡人数虽逐年减少，但结核分枝杆菌感染仍长期存在。2010年的全国流调显示，每年约有新发患者100万，多耐药结核菌株达8.3%。与其他国家相比仍处于高水平。耐药性的发生更趋向于对异烟肼、链霉素、利福平等主要一线抗结核药的耐药。

艾滋病是新出现的传染病。近20年来，全球迅速蔓延，发病者近6 000万人，约2 000万人死亡，主要死因为肺孢子菌感染。全球投入防治艾滋病的人力、物力、财力巨大，但其流行仍属上升趋势。

2003年，WHO著名的传染病专家Carlo Urbani博士首先命名送往河内的一名美国商人患严重急性呼吸综合征（SARS）。该病在2003年初迅速发展为全球性疫情，我国及其他国家采取了早发现、早报告、早隔离、早治疗的综合措施，很快控制了疾病的发展。从1997年在香港发现人禽流感以来，人们正通过基础研究、流行病学监测、临床救治、新药及疫苗开放等方面积极应对人禽流感疫情的发生与蔓延。

第二节 呼吸系统疾病防治现状及存在的问题

一、慢性阻塞性肺疾病

近年来，在发达国家，心脑血管疾病病死率大幅度下降，而慢性阻塞性肺疾病（COPD，简称“慢阻肺”）患病率和病死率迅速增长，其病死率增加了163%（1998年）。目前，慢阻肺在我国40岁以上人群患病率为8.2%，全国患者估计为3 280万，给社会带来沉重的经济负担。慢阻肺不仅使肺脏本身的功能发生变化，还可以导致全身性的不良效应。医学界曾经对COPD的治疗抱悲观态度，但是经过近几年各国对COPD的大力研究，目前认为：COPD是一种可预防和可治疗的疾病。目前的治疗已经不再局限和满足于急性加重时的抢救成功，而追求通过稳定期的积极治疗来减少症状，减轻病情，防治并发症，提高生活质量。特别是预防反复急性发作尤为重要。

对于COPD，其关键在于早防、早诊、早治，预防是首要工作。引起COPD的危险因素较多，主要分为个体因素和环境因素。慢阻肺的早期预防主要是针对环境因素，采用包括控烟、改善室内外空气环境（这两项在我国尤为重要）、预防呼吸道感染、康复措施、营养支持、药物干预、心理和社会支持等综合措施进行干预。一般认为，各种药物的干预并不能阻止慢阻肺肺功能（FEV_1）的年递减率。我国大规模的流行病学调查表明，接近1/3的患者没有临床症状，仅有肺功能降低。在我国基层普及肺功能检测，早期发现患者十分重要。对早期无症状的慢阻肺患者的治疗研究在国际上仍是空白。对这部分患者进行干预能否逆转其肺功能，值得深入探讨。

二、支气管哮喘

慢性气道炎症机制学说的建立，是人们认识哮喘的里程碑。不但使支气管哮喘的治疗学发生了革命性的进步——在解痉、平喘治疗的同时，更加重视气道的抗感染治疗；也促使人们寻找能反映气道炎症严重程度的指标，以便能作出更准确的诊断，对其严重程度进行客观评价，以指导治疗及判断疗效等。

在慢性气道炎症的基础上，随着炎症的迁延和反复加重，导致气道重构，使支气管哮喘的气道炎症可逆性降低，对治疗药物的反应性降低，甚至对糖皮质激素耐药，最终导致病情的进一步恶化，从而增加哮喘的死亡率。因此，对哮喘气道重塑的机制要深入研究，哮喘患者需进行长期规范管理和早期、联合等规范治疗策略防止气道重塑的发展。

在我国进行和推广支气管哮喘规范性的防治，总的说来，应遵循4A原则：

（1）认知（awareness），要使医务人员和患者认识对哮喘的处理重点在于预防发作，而非发作后再治疗。绝大多数哮喘患者可获得临床控制，即用少量药物后可长期正常生活、工作和学习。

（2）接受（acceptable），吸入皮质激素是目前最佳气道抗炎的药物。对于我国患者，需解决两个思想：其一，吸入皮质激素没有全身使用皮质激素的不良反应；其二，吸入途径的疗效远高于口服。

（3）适合（available），在20世纪80年代初，我们已经注意到由英国医师Nunn等制定的呼气峰流速（PEF）正常值并不适合中国人，因而我们在5 000多位5～80岁正常人的调查中制定了中国人PEF正常值。同样，在全球哮喘防治创议（GINA）中所提及的药物剂量是来自高加索人种的。我们曾观察到由GINA所推荐的吸入皮质激素剂量，对中国患者半量的疗效相近于全量，而且一般所用的中等剂量（如倍他米松500 μg/d）即可能对儿童垂体-肾上腺皮质的功能有轻度影响。至于茶碱，由于中国人和西方人摄入茶碱后的药代动力学有较大差别，因此所用的剂量亦有较大差异，需深入探讨。

（4）负担（affordable），国外许多药物（如氟替卡松/沙美特罗、布地奈德/福莫特罗）疗效十分显著，但价格昂贵，多数患者负担不了。如何寻找大多数中国患者能够承受的药物，是我国医学和药学工作者的重要任务。同样，哮喘在第一期（即偶发期）是否就应给予积极的抗感染治疗，并且可取得更好的疗效？这值得深入探讨。

当然，我国大多数基层地区医务人员及患者尚未掌握哮喘规范治疗的方法，做好组织和继续教育的工作也刻不容缓。

三、慢性咳嗽

慢性咳嗽是内科门诊最常见的一个症状。慢性咳嗽的诊断过程主要是寻找病因的过程，根据病史和病因分布的特点，进行选择性检查，遵循由简单到复杂、先常见病因后少见病因的检查原则。病因确定后，治疗效果常常立竿见影。目前慢性咳嗽的诊治存在问题是：有些病因（如上气道炎症综合征、变应性咳嗽、感冒后咳嗽等）缺乏客观诊断指标，对气道神经性炎症造成的咳嗽缺乏有效的治疗方法。我国《咳嗽的诊断与治疗指南（草案）》推荐的诊断程序还需要进一步完善，并应在临床有较好的操作性。

四、下呼吸道感染

（一）慢阻肺急性加重

慢阻肺急性加重（AECOPD）时可能先发于病毒感染，国内外资料表明鼻病毒是重要的病原，或支原体或衣原体感染，随之出现继发的细菌感染。病情严重程度与致病菌种类有关，由轻到重，致病菌依次从肺炎链球菌、流感嗜血杆菌、肠杆菌科细菌，到铜绿假单胞菌，可据此选择抗生素。但国内需要更多的流调资料来证实。

（二）社区获得性肺炎

社区获得性肺炎（CAP）是常见的社区感染，其发病率和死亡率都很高。肺炎 PORT 分级（Fine 分层）是目前普遍接受的 CAP 病情评估体系。

经验性选择初始治疗 CAP 的药物时，不能照搬他国指南，要根据当地的常见病原体分布情况和病原体的耐药特征合理选用抗生素，既使患者获得最大的治疗效果，也能兼顾节约医疗资源。

在我国，肺炎支原体感染的比例已经超过肺炎链球菌，成为最常见的致病原（在青壮年、无基础疾病的患者中占 30%），其对大环内酯的耐药性在有些地区超过 80%；肺炎链球菌仍是常见的致病原，在我国其对大环内酯的耐药性超过 70%，而且是以高水平耐药的 ermB 基因介导的内在型耐药（cMLS）为主。所以，在我国，以大环内酯类作为治疗 CAP 的首选药未必合适。这与英美等国家不同，应考虑筛选 β 内酰胺类抗生素或联合应用大环内酯（因我国支原体引起 CAP 亦占较多比例），不要盲目追随国外的诊疗指南。制定全国性的防治指南是医学工作者的重要任务。

（三）医院获得性肺炎

医院获得性肺炎（HAP）在医院各病房都存在，但最多见于重症监护病房（ICU）内，特别是气管插管和接受机械通气的患者。由于我国肺间质性疾病患者不断增多，HAP 的诊断必须准确，否则会导致抗生素的误用或过度使用，导致高度耐药菌的增加，病死率增加；在我国大型教学医院中，HAP 最常见的致病菌为鲍曼不动杆菌、铜绿假单胞菌、金黄色葡萄球菌和肺炎克雷白杆菌，21 世纪以来，上述 4 种病原菌耐药性不断增加，尤其是鲍曼不动杆菌。对于严重感染的患者，由于病情重且进展快，除经验性使用广谱抗生素以外，还要与实验室密切配合，明确主要致病菌及其耐药性，以采取有针对性的抗生素治疗。

五、肺部真菌感染

随着广谱抗生素的使用，留置静脉导管等介入性操作增多，肿瘤、器官移植和应用免疫抑制药的患者显著增多，以及获得性免疫缺陷综合征（AIDS）在全球的流行，深部真菌感染发病率明显增加。肺部真菌感染主要由条件致病性真菌导致，依次为肺曲霉菌、念珠菌和隐球菌引起。

肺部真菌感染的延迟治疗会增加患者病死率，临床要求早期诊断；而肺部真菌感染的确诊必须依靠肺组织病理学，由于早期确诊肺部真菌感染存在困难，临床常有滥用抗真菌药的现象，随之出现真菌的耐药。新药的开发速度远比不上真菌耐药的速度，且目前新开发的抗真菌药物价格昂贵，这就要求我们必须在真菌感染的预防和早期诊断方面做更多的工作。

六、肺结核

世界卫生组织（WHO）2003 年估算全球肺结核及肺外结核患者 1 543 万例，其中印度、中国等 22 个结核病高负担国家的肺结核及肺外结核患者 1 289.6 万例，占全球的 83.6%。中国活动性肺结核患病率较 10 年前减少（367/10 万），但由于艾滋病合并结核病的发病率增高，特别是耐药性菌株的产生以及流动人口中结核病控制的困难，使结核病的流行成为严重的公共卫生问题。新抗结核病药物的研究与开发、艾滋病和结核病患者的合理管理（规范化治疗是降低耐药率的关键）和结核病的有效预防方法将是我们面对的课题。

七、严重急性呼吸综合征（SARS）

严重急性呼吸综合征（SARS）是由一种新型 SARS 冠状病毒（SARS-CoV）引起的疾病，这种 SARS-CoV 或与 SARS-CoV 相近的病毒株在正常人体没有存在或感染过，因此正常人体没有 SARS-CoV

的抗体，所有人群普遍易感。目前已明确部分 SARS 患者发病的传染源是食肉类猫科动物（果子狸），后者是 SARS-CoV 的中间宿主。SARS 在自然界的传播环节尚未完全明了（可能源于蝙蝠），但加强对野生动物市场的严格管理，是预防 SARS 传染到人类的重要环节；SARS 的发病及发展是由 SARS-CoV 引起的一个免疫炎症过程，阐明其发病机制对于开发新的治疗方法十分重要。SARS 的治疗包括基因治疗、免疫治疗、化学治疗和疫苗等。基因治疗药物是使用药物抑制 SARS-CoV 某些基因的复制和表达，最终达到抗 SARS-CoV 的目的；免疫治疗是通过免疫调节功能间接抑制 SARS-CoV 的作用；化学治疗是针对 SARS-CoV 的毒性症状、急性肺损伤和 ARDS 等合并症的治疗；基因治疗和疫苗尚处于探索试验阶段。

八、人感染高致病性禽流感

人类历史上有 4 次流感大流行，其致病毒株分别为 A（H_1N_1）、H_2N_2、H_3N_2 和 H_1N_1。H_1N_1 病毒基因，与来源于禽类的流感病毒仅有几个氨基酸的差异，与目前发生的人感染高致病性禽流感 H_5N_1 及 H_7N_9 病毒相比，基因片段仅存在很小的差异，但与人呼吸道受体已具有较高的亲和力。目前，人禽流感的发病机制仍远未明确，可能也是一个病毒介导的全身免疫炎症反应；同时，由于禽流感病毒在不断变异，其致病性、感染能力、与受体的结合能力、体内复制能力、对靶细胞的破坏能力及与免疫系统的互动可能处于动态演变过程中。因此，必须重视对 H_5N_1、H_7N_9 等禽流感的监测，建立应对流行的安全体系，加强关于禽流感病毒变异条件及其规律的研究，缩短流行株预防疫苗的研制周期，防止禽流感暴发大流行及最大限度减少流行范围。

九、肺动脉高压

肺动脉高压（PH）的病因多种多样，可以是肺血管本身病变，也可以由呼吸系统疾病、左心病变、慢性肺血栓栓塞或其他病因所引起。PH 患者早期可无症状，多数患者因症状首次就诊时，已属于 WHO 肺动脉高压功能分级的Ⅲ、Ⅳ级。PH 的临床症状常是非特异性的，对不能用其他原因解释的呼吸困难患者，应该常规排除本病的存在。目前已开发出几种治疗 PH 的药物，但在我国还缺乏临床应用的系统经验。我国学者已尝试用中药治疗。

十、肺血栓栓塞症

深静脉血栓（DVT）形成与肺血栓栓塞症（PTE）实质上为同一疾病在不同部位和不同阶段的不同表现，两者合称为静脉血栓栓塞症（VTE）。在世界范围内，VTE 的发病率和死亡率均很高，临床上漏诊与误诊情况严重。VTE 可致命，但及时的诊断及治疗亦可以治愈。在我国 60 岁以上的住院患者中，DVT 发病率可达到 9% 以上。近 5～6 年来，加强了对 VTE 的诊治研究并制定了相应的防治指南（草案），显著增加了其诊断率和治疗成功率，对其发病因素的深入研究，有助于早期预防，还需继续探讨和完善适合国情的防治措施（包括药物的剂量）。

十一、特发性间质性肺炎

特发性间质性肺炎（IIPs）的分类变迁经历了 100 多年，仍然不能让学术界满意，其主要原因是：对本病组织病理学的认识尚不全面。经支气管镜肺活检（TBLB）、CT 引导下经皮肺活检的取材组织小，不足以提供更完整、更丰富的组织病理学所见，而通过外科肺活检取材获取的活组织标本，能全面认识本病的病理学。在特发性间质性肺炎中，特发性肺纤维化（IPF）是最常见的，也是治疗手段最少的。探讨纤维化的病理过程及发病机制，特别是从信号传导的角度阐明其纤维化形成的机制，有可能找到新的治疗途径和药物。目前我国参与的抗 IPF 药物 BIBF1120（由 VEGF、PDGF、FGF 3 种细胞因子受体酪氨酸激酶抑制剂）的国际多中心试验已近完成，可能为 IPF 的治疗提供新的治疗手段。

十二、肺结节病

结节病是不明原因的全身多系统疾病，由于遗传易感者受特定环境的暴露刺激，受累脏器局部产生

Th1 型免疫反应所致。90% 以上有肺脏受累，一旦怀疑或确诊结节病，应由呼吸科医生诊治。经支气管肺活检（TBLB）和经支气管淋巴结针吸活检（TBNA）是重要的确诊手段。无症状的结节病是否需要治疗存在争议，有 60%~70% 的患者可以自然缓解。在我国，采用皮质激素治疗结节病的指征和剂量均有待进一步明确。

十三、急性肺损伤/急性呼吸窘迫综合征

急性肺损伤（ALI）和急性呼吸窘迫综合征（ARDS）是氧合受损和临床表现轻重程度不同的病理状态，不同危险因素致病的发病机制可能不同，两者的定义主要基于临床生理和影像学改变，尚没有特异性诊断标准，在我国需制定出明确的诊断指标。尽管小潮气量通气和呼气终末正压（PEEP）有利于减少 ALI/ARDS 病死率，但国人的小潮气量通气及最佳 PEEP 应如何制定需要进一步探讨。改善 ALI/ARDS 肺泡内高凝血/低纤溶的状态、改善肺泡液体转运和联合应用体位氧合膜（ECMO）和血液净化等治疗方法的研究均是提高存活率的重要内容。

十四、呼吸力学检测与临床应用

由于机械通气技术，特别是无创机械通气技术的发展，机械通气技术的应用范围逐渐扩大。而且，由于救治技术的提高，以往难以遇到的多脏器功能衰竭患者也逐渐增多，这就要求更深入了解呼吸力学，并藉此来提高机械通气技术及其应用技巧。如：通过检测肺 P-V 曲线和 PEEPi 来帮助呼吸机参数的设置；通过膈肌功能的检测，了解膈肌功能的动态变化，协助机械通气撤机时机的确定；通过反映呼吸肌肉力量的气道压力、流量和容量和反映呼吸中枢驱动水平的膈肌肌电图、胸锁乳突肌肌电图瞬间变化值来提高机械通气人机同步性等。

目前，影响呼吸力学临床应用广泛开展的主要原因是尚没有适合临床广泛使用的可靠检测手段。

十五、机械通气技术及其临床应用进展

由于电脑（微处理机）、高精度微传感器（压力和流量传感器）和快速反应的活瓣（阀门）系统 3 项技术迅猛发展，使呼吸机的性能有了长足的进步。由于呼吸生理和危重病病理生理研究的深入，通气技术也有很大的发展，机械通气观念也出现更新。现代的机械通气是要根据呼吸衰竭的不同病因和疾病的病理生理变化以及患者的病情和对机械通气的反应，来设置和调整呼吸机参数、应用不同的通气模式和通气策略；既要通气方案的规范化，又要根据患者具体情况的个体化，为患者提供恰当的呼吸功，协助而不是抑制或干扰自主呼吸；通气治疗的目标，是维持患者基本通气，同时兼顾各重要脏器功能的保护和尽量避免机械通气并发症的发生。随着呼吸机功能的扩大、救治技术的提高，所面对的患者将会更危重，其通气要求更高，通气模式和通气策略的实施将需要通过专业化的呼吸治疗师来进行。

十六、肺癌

病理诊断为肺癌诊断的金标准；肿瘤标志物在诊断方面的敏感性有限，特异性也不佳，临床上多作为辅助诊断指标、观察病情变化和治疗效果的参考指标。以分子生物学为基础的肺癌分子诊断指标和技术，是未来的发展趋势，但还需要更多大型随访研究来确认。到目前为止，如何界定肺癌高危人群以及对他们进行早期筛查的研究尚不成熟，但通过肺癌基因突变的研究，对于选择针对性的靶向治疗药物以及判断患者的预后等方面，取得了长足的进步。多数学者认为，采用低剂量螺旋 CT 每年普查 40 岁以上的人群，对于发现早期外周型肺癌及提高治疗存活率是肯定的。早期肺癌的治疗包括手术、放疗和化疗，小部分患者能达到完全治愈的目的。全身化疗是已远处转移的晚期肺癌患者的一线治疗方法，化疗能有效地缓解症状、延长生存期、改善生活质量。精准放疗也取得了长足的进展。随着人们对肿瘤发生过程中分子机制研究的深入，发现肿瘤发生过程中的一些关键分子可作为治疗的靶点，这种靶向治疗的最大特点是安全性和耐受性好，毒副反应轻微，临床应用具有非常大的优势，特别是有利于个体化治疗。

对于肺癌的防治，必须改变过去“三轻一重”（轻预防、轻早诊、轻管理、重治疗）的局面，加强预防（特别是控烟、减少空气污染），早期诊断（低剂量螺旋 CT 检查），加强管理（重视筛查、综合治疗、个体化治疗）。

十七、阻塞性睡眠呼吸暂停综合征

阻塞性睡眠呼吸暂停综合征（OSAS）是多系统性和多脏器损害的全身性疾病，其发病机制尚不清楚。多导睡眠图（PSG）是诊断 OSAS 的金指标。OSAS 治疗的目的：不仅要消除鼾声和缓解睡眠低氧，而且要预防和消除心脑血管和多器官的合并症，最终降低 OSAS 相关疾病的总患病率和病死率，改善和提高患者的生活和生命质量。CPAP 疗效明显地优于其他治疗，应该作为治疗措施的首选。近期研究显示咽部颏舌肌与 OSAS 发生的密切关系，已尝试在吸气相对颏舌肌起搏使咽部肌肉扩张，可能成为 OSAS 治疗的新策略。

十八、肺移植技术

1997 年以来，全球年肺移植量每年增长 3.6%，2004 年达到历年最高的 1 815 例；1994 年 1 月到 2004 年 6 月间，接受肺移植者的 1 年、3 年、5 年、10 年生存率分别为 78%、61%、49%、25%。尽管肺移植作为治疗终末期肺病的技术已经得到接受，但仍存在制约肺移植开展的 3 大因素：供者严重短缺、肺移植术后再灌注损伤引起的原发性移植肺功能障碍（PGD）和肺移植术后免疫抑制治疗的效果不理想。

十九、肺功能检查

肺功能检查已经从最初单一的肺容量检查，逐渐发展至包括多种项目的检查，如呼吸流量检查、肺内气体交换检查、呼吸动力学检查、运动心肺功能检查等。肺功能检查是临床上胸、肺疾病及呼吸生理的重要检查内容，对于早期检出肺、气道病变，评估疾病的病情严重程度及预后，评定药物或其他治疗方法的疗效，鉴别呼吸困难的原因，诊断病变部位，评估肺功能对手术的耐受力或劳动强度耐受力及对危重患者的监护等方面，肺功能检查都起着十分重要的作用。肺功能检查作为客观的检查指标，通过不同的检查方法，从不同的侧面、全方位地分析相应的呼吸生理和病理改变，更是呼吸疾病诊治的科学研究中必不可少的内容。

在我国，目前首先要普及肺功能的培训及检查，特别是对慢性阻塞性肺疾病的早期发现、早期诊断。

二十、吸烟对呼吸系统的影响及控制吸烟

中国是目前世界上最大的烟草生产国、消费国和受害国。吸烟对健康的不利影响给中国社会造成了巨大的经济负担。科学研究从不同的角度证明了吸烟是肺癌、慢性呼吸系统疾病、冠心病、脑卒中等多种疾病发生和患者死亡的重要危险因素。提高医务人员的戒烟意识和戒烟技巧，降低医务人员的吸烟率，对提高全民的戒烟意识、降低吸烟率具有重要意义。

吸烟者对烟草的依赖包括生理依赖和心理依赖，所以戒烟是对烟草依赖的一种综合治疗。目前，治疗烟草依赖的最佳方案是联合药物和心理治疗。目前已有一些可使烟草依赖者摆脱成瘾甚至永久戒除的有效治疗方法。至今为止还没有任何其他临床干预措施像干预吸烟那样，能够有效地减少疾病发生、防止死亡和提高生活质量。可喜的是，我国政府已经公布，在公共场合禁止吸烟，这是一个大的进步。

二十一、呼吸系统疾病动物模型

制备疾病动物模型在医学科学研究中占有十分重要的地位。人类疾病动物模型的建立，有助于研究人类疾病的发生、发展规律，为研究人类疾病的预防、治疗及药物疫苗评价等提供理论依据。正确制备或选择一个合理的动物模型是科研成功与否以及能否在国际杂志上发表文章的关键所在。理想的动物模

型应是规范化的，能够准确地重复再现。我国在制备小鼠咳嗽模型、树鼩流感模型等方面取得了可喜的进展。

二十二、中医呼吸病学

近年来，中医药在呼吸系统疾病方面的应用取得了很大进展，在慢性咳嗽、迁延性肺炎、激素依赖型哮喘、肺间质纤维化、慢性阻塞性肺疾病和支气管哮喘缓解期等疾病的治疗中，中医药有独特的优势。随着呼吸系统疾病谱的演变，肺间质纤维化、肺栓塞以及肺癌的发病率呈现上升趋势，中医药在治疗这些疾病上正在进行积极有效的探索。

第二章

呼吸系统疾病常见症状

第一节 发热

一、概述

人体内部的温度称体温。保持恒定的体温，是保证新陈代谢和生命活动正常进行的必要条件。体温是物质代谢的结果。三大营养物质在氧化过程中释放能量，其中50%左右的能量变为体热以维持体温，并以热能的形式不断散发于体外；另有45%的能量转移到三磷酸腺苷（ATP）的高能磷酸键中，供机体利用。机体利用的最终结果仍转化为热能散出体外。这就是产生体温的由来。正常人的体温相对恒定，它通过大脑和丘脑下部的体温调节中枢调节神经-体液的作用，使产热和散热保持动态平衡。在正常生理状态下，体温升高时，机体通过减少产热和增加散热以维持体温的相对恒定；反之，当体温下降时，则产热增加而散热减少，使体温仍维持在正常水平。人体正常体温较稳定，但并不是恒定不变的。正常人口腔温度（又称口温）为36.2～37.2 ℃，腋窝温度较口腔温度低0.2～0.5 ℃，直肠温度（又称肛温）较口腔温度高0.2～0.6 ℃。一天之中，2:00～5:00体温最低，17:00～19:00最高，但一天之内温差应小于0.8 ℃。另外，女子体温一般较男子高0.35 ℃左右。女子体温在经期也有些许变化。

发热指在激活物的作用下，使体温调节中枢的调定点上移而引起调节性体温升高，当体温升高超过正常值0.5 ℃时，称为发热。从这个概念来看，发热有3个关键要素。①病因：发热要有致热原的作用。②作用部位：在体温调节中枢（就是机体主动要求体温升高）。③作用结果：调定点上移，体温升高>0.5 ℃。尽管发热在临床上非常常见，但发热不是独立的疾病，而是多种疾病所共有的病理过程和临床表现。发热反应是机体对疾病的一组复杂的病理生理反应，包括体温的升高，内分泌、免疫和诸多生理功能的广泛激活，以及急性期反应物的生成等。许多疾病常由于早期出现发热而被察觉，因而发热是疾病的重要信号，甚至是潜在恶性病灶（肿瘤）的信号。在整个病程中，体温曲线变化往往反映病情变化，对判断病情、评价疗效和估计预后，均有重要参考价值。作为许多疾病的共同表现之一，发热的病因十分复杂，它包括感染性疾病、血液病、自身免疫性疾病、药物热、实体肿瘤、理化损伤、神经源性发热、甲状腺功能亢进、内脏血管梗死及组织坏死等。

二、病因和临床表现

1. 发热的原因和机制

发热的原因很多，发生机制比较复杂，许多细节尚未查明，但其主要的或基本的环节已比较清楚。即发热激活物作用于产致热原细胞，使其产生和释放内生致热原（EP），EP作用于下丘脑的体温调节中枢，在中枢发热介质的介导下，使体温调定点上移，使机体产热增加和散热减少，从而引起体温升高。有关机体产热和散热的机制见图2-1。

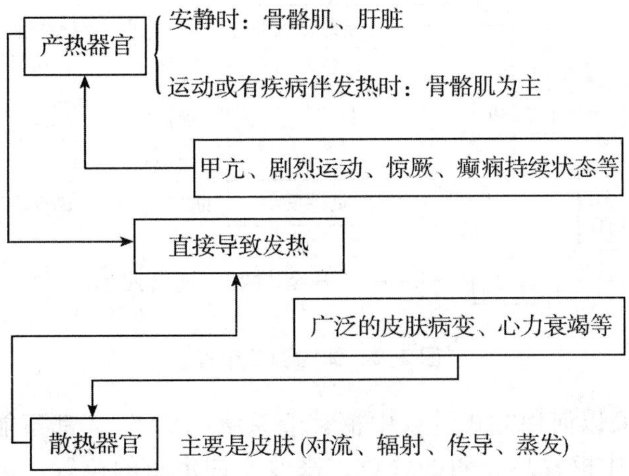

图 2-1 产热及散热机制

(1) 发热的原因。

1) 发热激活物：指能激活体内内生致热原细胞产生和释放内生致热原，进而引起体温升高的物质。包括外致热原和某些体内产物。

2) 外致热原：来自体外的发热激活物称外致热原。主要包括革兰阴性菌、革兰阳性菌、病毒、其他微生物等。另外，微生物在体内繁殖引起相应的抗原表达或细胞自身抗原的变异，启动免疫反应，也是它们引起发热的可能机制之一。

3) 体内产物：引起发热的体内产物常见以下 3 种。①抗原-抗体复合物：许多自身免疫性疾病都有顽固的发热，如系统性红斑狼疮、类风湿等，循环中持续存在的抗原-抗体复合物可能是其主要的发热激活物。②致炎物和渗出物（非感染性致炎刺激物）：有些致炎物如硅酸盐、尿酸结晶等，在体内不但可引起炎症反应，还可激活内生致热原的细胞，引起无菌性发热。所以，对发热的患者抗生素不是都有效，炎性渗出物中同样含有激活物。③致热性类固醇：体内某些类固醇代谢产物对人体有致热性。给人肌内注射睾酮的中间代谢产物本胆烷醇酮可引起发热。将其与人白细胞共同孵育，可诱生内生致热原（EP），即在发热激活物的作用下，体内某些细胞产生和释放的能引起体温升高的物质。可产生 EP 的细胞包括单核细胞、巨噬细胞、内皮细胞、淋巴细胞、神经胶质细胞、肾小球膜细胞以及肿瘤细胞等。最早，人们是在白细胞中发现内生致热原的，它是一类蛋白质，可引起发热。因此，学者们一直认为内生致热原就是白细胞致热原（LP）。但近来研究发现 LP 主要是指 IL-1。此外，还有其他一些可引起发热的 EP，如肿瘤坏死因子（TNF）、干扰素、IL-6、巨噬细胞炎症蛋白-1等，而最重要的就是 IL-1。此外，还有巨噬细胞炎症蛋白-1（MIP-1）/IL-8、内皮素等细胞因子都是 EP，具有致热性。

(2) 发热的机制：脊髓、脑干、下丘脑、大脑边缘皮质等多个中枢神经系统部位参与体温的调节。目前认为，体温调节中枢主要有两类，一类为正调节中枢；另一类为负调节中枢。正调节中枢被认为是基本的体温调节中枢，位于视前区下丘脑前部（POAH），该区含有温度敏感神经元，损伤该区可导致体温调节障碍。POAH 主要参与体温的正向调节。中杏仁核（MAN）、腹中隔区（VSA）和弓状核主要参与发热时的体温负向调节，因此称为负调节中枢。研究表明，POAH 与 VSA 之间有密切的功能联系。当致热信号传入中枢后，启动体温正负调节机制，一方面使体温上升，另一方面通过负性调节限制体温过度升高。正负调节综合作用的结果决定调定点上移的水平及发热的幅度和时程。血液循环中的 EP 都是一些大分子蛋白质（分子量为 15 000～30 000），不易透过血-脑屏障，它们可以通过下丘脑终板血管器（OVLT）或迷走神经进入体温中枢，在病理情况下，如慢性感染、颅脑炎症、损伤等，血-脑屏障通透性增高，可使大量的 EP 直接进入中枢（图 2-2）。

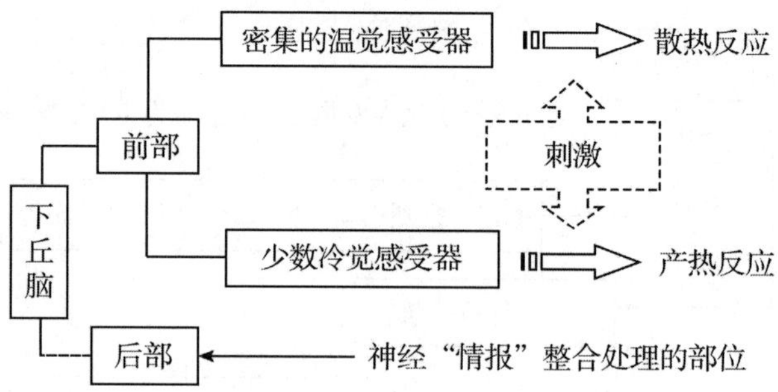

图 2-2 体温调节中枢

大量研究表明，无论 EP 以何种方式进入中枢神经系统（CNS），都不能直接引起调定点上移，而是要通过某种中间环节——中枢发热介质的释放，来改变调定点的位置，再通过机体调温反应引起发热。现在认为中枢发热介质可分为两大类：正调节介质和负调节介质。正调节介质主要有前列腺素（PGE_2）、促肾上腺皮质激素释放激素（CRH）、环磷腺苷（cAMP）、Na^+/Ca^{2+} 比值、一氧化氮（NO）等；负调节介质主要有精氨酸加压素（AVP）、α-黑素细胞刺激素、脂皮质蛋白-1 等。正调节介质可通过使调定点上移从而引起体温升高，但由于机体存在负调节介质的负反馈调节作用，从而使机体体温不会无限制地上升，到了 41～42 ℃，就不会再上升了，这种现象就是热限。

发热（非过热）时，体温升高很少超过 41 ℃，通常达不到 42 ℃，这种发热时体温上升的高度被限制在一定范围内的现象称为热限。热限是机体重要的自我保护机制，对于防止体温无限上升而危及生命具有极其重要的意义。有关热限成因的学说很多，但体温的负反馈调节可能是其基本机制。发热一定时间后，激活物被控制或消失，EP 及增多的正调节介质被清除或降解，使体温正调节作用受到限制。同时，精氨酸加压素（AVP）、α-黑素细胞刺激素（α-MSH）等负调节介质产生和释放增多而使负调节作用加强。正负调节相互作用，共同控制“调定点”和体温升高的水平（图 2-3）。

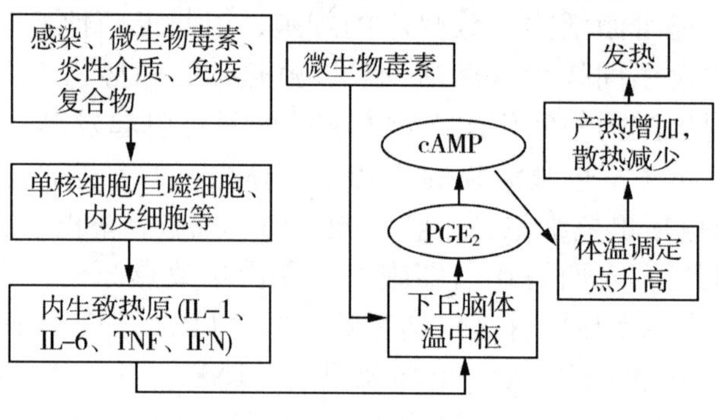

图 2-3 发热产生机制

2. 发热的临床表现

（1）发热时相及其热代谢特点：发热可分为 3 个时期：体温上升期、高温持续期、体温下降期。

体温上升期（寒战期）：由于体温调定点上移，中心体温低于调定点水平，体温成为冷刺激，体温中枢发出升温指令，机体通过引起骨骼肌不随意周期性收缩，患者表现出寒战（患者虽然感畏寒，但体温是升高的，只是低于调定点水平），产热增多；同时交感神经传出冲动引起皮肤竖毛肌收缩而出现鸡皮疙瘩；皮肤血管收缩而出现皮肤苍白，散热减少。这个时期的热代谢特点是：产热增多，散热减少，产热 > 散热，体温上升。随着中心体温逐渐上升到调定点新水平，就进入第二期。

高温持续期（高热稽留期）：此期由于中心体温已达到调定点新水平，产热与散热达到新的平衡。此时患者皮肤血管由收缩转为舒张，血流增多而皮肤发红，散热增多，产生酷热感，蒸发水分较多，皮肤、口唇比较干燥。此期热代谢特点：在体温调定点上移后的高水平上，产热≈散热。若发热激活物在体内被控制或消失，EP 及增多的中枢发热介质也被清除（机制不清，但主要是通过肾脏清除），体温调定点回降到正常水平，中心体温又高于调定点水平。此时，体温中枢发出降温指令，散热增加，产热减少，散热 > 产热，引起大量出汗，皮肤潮湿（体液丧失过多，可引起低血容量性休克，因此，降温不可过快），进入了第三期。

体温下降期（出汗期）：此期热代谢特点是散热 > 产热。

（2）发热时生理功能及代谢变化。

1）心血管功能改变，体温上升 1 ℃，心率平均每分钟增加 18 次；体温上升期，血压可上升；体温下降期，血压可下降。

2）呼吸加快：上升的血温和 H^+ 增多刺激呼吸中枢，提高呼吸中枢对 CO_2 的敏感性，时间过长，则抑制呼吸中枢对 CO_2 的敏感性，出现浅、慢呼吸。

3）消化不良：食欲缺乏、腹胀（由消化液减少所致）。

4）中枢神经系统：头痛、幻觉，6 个月~4 岁小儿发热可引起热惊厥（成年人不常见，这与小儿大脑发育不成熟有关，不要害怕，体温退下来，就会恢复），持续发热，中枢神经系统可由兴奋转变为抑制，而出现昏睡、昏迷。

总的来说是分解代谢加强，体温每上升 1 ℃，基础代谢率上升 13%，蛋白质分解增强，可出现负氮平衡。糖代谢加强，糖原分解增多，酵解增强，乳酸增多。脂肪分解也显著加强（酮体增多）。

（3）防御功能改变。

1）抗感染能力的改变：内生致热原可增强吞噬细胞的杀菌活性，如 IL-1 是淋巴细胞活化因子，IL-6 是 B 细胞分化因子，IFN 是抗病毒体液因子。

2）对肿瘤细胞的影响：EP 具有抑制或杀伤肿瘤细胞的作用，如 TNF、IFN 可增强 NK 细胞活性。

3）急性期反应：蛋白质合成增多，机体抵抗力增强（特别是 HSP）。

不能一概而论说发热有害（任何事物都有两面性），发热是有一定的生物学意义的，可诱导产生急性期蛋白，增强机体抵抗力；有助于对疾病的诊断。一般性的发热，利多于弊；高热，则弊多于利。

（4）热型发热：常出现于许多疾病的早期且容易被患者察觉，因此可以把发热看作是许多疾病的重要信号。大多数发热性疾病体温升高与体内病变存在一定的依赖关系。临床上观察患者体温升降的速度、幅度、高温持续时间，绘制成体温曲线。在一定时间内体温曲线的形态称为热型。它常是医生分析病情、作出诊断的重要指标。不同的热型可能与致病微生物的特异性和机体反应性有关。临床上常见以下几种典型的热型。

1）稽留热：体温持续在 39 ~40 ℃，一天内波动 <1 ℃。常见于伤寒、大叶性肺炎。

2）弛张热：体温 >39 ℃，但一天以内波动很大，达到 2 ℃。常见于风湿热、败血症、脓毒血症、肝脓肿等。

3）间歇热：发热与无热交替出现，有隔天发热，隔 2 天发热。主要见于疟疾（间日疟、三日疟），也可见于肾盂肾炎。

4）波状热：体温逐渐升高，>39 ℃，数天后又逐渐下降，如此反复。主要见于布鲁菌病。

5）回归热：体温骤然升高，>39 ℃，持续数天后又骤然下降至正常水平；高热期与无热期各持续若干天，即规律性相互交替。主要见于霍奇金病。

6）不规则热：主要见于结核、风湿热、癌性发热。

体温≤38 ℃为低热；38 ~39 ℃为中等热；39 ~40 ℃为高热；>41 ℃为过高热。

（5）发热的伴随症状。

1）寒战：病程中只有一次寒战，见于肺炎球菌肺炎；病程中反复于发热前出现寒战，见于疟疾、败血症、急性胆囊炎、感染性心内膜炎、钩端螺旋体病和恶性淋巴瘤。

2）出血：见于肾综合征出血热、某些血液病（如急性白血病、恶性组织细胞病、急性再生障碍性贫血）、钩端螺旋体病、炭疽、鼠疫等。

3）明显头痛：见于颅内感染、颅内出血等。

4）胸痛：常见于肺炎球菌肺炎、胸膜炎、肺脓肿等，也可见于心包炎、心肌炎、急性心肌梗死。

5）腹痛：见于各种原因的消化道感染，如急性细菌性痢疾、急性胆囊炎、急性阑尾炎、肠结核、肠系膜淋巴结结核、肝脓肿、急性病毒性肝炎、急性腹膜炎，以及腹部恶性实体肿瘤和恶性淋巴瘤。

6）尿痛、尿频、尿急：见于急性和慢性肾盂肾炎、急性膀胱炎、肾结核等。

7）明显肌肉痛：见于多发性肌炎、皮肌炎、旋毛虫病、军团菌病、钩端螺旋体病等。

8）皮疹：见于发疹性传染病，包括水痘、猩红热、麻疹、斑疹伤寒、伤寒、幼儿急疹等。发热和皮疹出现的时间常常相对固定，常见于风湿热、药物热、系统性红斑狼疮、败血症等。

9）黄疸：常见于病毒性肝炎、恶性组织细胞病、胆囊炎、化脓性胆管炎、钩端螺旋体病、败血症和其他严重感染、急性溶血等。

3. 发热的病因

（1）感染性疾病：是发热最常见的原因，各种病原体如细菌、真菌、病毒、衣原体、支原体以及寄生虫均可引起发热。近年来结核病有增多趋势，尤其是老年人，临床表现多种多样，很不典型。结核病，特别是肺外结核如深部淋巴结结核、肝结核、脾结核、泌尿生殖系统结核、血型播散性结核及脊柱结核临床表现复杂，在发热中占相当比重，应予重视。详细询问病史和全面细致的体格检查可能提供一定线索，抓住可疑阳性线索，一查到底是明确诊断的关键。伤寒、感染性心内膜炎、膈下脓肿或肝脓肿也是发热的常见病因。病毒性疾病一般病程自限，EB 病毒和巨细胞病毒感染可作为发热的病因，诊断主要依据为分离到病毒，或进行血清学相应抗原或特异性 IgM 抗体检测。AIDS 患者并发机会感染时也可表现为发热，重视病史并检测 HIV 抗体有助诊断。此外，对于长期应用广谱抗生素或免疫抑制剂的患者若出现不明原因长期发热时应除外深部真菌病，如并发黏膜念珠菌病时更应注意检查心脏和肺部，根据相关临床症状采集痰、尿或血标本作真菌培养以助诊断。

（2）非感染性疾病：包括血液系统疾病、结缔组织病、恶性肿瘤、内分泌系统疾病、理化损伤、中枢性发热等。

1）血液系统疾病：①溶血性贫血，可致低或中度发热，罕见高热。机制可能与红细胞破坏及引起溶血的原发病（如结缔组织病等）有关。常见发热的溶血性贫血有血栓性血小板减少性紫癜、溶血尿毒综合征、其他血管内溶血及自身免疫性溶血性贫血等。②反应性噬血细胞综合征，该病所致的发热与恶性组织细胞病类似。但在本质上属良性病。一般支持治疗适当，疾病呈自限性，发热可随血象改善而消失；若是感染引起的反应性噬血细胞增多，发热往往与感染有关。控制感染，则可以控制发热。③淋巴瘤，可致高热、不规则热，对抗生素无反应。对肾上腺皮质激素治疗和化疗效佳。④急性非淋巴细胞白血病 M_7 型，该型白血病以原始、幼稚巨核细胞恶性增生为主，可并发急性骨髓纤维化，伴高热，用抗生素无效，外周血及骨髓内可出现大量原始幼稚巨核细胞和纤维组织，预后差；化疗后，体温可有一定程度改善。完全缓解患者，体温可正常。⑤出血性疾病，各类血液病并发脑出血，可致中枢性发热，深部血肿可有吸收热。⑥嗜酸性粒细胞增多症，良性和恶性嗜酸性粒细胞增多症均可并发发热，机制不清。多对肾上腺皮质激素反应好。⑦骨髓坏死，无论何种原因导致的骨髓坏死，均可引起发热，甚至高热。可能与引起骨髓坏死的原发病有关，也与异常免疫及坏死组织吸收热有关。该类发热很难控制，多预后不良。⑧血液病治疗相关性发热，恶性血液病化疗，特别是中枢神经系统白血病防治，可引起化疗刺激性血管炎和脑脊膜炎，进而发热；输血及血液制品、生物制品的应用，可因热源而致免疫性发热。⑨血液病并发感染性发热很常见，控制感染使用抗生素也可致“抗生素热”。

2）结缔组织病：弥漫性结缔组织病的临床表现多种多样，其中，发热是有些结缔组织病的常见症状。容易出现发热的结缔组织病有系统性红斑狼疮（SLE）、类风湿关节炎、成人 Still 病、多发性肌炎、皮肌炎、系统性血管炎、干燥综合征，以及以痛风为代表的结晶性关节炎等。这些弥漫性结缔组织病和结晶性关节炎的发热可轻可重，持续时间可长可短，可能是结缔组织病的首发临床表现，也可能是在病程中出现。当结缔组织病患者出现发热时，必须加以分析，从总体上说，有以下 3 种可能性：①发热是结缔组织病本身的一种临床表现，这类发热往往是结缔组织病病情加重、疾病处于活动的一种征象，需引起重视。②结缔组织病患者常常接受肾上腺皮质激素或（和）免疫抑制剂的治疗，机体的免疫功能低下，容易并发微生物感染，所以，不少患者的发热原因属于继发性感染。③少数患者也可能因并发其他疾病而引起发热，所以，对发热病因的鉴别非常重要，不同病因引起的发热要采取截然不同的治疗措施，否则，不仅治疗无效，还会耽误病情。

3）恶性肿瘤：恶性肿瘤患者发热见于两种情况，恶性肿瘤本身引起的发热和恶性肿瘤伴发感染所引起的发热。后者是指恶性肿瘤本身和治疗所致的机体免疫功能损伤或免疫抑制所致机会性感染引起的发热。引起发热的常见恶性肿瘤有淋巴瘤、霍奇金病、非霍奇金病、急性和慢性骨髓性白血病、急性淋巴细胞白血病、原发性或继发性肝癌、肺癌、肾细胞癌、甲状腺转移癌。通常不引起发热的恶性肿瘤有慢性淋巴细胞白血病，结肠、卵巢、前列腺、乳腺、直肠、胰腺（无转移）和大脑恶性肿瘤等。罕见引起发热的恶性肿瘤为嗜铬细胞瘤。此外，心房黏液瘤和胃、小肠平滑肌瘤等是引起发热的良性肿瘤。临床上，大多数恶性肿瘤引起的发热≤38.9 ℃，原因尚不明了，如果超过此水平，一般提示感染性因素所致。表 2-1 列出了常见引起发热的疾病总体分类。

表 2-1　常见引起发热的疾病总体分类

发热性质	病因	疾病
感染性发热	各种病原体（细菌、病毒、支原体、衣原体、螺旋体、立克次体和寄生虫等）	急性和慢性全身或局灶感染
非感染性发热	血液病	淋巴瘤、恶性组织细胞病、噬血细胞综合征、白血病等
	变态反应及结缔组织病	风湿热、药物热、SLE、皮肌炎、多肌炎、结节性多动脉炎、结节性脂膜炎、成人 Still 病等
	实体肿瘤	肾癌、肾上腺癌、肝癌、肺癌等
	理化损伤	热射病、大手术、创伤及烧伤等
	神经源性发热	脑出血、脑干伤、自主神经功能紊乱等
	其他	甲亢、内脏血管梗死、组织坏死、痛风

4）内分泌系统疾病：内分泌系统疾病常伴有发热现象，在疾病的不同阶段和过程中，发热的形式和程度均有不同的规律和特点，掌握它们就可以早期确定病因，包括下丘脑综合征、甲状腺疾病、肾上腺疾病、痛风性关节炎、更年期综合征等。

5）理化损伤：一些理化损伤，如热射病、大手术、创伤以及烧伤等也可引起发热。

6）中枢性发热：指因中枢神经系统病变引起体温调节中枢异常所产生的发热。中枢性发热在发热的各种病因中较为少见，其表现及处置也与常见的各种感染性及其他原因引起的发热不同。因此临床上在确定中枢性发热时，应首先除外各种感染性、药物性及其他原因引起的发热。对于难以解释的中度体温升高不能轻易认为是中枢性发热。

三、发热的诊断方法

不同原因导致的发热，诊断方法各异。总的原则为把握常见病的“非特征”表现，注意发现“定位”线索，对可疑诊断作出初步分类。对发热进行诊断时应注意以下 3 个方面。

1. 采集病史与体格检查

应谨记有的放矢及重复的原则。询问病史和查体时，带着明确的目的性，以“我希望发现什么？哪里可能有线索会帮助我明确诊断？”为中心进行病史询问，剔除无用的信息。在入院初期，询问病史和检查时不可避免地会有所遗漏，包括医生遗漏、忽视或患者遗忘、忽视，甚至隐瞒等，通过反复的询问及确认可以获得详尽且精确的病史，为诊断提供有力的参考和依据。首先应注意患者起病情况，一般感染性疾病起病较急，尤其是细菌、病毒感染，但典型伤寒、结核等除外，非感染性疾病发病相对较慢，但恶性组织细胞病、淋巴瘤、噬血细胞综合征等可以表现为急骤起病，且病情凶险，因此发病情况可以提供一定的诊断参考，但注意不能以发病的急缓作为重要的鉴别诊断依据。大多数病例发热的高低、热型和间歇时间与诊断无关，动态观察热型的变化可能对诊断更有帮助，因此体温单和医嘱记录单中往往隐藏着重要的诊断线索。注意不要滥用退热药，因为会影响热型表现，给诊断带来困难。需注意的是许多患者常常在病程中曾经使用过不止一种抗生素，此时详细了解用药时间与体温曲线变化情况可能发现重要的诊断线索。还应该注意伴随症状，如发热伴寒战以某些细菌感染和疟疾最为常见，而结核病、伤寒、立克次体病、病毒感染，风湿热的这种情况比较罕见，同时还需将感染性疾病引起的寒战与输液反应相鉴别。发热伴口唇疱疹，多见于大叶性肺炎、间日疟、流行性脑膜炎等；一般不见于小叶性肺炎、干酪性肺炎、恶性疟和结核性脑膜炎。发热可伴有皮疹，一些特征性皮疹可作为诊断的参考依据，如莱姆病的慢性移行性红斑、皮肌炎的淡紫色眼睑、结节性脂膜炎的特征性皮下结节等。发热可伴有淋巴结肿大。全身性淋巴结肿大可见于传染性单核细胞增多症、结核病、兔热病、弓形虫病、HIV 感染，以及白血病、恶性淋巴瘤、结缔组织病等；而局部淋巴结肿大主要见于局限性感染、恶性淋巴瘤、恶性肿瘤的转移等。对疑诊结缔组织病者，应特别注意了解皮肤、关节、肌肉等部位的表现。详细的流行病学史对诊断也有参考意义，特别是一些感染性疾病，接触史有时可提供有力的诊断依据。

2. 实验室检查项目的选择

发热患者的实验室检查包括常规检查及有指向性及针对性的检查。常规的检查包括血、尿、便常规，X 线，胸片，B 超，红细胞沉降率等，主要指向性检查见表 2-2。

表 2-2　发热诊断时主要的指向性实验室检查

疾病	主要检查项目
感染性疾病	血、中段尿、便、骨髓及痰等病原体培养；冷凝集试验、嗜异凝集反应、肥达反应、外斐反应、结核菌素试验等；NAP 积分，C 反应蛋白；咽拭子、痰、尿、便涂片查真菌；痰、便涂片查寄生虫卵；影像学检查感染病灶等
结缔组织病	自身抗体、类风湿因子、狼疮细胞等；蛋白电泳、免疫球蛋白定量；皮肤肌肉或肾组织活检；肌电图等
恶性肿瘤	CT、MRI、放射性核素扫描等影像学检查；支气管镜、胃镜、肠镜等内镜检查；骨髓、淋巴结及相应组织穿刺活检或手术探查、AFP、本-周蛋白等

血象检查时应注意嗜酸性粒细胞计数的变化，轻度增多可见于猩红热、霍奇金病、结节性多动脉炎及药物热等，明显增多常见于寄生虫病或过敏性疾病，嗜酸性粒细胞缺失是诊断伤寒或副伤寒的有力证据。红细胞沉降率检查特异性不强，不能单纯依据红细胞沉降率的快慢来诊断结核等疾病。有时骨髓穿刺应多部位、多次复查，必要时需进行骨髓活检。需要重点强调的是血培养标本采集需注意以下几点：①应尽可能在应用抗生素治疗前，于畏寒、寒战期多次采血。②采血量应 >8 mL，兼顾厌氧菌及 L-型细菌。③已接受抗生素治疗的患者，必要时可停药 48～72 小时后采血培养或取血凝块培养。④对疑诊感染性心内膜炎者，采动脉血培养可提高检出率。

3. 诊断性治疗

在发热的患者中有 15%～20% 虽然经过反复检查仍未能明确诊断的，可以考虑进行诊断性治疗。诊断性治疗的适应证为通过治疗印证未能证实的假设诊断或患者病情严重，不能延误治疗，此时可考虑进行诊断性治疗。在进行诊断性治疗时也需要有一定的诊断依据，而且所选药物作用范围应集中，疗程要充足，否则就失去了诊断性治疗的意义。当然诊断性治疗也存在风险，如可能降低诊断性培养的检出率、改变感染形式而非治愈以及治疗不良反应等，特别是应用激素进行诊断性治疗时可降低免疫学试验阳性率或诱发感染而无炎症征象，因此在进行诊断性治疗前需要征得患者家属的知情同意，而且要注意以下两点。一是不能单纯根据治疗结果来确定或排除所怀疑的疾病；就诊断价值而言，一般否定的意义较肯定的意义为大。二是要符合治疗方案要求：①药物特异性强，疗效确切，安全性高。②剂量充足并完成整个疗程。③使用糖皮质激素时应该避免无原则地或在未经严格观察的情况下应用于无明确适应证的发热患者；选用抗生素时应尽量选用针对所怀疑的病原菌有特效的药物，注意兼顾厌氧菌。

第二节　咳嗽

咳嗽是机体的防御反射，有利于清除呼吸道的分泌物、吸入的有害物质和异物，但频繁剧烈的咳嗽会对患者的工作、生活和社会活动造成严重的影响。临床上，咳嗽是呼吸内科就诊患者最常见的症状，患者经常会担心咳嗽的病因而焦虑，如担心咳嗽是否具有传染性，是否患有肺癌；还有患者因为咳嗽的并发症如肋间肌疼痛甚至肋骨骨折的剧痛来就诊。此外，还有患者因为咳嗽所致的大小便失禁而困扰。很多患者长期被误诊为“咽喉炎”或“支气管炎”，长期使用抗生素治疗无效，或者因诊断不明确反复进行各种检查，不仅增加了痛苦，也加重了患者的经济负担。

一、发病机制

引起咳嗽的感觉神经末梢主要分布于咽部和第二级气管之间的气管和支气管黏膜。其他尚有鼻部、鼻窦、咽部、肺组织、心包、胸膜甚至外耳道。分布于上呼吸道的神经末梢对异物敏感，属于机械感受器；分布于较小气道内的神经末梢对化学物质敏感，属于化学感受器。分布于气管、支气管树中的神经上皮细胞可以延伸至细支气管和肺泡，但一般认为肺泡中分布的神经感受器不会引起咳嗽。当肺泡中产生的分泌物到达较小的支气管时才引起咳嗽。引起咳嗽的神经传导通路：刺激原→迷走神经、舌咽神经、三叉神经等传入延髓的咳嗽中枢→激动后→通过舌下神经、膈神经和脊神经下传，其中喉返神经引起声门闭合，膈神经和脊神经引起膈肌及其他呼吸肌收缩，产生肺内高压，引起咳嗽。咳嗽的经典过程：吸气→声门紧闭→呼吸机快速强烈的收缩产生肺内高压→声门突然开放→气体快速从气道中爆发性呼出。通过此过程可带出气道内的物质。

咳嗽可以是有意识的也可以是无意识的，当患者试图控制无意识的咳嗽时这两种情况可以同时存在。通常无意识咳嗽的刺激因素可以分为3类：机械性、炎症性和心理性。吸入刺激性的烟雾或粉尘以及由于肺纤维化或者肺不张所导致的气道变形是引起咳嗽的化学性和机械性因素。吸烟者因为存在慢性咽喉、气管、支气管炎症，当吸入刺激性的颗粒或气体时更容易引起咳嗽。通常情况下，咳嗽是器质性疾病的表现。但在偶然情况下焦虑等精神性因素也可以引起干咳。此外，精神因素也可加重器质性疾病所致的咳嗽症状。

二、临床表现

根据有无痰液，咳嗽可以分为干性咳嗽和湿性咳嗽。干性咳嗽往往是上、下呼吸道感染的早期，也可以见于刺激性物质的吸入。比较有意义的干咳见于咽炎、咳嗽变异性哮喘、支气管内结核及肿瘤、肺瘀血、ACEI类降压药物、鼻后滴流综合征等。咳嗽伴咳痰为湿性咳嗽，脓痰往往是气管、支气管、肺部感染的可靠证据。铁锈色痰见于肺炎链球菌肺炎；砖红色胶冻样痰见于肺炎克雷白杆菌感染；带有臭味的脓痰常提示厌氧菌感染；慢性支气管炎（慢支）为黏液性、白色痰，并发感染时多出现黄绿色痰；粉红色泡沫样痰见于急性左心衰竭；大量白色泡沫痰日咳数百毫升的是一种少见但有特征性的，称为支气管黏液溢，见于肺泡癌；黄绿色或翠绿色痰见于铜绿假单胞菌感染；大量稀薄浆液性痰中含有粉皮样物见于棘球蚴病；痰液静置分层现象上层为泡沫、第二层为浆液、第三层为脓性物、第四层为坏死物质，常见于支气管扩张（支扩）、肺脓肿、支气管胸膜瘘；痰液牵拉成丝见于真菌感染。但由于抗生素的普遍广泛应用及病情等原因，临床上上述情况有时不典型出现。

根据咳嗽的病程，可分为急性、亚急性、慢性咳嗽。急性咳嗽时间<3周，亚急性咳嗽3~8周，慢性咳嗽>8周。急性咳嗽的病因相对简单，普通感冒、急性气管-支气管炎、气管异物是急性咳嗽常见的病因。亚急性咳嗽最常见的原因是感染后咳嗽，其次为上气道咳嗽综合征（UACS）、咳嗽变异性哮喘（CVA）等。慢性咳嗽病因较多，通常根据胸部X线检查有无异常分为两类：一类为X线检查有明确病变者，如肺炎、肺结核、支气管扩张、支气管肺癌等；另一类为X线检查无明显异常，以咳嗽为主或为唯一症状者，即通常所说的不明原因慢性咳嗽（简称慢性咳嗽）。慢性咳嗽的常见病因包括：变异性哮喘（CVA）、鼻后滴流综合征（PNDS）、嗜酸性粒细胞支气管炎（EB）和胃-食管反流性咳嗽（GERC），这些病因占呼吸内科门诊慢性咳嗽病因的70%~95%。此外，服用ACEI类降压药物，发生慢性咳嗽率在10%~30%，占其病因的1%~3%。停药4周后咳嗽消失或明显减轻。

咳嗽的伴随症状及体征往往可以提示咳嗽的病因和病变部位。例如，急性支气管炎所致的咳嗽经常伴有胸骨后的烧灼感；急性咽喉炎往往是咽喉肿痛、声音嘶哑伴咳嗽；犬吠样或鸡鸣样咳嗽常见于会厌、喉头疾病或气管受压；咳嗽音低常见于重度肺气肿、呼吸肌麻痹、寂静胸、极度衰竭或声带麻痹；

咳嗽伴发热见于急性上、下呼吸道感染及肺结核、胸膜炎等。咳嗽伴胸痛见于肺炎、胸膜炎、肿瘤、肺梗死、肺栓塞、自发性气胸等。咳嗽伴呼吸困难见于喉头水肿、喉癌、哮喘、肺癌、重症肺炎、肺淤血、肺水肿、支气管异物等。咳嗽伴喘鸣见于哮喘、喘吸性支气管炎（喘支）、弥漫性泛细支气管炎、气管异物。咳嗽伴脓痰见于支气管扩张、肺脓肿、肺囊肿、支气管胸膜瘘等。咳嗽伴杵状指见于慢性疾病如支气管扩张、肺脓肿、肺癌等。咳嗽呈现金属音常提示纵隔肿瘤、主动脉瘤或支气管癌等直接压迫气管。咳嗽伴咯血见于干性支气管扩张、肺结核、二尖瓣狭窄、支气管结石、肺含铁血黄素沉着症等。

类似叹气样的咳嗽及清嗓往往见于神经官能症、咽异感症等心理疾病者。应当注意的是，当疾病的病理进程发生改变时，例如肺炎或肺部肿瘤，咳嗽的特点也会发生改变。

三、诊断

1. 病史

咳嗽的诊断，询问病史非常重要。明确咳嗽的临床意义很大程度上依赖于对患者咳嗽特点的掌握。采集病史要注意询问咳嗽是急性还是慢性？持续时间？是否伴有咳痰？痰的性状？咳嗽出现的时间？患者身体一般状况如何？咳嗽的诱因？身体其他伴随症状？是否服用 ACEI 类降压药物？既往病史及吸烟史的询问。例如一个急性起病的阵发性干咳伴有流涕、打喷嚏、咽喉痛、乏力、发热、出汗通常提示患者为病毒性上呼吸道感染；患者有冠心病、心肌梗死病史，夜间平卧睡眠时发生咳嗽，伴白色泡沫样痰往往提示肺淤血。长期吸烟史不但有助于慢性支气管炎的诊断，还应注意排除肺癌的可能性。有过敏性疾病史和家族史者应注意排除过敏性鼻炎和哮喘相关的咳嗽。

2. 体格检查

包括鼻、咽、气管、肺部等，如气管的位置、颈静脉充盈、咽喉鼻腔情况，双肺呼吸音及有无哮鸣音和爆裂音。查体如闻及呼气期哮鸣音，提示支气管哮喘；如闻及吸气期哮鸣音，要警惕中心性肺癌或支气管结核，同时也要注意心界是否扩大、瓣膜区有无器质性杂音等心脏体征。

3. 辅助检查

（1）诱导痰检查：最早用于支气管肺癌的脱落细胞学诊断。诱导痰检查嗜酸性粒细胞增高是诊断嗜酸性粒细胞支气管炎（EB）的主要指标，常采用超声雾化吸入高渗盐水的方法进行痰液的诱导。

（2）影像学检查：建议将 X 线胸片作为慢性咳嗽的常规检查，如发现明显病变，根据病变特征选择相关检查。X 线胸片如无明显病变，则按慢性咳嗽诊断程序进行检查。胸部 CT 检查有助于发现纵隔前后肺部病变、肺内小结节、纵隔肿大淋巴结，特别是胸部 X 线检查不易发现的病变，对一些少见的慢性咳嗽病因如支气管结石、支气管异物等具有重要诊断价值。高分辨率 CT 有助于诊断早期间质性肺疾病和非典型支气管扩张。

（3）肺功能检查：通气功能和支气管舒张试验可帮助诊断和鉴别气道阻塞性疾病，如支气管哮喘、慢性阻塞性肺疾病和大气道肿瘤等。支气管激发试验是诊断 CVA 的关键方法。

（4）纤维支气管镜检查：可有效诊断气管腔内的病变，如支气管肺癌、异物、结核等。

（5）24 小时食管 pH 监测：这是目前判断胃食管反流最常用和最有效的方法，但不能检测非酸性反流。非酸性反流采用食管腔内阻抗或胆红素监测。

（6）咳嗽敏感性检查：通过雾化方式使受试者吸入一定量的刺激物气雾溶胶颗粒，刺激相应的咳嗽感受器而诱发咳嗽，并以吸入物浓度作为咳嗽敏感性的指标。常用辣椒素吸入进行咳嗽激发试验。咳嗽敏感性增高常见于变应性咳嗽（AC）、感染后咳嗽（PIC）、GERC 等。

（7）其他检查：外周血检查嗜酸性粒细胞增高提示寄生虫感染及变应性疾病。变应原皮试和血清特异性 IgE 测定有助于诊断变应性疾病和确定变应原类型。

四、治疗

1. 病因治疗

根据不同的病因采取相应的治疗措施，如 CVA 吸入小剂量糖皮质激素联合支气管舒张剂（$β_2$ 受体激动药或氨茶碱等)，必要时可短期口服小剂量糖皮质激素治疗。GERC 选用质子泵抑制剂（如奥美拉唑、兰索拉唑、雷贝拉唑及埃索美拉唑等）或 H_2 受体拮抗剂（雷尼替丁或其他类似药物)，同时加用促胃动力药多潘立酮。

2. 对症治疗

干性咳嗽者可给予镇咳药。如患者咳嗽有痰且严重影响睡眠或易并发其他病症的时候也可以考虑适当镇咳。

（1）镇咳药：用于干咳或严重咳嗽痰较少者。

1）中枢性镇咳药：①依赖性镇咳药，代表药物可待因，另有羟蒂巴酚（羟甲吗啡)、福尔可定、二氢可待因。②非依赖性镇咳药，有右美沙芬、二甲吗南、喷托维林（咳必清)、咳平等。

2）外周性镇咳药：退咳、那可定、苯丙哌林、普诺地嗪、甘草流浸膏、镇咳药的复方制剂、奥亭糖浆、菲迪克糖浆、棕色合剂等。

（2）祛痰药：祛痰治疗可提高咳嗽对气道分泌物的清除率。常见祛痰药如下。①愈创酣睡木酚甘油醚。②氨溴索和溴己新。③稀化黏素。④乙酰半胱氨酸。⑤羧甲司坦、厄多司坦。⑥其他：高渗盐水及甘露醇可提高气道黏液分泌的水合作用，改善黏液的生物流变学，从而促进黏液清除。联合应用支气管舒张剂可提高部分患者的咳嗽清除能力。

第三节　胸痛

一、概述

胸痛是指胸部的疼痛感，主要由胸部疾病引起。胸廓或胸壁疾病以及胸腔内脏器官病变均可引起胸痛。此外，少数其他部位的病变，如腹部病变等也可引起胸痛。各种病变和理化因素，如炎症、缺氧、肌张力改变、异物、肿瘤和外伤等刺激了分布在该部位的感觉神经纤维产生痛觉冲动，并传导至大脑皮质的痛觉中枢，从而引起胸痛。有时器官与体表某一部位由进入脊髓同一节段的传入神经支配，故来自内脏的刺激在大脑皮质可产生相应体表区域的痛感，即放射痛。因痛阈个体差异性大，胸痛的程度与原发疾病的病情严重程度并不完全一致。

二、病因和临床表现

胸痛不仅见于呼吸系统、心血管系统疾病，也可见于神经系统、消化系统以及胸壁组织的病变。不同脏器、器官的疾病引起胸痛的性质、程度、持续时间及伴随症状不尽相同。

1. 心血管疾病

（1）心肌缺血：由于高血压、高脂血症、糖尿病、吸烟、炎症、精神高度紧张等原因可造成供应心脏本身血液的冠状动脉粥样硬化，致使冠状动脉管腔狭窄，心肌缺血缺氧，局部产生的代谢致痛物质刺激心脏感受器，引发痛觉神经冲动，产生疼痛。疼痛部位一般位于胸骨后、心前区，疼痛性质为压痛、闷痛、隐痛、绞榨样痛等，疼痛程度轻重不一，轻者仅稍感疼痛，重者疼痛难忍，可放射至背部、左上肢内侧、颈部等处，持续时间数分钟不等，诱因为劳累、饱餐、运动、情绪激动等。多数经休息或口服（舌下含）硝酸甘油等硝酸酯类药物能迅速缓解。冠状动脉粥样硬化发展到严重阶段则引起急性心肌梗死，心肌梗死时的表现为疼痛部位和心绞痛相似，但疼痛程度较重，时间较长，超过半小时，硝酸甘油效果欠佳，有的患者疼痛时大汗淋漓，有的尚伴有恶心、呕吐。另外一些患者由于在冠状动脉狭窄的基础上，发生血管痉挛，引起变异型心绞痛，也会引起胸痛。

（2）心包炎：急性心包炎为心包脏层和壁层的急性炎症，病因大多继发于全身性疾病，临床上以非特异性、结核性、风湿性，以及心肌梗死、尿毒症和肿瘤等引起者较为多见。非特异性心包炎的病因尚不十分清楚，病毒感染及感染后发生过敏反应可能是病因之一。心包炎一般见于青壮年，男性多于女性，起病前常有上呼吸道感染，起病急骤，最突出症状为心前区胸骨后剧烈疼痛，咳嗽，呼吸时加剧，疼痛可持续数天，伴有发热、心包摩擦音、心包积液等。另外，结核性、风湿性、肿瘤性、系统性红斑狼疮性心包炎均可有胸痛发作。

（3）主动脉壁夹层分离：主动脉夹层常为动脉内壁长段不规则的剥离，病变初常由于主动脉内壁破口，血流从破口冲击中间层隙，使之分离，形成血肿，又称主动脉夹层动脉瘤。急性主动脉夹层对生命威胁较大，特别是当撕裂口位于升主动脉，容易并发心包填塞、主动脉反流及心肌梗死等并发症而死亡。其最常见的病因是高血压。胸痛为高血压开始时最常见的症状，见于85%的患者。疼痛剧烈，为持续性撕裂样疼痛，多位于前胸部靠近胸骨并扩展到背部，特别是两肩胛间区域，沿着夹层的方向可到头部、腹部或下肢。

2. 肺脏疾病

（1）气胸：各种原因导致肺组织及脏层胸膜突然破裂而引起的胸腔积气，分为创伤性气胸和自发性气胸。自发性气胸又包括特发性和继发性两种，常由胸膜下气肿泡破裂引起，也可由胸膜下病灶或空洞破溃、胸膜粘连带撕裂等原因引起。胸膜下气肿泡可为先天性，也可继发于慢性支气管炎、肺结核、肺炎、肺脓肿、肺癌等，在咳嗽或肺内压增高时破裂（如突然用力、排便或打喷等，剧烈动作使气管内压力突然增高所致）。其典型症状表现为突发胸痛，继有胸闷或呼吸困难，刺激性咳嗽，张力性气胸时有气促、窒息感、烦躁不安、发绀、出汗、休克等，X线检查可确诊。

（2）肺栓塞：各种栓子阻塞肺动脉或其分支引起肺循环障碍所致的一组疾病和临床综合征的总称，包括肺血栓栓塞症、脂肪栓塞综合征、羊水栓塞、空气栓塞等。其中，肺血栓栓塞症为最常见类型，引起肺血栓栓塞症的血栓主要来源于深静脉血栓。下肢血管静脉炎、静脉曲张、房颤伴心力衰竭形成血栓，长期卧床患者、妊娠妇女均为危险因素。症状和栓塞面积大小有关，可有胸痛、气短、咯血、呼吸困难、发绀、晕厥、多汗，甚至猝死。

（3）肺炎：肺部细菌、真菌或病毒感染，由于病变累及壁层胸膜而发生胸痛，常伴有发热、咳嗽、咳痰等。胸部透视或胸片即可明确诊断。

（4）肺癌：肿瘤侵犯支气管壁或壁层胸膜可引起持续性和进行性胸痛，胸片或胸部CT可确诊。

（5）其他：气管-支气管炎、肺动脉高压、哮喘等也可引起胸痛。

3. 胸膜疾病

（1）胸膜炎症：如结核性胸膜炎等，炎症波及脏层与壁层胸膜发生摩擦而致胸痛，病初起时常为刺激性剧痛，剧烈尖锐如针刺，咳嗽和深呼吸时加剧，待胸腔积液较多时胸痛即消失，可伴有发热、盗汗、消瘦、食欲缺乏等症状。

（2）胸膜间皮瘤：为原发于胸膜间皮组织或胸膜下间质组织的一种少见肿瘤，分为局限性及弥漫性两类。早期多无明显症状，肿瘤增大或伴有胸腔积液则有胸部持续钝痛、气促、咳嗽、乏力、消瘦、发热等症状。

4. 胸壁疾病

主要由胸壁肌肉、肋骨和肋间神经的病变引起。其疼痛特点为固定于病变部位，且局部多有明显压痛。如肋骨骨折引起的胸痛，有明显的外伤史或长期剧烈咳嗽的病史，疼痛局部有明显压痛，挤压时更明显；肋软骨炎多发生于第3、第4肋骨与肋软骨交界处，呈针刺样或持续性剧痛，局部可见轻微隆起并有压痛，发作持续时间长短不等，大多在3～4周自行消失，但可反复发作；肋间神经痛则为沿肋间神经走向的阵发性灼痛或刺痛，咳嗽、呼吸时均会加重；带状疱疹引起的胸痛相当剧烈，局部可以出现多个疱疹，并可融合成片，胸痛与呼吸、咳嗽关系一般不大。

5. 消化系统疾病

（1）反流性食管炎：因胃食管反流所致反流物（胃酸、胃蛋白酶、胆汁、胰液）进入食管引起的食管黏膜炎症。临床上主要表现为位于胸骨后的烧灼样不适或疼痛，可向剑突下、肩胛区或颈部、耳部放射，有时放射至臂，常伴有吞咽困难。症状多发生于餐后，尤其取平卧位、弯腰俯拾位，服用制酸剂后多可缓解或消失。

（2）胆囊炎、胆石症：胆囊炎、胆石症引起的胸痛以右下胸或右背、胸、腹为主，疼痛性质以绞痛为多见，伴有恶心、呕吐和腹胀、腹痛。

（3）急性胰腺炎：可引起心窝部、左胸壁、上腹及腰部疼痛，伴消化道症状。疼痛剧烈，呈持续钝痛、钻痛、刀割痛或绞痛，可向腰背部呈带状放射，取弯腰屈腿体位疼痛可减轻。

（4）胃和十二指肠疾病：可引起前胸下部疼痛，但一般均有胃肠道症状，如嗳气、反酸、恶心、呕吐等。

（5）其他：食管裂孔疝、食管癌等的胸痛表现为胸骨后烧灼样痛，与进食关系密切而与体力活动关系不大，应用硝酸酯类药物多无效。食管裂孔疝可伴有反胃、咽下困难或消化道出血，胸痛多发生于饱餐后、平卧位，坐起或行走时疼痛可缓解。食管癌可有渐进性吞咽困难、异物感等。另外，食管-贲门失弛缓症等亦可引起胸痛。

三、诊断方法的选择

1. 询问病史和进行体格检查

询问病史对胸痛的病因诊断具有重要作用，能缩小胸痛的诊断范围。问诊时应注意患者发病年龄、起病缓急、胸痛部位、胸痛范围和有无放射痛，以及胸痛性质、轻重及持续时间，疼痛的诱因、加重与缓解的方式和伴随症状等。胸壁疾病的疼痛部位多局限伴有局部压痛；心绞痛和心肌梗死的疼痛多在心前区、胸骨后或剑突下并放射到左肩臂处或左颈部与颊部；带状疱疹引起的胸痛则常沿一侧肋间神经分布并可见成簇水疱；而自发性气胸、胸膜炎和肺栓塞的胸痛多位于患侧腋前线与腋中线附近，若累及肺底、膈胸膜，则疼痛也可放射到同侧肩部等。胸痛的性质及程度表现多样，带状疱疹呈刀割样痛或灼痛；食管炎则为烧灼痛；心绞痛呈绞榨样并有重压窒息感；心肌梗死则疼痛更为剧烈并有恐惧感、濒死感；干性胸膜炎常呈尖锐刺痛或撕裂痛等。胸痛阵发性常为平滑肌痉挛或血管狭窄缺血所致；炎症、肿瘤、栓塞所致疼痛常呈持续性。胸痛患者伴吞咽困难，提示食管疾病；伴呼吸困难，多见于大叶性肺炎、自发性气胸、渗出性胸膜炎和肺栓塞等；伴苍白、大汗、血压下降或休克，多考虑心肌梗死、主动脉夹层动脉瘤、破裂和大块肺栓塞等。

2. 相关辅助检查

（1）血常规及血 D-二聚体检查：血常规检查有助于确定是否存在急性细菌性炎症，而肺血栓栓塞时，D-二聚体水平多显著增高。

（2）心电图检查：是冠心病诊断中最早、最常用和最基本的诊断方法。对诊断心肌梗死、冠状动脉供血不足、心肌炎及心包炎、心律失常等均很有价值。对心肌梗死，不仅可明确诊断还可判定梗死的部位和范围，以及了解病情的急性、亚急性或陈旧性。疑有心绞痛者，应在发作时做心电图，或在缓解后做心电图运动试验，如平板试验，给心脏以负荷，诱发心肌缺血，进而证实心绞痛的存在。与其他诊断方法相比，心电图使用方便，易于普及，但有其局限性，例如不能判定心脏病病因和病变部位；此外，心电图正常也不能排除心脏病。心电图检查必须与临床结合，才能作出正确诊断。对患者进行 24 小时心电图连续监测，可提高在单次心电图记录时未能发现的 ST 段变化和心律失常的检出。

（3）心肌酶谱检查：是急性心肌梗死的诊断及鉴别诊断的重要手段之一。临床上根据血清酶浓度的序列变化和特异性同工酶的升高等肯定性酶学改变便可明确诊断急性心肌梗死。

（4）影像学检查：胸部平片或胸部 CT 是首选的放射学检查方法，可诊断引起胸痛的一些疾病，如骨折、气胸、纵隔气肿、食管破裂、肺炎、纵隔肿块、夹层动脉瘤等。怀疑脊柱或脊神经病变者，应做颈、胸椎摄片和 CT 检查。对常规胸片异常，怀疑肺、纵隔和胸膜肿瘤者，应做胸部 CT 检查，观察有无肿块及肿块形态特征。怀疑肺动脉栓塞者，建议行肺动脉 CT 以明确诊断。对临床怀疑冠心病、心绞痛而无发作时心电图 ST 段改变的患者可行螺旋 CT 冠状动脉造影，对心电图正常的胸痛患者具有良好的诊断价值，并可对冠状动脉形态学进行良好的评价。

（5）心脏超声检查：疑有心脏血管疾病者，应做心脏超声，观察心脏各腔室大小、心脏收缩与舒张功能、有无反流以及肺动脉压力等。对室壁瘤、心腔内血栓、心脏破裂、乳头肌功能等有重要的诊断价值。血管内超声可以明确冠状动脉内的管壁形态及狭窄程度，是一项很有发展前景的新技术。

（6）冠状动脉造影：是目前冠心病诊断的“金标准”。可以明确冠状动脉有无狭窄及狭窄的部位、程度、范围等，并可据此指导进一步治疗所应采取的措施。同时，进行左心室造影，可以对心功能进行评价。对胸痛似心绞痛而不能确诊者，可选择性行冠状动脉造影以明确冠状动脉狭窄的程度和部位，为决定治疗方案提供依据。

（7）肺通气和灌注核素扫描：怀疑肺梗死者可行肺灌注扫描及肺通气扫描。肺通气和灌注扫描均正常，肺部X线片检查结果也正常，可以除外肺栓塞。胸片正常，肺通气扫描正常，而肺灌注扫描有明显段缺损，临床表现典型，则可诊断肺栓塞。任何局限性或多发性的肺通气扫描和灌注扫描异常缺损均不能诊断为肺栓塞（相匹配），但是如果临床怀疑肺栓塞，同时肺扫描有局限性相匹配，这时肺血管造影是有价值的，可缩短造影检查的时间。

（8）肺动脉造影：肺血管造影对肺栓塞的诊断具有很高的特异性，血管管腔内充盈缺损是肺动脉内栓子造成的直接征象，对诊断最有意义。肺动脉完全阻塞造成的截断现象则为诊断肺栓塞的可靠依据。由于该检查有一定损伤性，可出现并发症，故须慎重选择。

（9）B超检查：疑有胸腔积液或腹部病变者可行相应部位B超检查以明确诊断。

（10）胃镜检查：是诊断反流性食管炎最准确的方法并能判断反流性食管炎的严重程度和有无并发症，结合活检可与其他原因引起的食管炎和其他食管病变（如食管癌等）及胃、十二指肠病变相鉴别。需指出的是，内镜检查下无反流性食管炎不能排除胃食管反流病。

（11）食管钡餐检查：对不愿接受或不能耐受内镜检查而怀疑食管病变者可行该检查，对诊断反流性食管炎敏感性不高，其目的主要是排除食管癌等其他食管疾病。可发现严重反流性食管炎阳性X线征。

（12）24小时食管pH监测：正常情况下食管 $pH>4$，而胃内 $pH<3$，所以放置电极在食管内，若食管内 $pH<4$，提示有胃酸反流入食管。正常人也会有生理性的酸反流，严重者可以诊断为胃食管反流。24小时食管pH监测，目前已被公认为诊断胃食管反流病的重要诊断方法。应用便携式pH记录仪在生理状态下对患者进行24小时食管pH连续监测，可提供食管是否存在过度酸反流的客观证据，有助于鉴别胸痛与反流的关系。

四、解析诊断及鉴别诊断

1. 冠心病

冠心病诊断依据如下。

（1）有典型的心绞痛发作或心肌梗死，而无重度主动脉瓣狭窄、关闭不全、心肌病等证据。

（2）休息时心电图有明显的心肌缺血表现或心电图运动试验阳性，而无其他原因（如各种心脏病、显著贫血、阻塞性肺气肿、自主神经功能紊乱、应用洋地黄药物及电解质紊乱等）。如患者仅有心电图的缺血表现，而无心绞痛可诊断为无症状性心肌缺血。

（3）年龄>40岁，有心脏增大、心力衰竭，以及乳头肌功能失调，而不能用心肌疾病或其他原因解释，并有下列3项中的2项者：①高血压。②高胆固醇血症。③糖尿病。胸痛时心电图变化或心肌酶增高可作为主要鉴别诊断依据。经休息或口服（舌下含）硝酸甘油等硝酸酯类药物能迅速缓解胸痛可协助诊断。螺旋CT冠状动脉造影可确诊，而经皮选择性冠状动脉造影仍是目前冠心病诊断的金标准。

2. 急性心包炎

早期感染时有寒战、发热，以后出现心包炎症，有心前区疼痛，疼痛局限于心前区和胸骨下部，放射至左肩和背部，伴呼吸困难。在心前区听到心包摩擦音，则心包炎诊断可确立。在可能并发心包炎的疾病过程中，如出现胸痛、呼吸困难、心动过速和原因不明的体循环静脉淤血或心影扩大，应考虑为心包炎伴有渗液的可能。X线检查示心脏正常轮廓消失、搏动微弱；心电图示低电压、ST-T段改变而QT间期不延长等。进一步可做超声、放射性核素和磁共振成像（MIR）等检查，心包穿刺和心包活检有助于确诊。

3. 主动脉夹层动脉瘤

早年对于夹层动脉瘤的认识不足，相应的检查手段不多，因而诊断率不高，常易与急性心肌梗死相混淆。随着无创性检查技术不断发展，人们对心血管病认识逐渐加深，主动脉夹层动脉瘤的诊出率也进一步提高。诊断依据：①突发剧烈的胸痛，呈撕裂或刀割样，患者表现为烦躁不安、焦虑、恐惧和濒死感觉，且为持续性，镇痛药物难以缓解。②胸部 X 线平片后前位和侧位以及 CT 显示胸部动脉瘤阴影，部分患者在胸主动脉瘤走行区域可见钙化斑点或片状钙化阴影，并在透视下显示扩张性搏动。③心脏超声检查能够显示出瘤体的部位、大小、范围、搏动以及并发症，如并发夹层动脉瘤，超声心动图能显示分离的内膜、真腔、假腔以及附壁血栓。如为假性动脉瘤，则可以显示假性动脉瘤的破口、瘤腔以及附壁血栓。④MIR 是目前快速诊断夹层动脉瘤的重要检查手段。现阶段该检查是诊断主动脉夹层的金标准。

4. 气胸

突发一侧胸痛，继有胸闷或呼吸困难，刺激性咳嗽，并有气胸体征，X 线显示气胸征即可做出诊断。需与可引起胸痛的纵隔气肿、肺栓塞、急性心肌梗死等疾病相鉴别，必要时进行胸部 CT 检查，一般均可明确诊断，鉴别诊断并不困难。

5. 肺血栓栓塞症

诊断依据：①存在产生静脉血栓栓塞的危险因素，特别是下肢深静脉血栓形成（DVT）。②突然出现的呼吸困难、胸痛、咯血或晕厥。③肺泡与动脉血氧分压差异常增大。④肺通气灌注显像显示 PTE 高度可疑。⑤肺血管造影或其他影像诊断技术，特别是螺旋 CT 有 PTE 影像改变。肺栓塞的症状多种多样，以肺部表现为主者需与其他肺部疾病，如肺炎、胸膜炎、支气管炎等相鉴别，以肺动脉高压和肺心病为主者需与冠心病、夹层动脉瘤等相鉴别。

6. 肺炎

多有发热、咳嗽、咳痰等急性炎症表现，白细胞计数增高，痰细菌学检查阳性。胸透或胸片显示片状、斑片状浸润性阴影即可明确诊断。

7. 肺癌

肿瘤侵犯支气管壁或壁层胸膜可引起持续性和进行性胸痛，胸片或胸部 CT 可确诊。

8. 急性胸膜炎

诊断要点：①干咳、胸痛和发热等临床表现。②体格检查时患侧可闻及胸膜摩擦音；积液增多时，患侧胸廓饱满，肋间隙增宽，呼吸运动减弱，气管和纵隔移向健侧，叩诊呈浊音，呼吸音减弱或消失。③X 线检查少量积液时肋膈角消失；积液较多时膈面可被掩盖，积液区呈高密度阴影。④超声检查可显示液平面。⑤胸腔穿刺抽液可做定性检查。鉴别诊断需与大叶性肺炎、胸膜肥厚等相鉴别。大叶性肺炎起病急、寒战、高热、咳嗽、咳铁锈色痰，病变区有肺实变体征，X 线检查可协助诊断。胸膜肥厚患者胸部可呈大片浊音，但多有患侧胸廓萎缩，气管及纵隔向患侧移位。

9. 胸膜间皮瘤

对患有持续胸痛和气促，特别有石棉接触史者，应高度怀疑恶性间皮瘤的可能。胸腔镜检查是诊断间皮瘤最好的方法，能窥视整个胸膜腔，观察间皮瘤的形态、分布及邻近组织累及情况，可在直视下多部位取到足够的活检标本，因此诊断率高。

10. 胸壁疾病

根据胸痛部位固定，局部压痛明显或疼痛局部有皮疹等临床特点，必要时结合影像学检查一般都能明确。

11. 反流性食管炎

诊断标准：①典型的胃食管反流病症状，如出现明显胃灼热、反酸、胸骨后灼痛等。②内镜检查可见食管黏膜病变（点状或条状发红，糜烂，融合或溃疡）。③用 24 小时食管 pH 监测的有关参数测算酸反流，分值 >15 分。④质子泵抑制剂（PPI）试验，如奥美拉唑 20 mg，每天 2 次，共 7 天，患者症状消失或显著好转，提示为明显的酸相关性疾病，在除外消化性溃疡等疾病后，考虑反流性食管炎的诊断。

12. 食管裂孔疝

有典型的症状，如胃灼热及反酸，结合 X 线检查及内镜检查多能明确诊断。

五、治疗

1. 治疗原发病

内脏疾病引起的胸痛，应针对其病因进行治疗，如肺炎、胸膜炎所致者，应积极加强抗感染治疗。根据药敏试验结果选用敏感的抗菌药。心绞痛患者应休息，使用硝酸甘油等缓解疼痛。心肌梗死患者则需给予作用较强的镇痛剂，并及时进行血运重建等特殊治疗以缓解胸痛。对胸壁损伤所致者，应适当固定胸壁减少其活动度。对食管疾病所致者，应针对不同原因给予适当的处理。对肿瘤所致者应采用外科手术或放射治疗。

2. 对症处理

对于胸壁肌肉性疼痛、胸膜炎性疼痛可适当选择解热镇痛抗炎药物。对于其他原因引起的胸痛，必要时可进行局部肋间神经封闭治疗。

第三章

常见感染性呼吸疾病

第一节　常见病毒性呼吸道感染

一、总论

急性病毒性呼吸道疾病属人类最常见的疾病，占急性疾病的50%以上。在美国，急性呼吸道疾病的发病率为3～5.6次/（人·年）。1岁以下儿童的发病率最高［6.1～8.3次/（人·年）］，且持续高发至6岁，此后发病率显著下降。成人发病率为3～4次/（人·年）。30%～50%的成人旷工和60%～80%的儿童旷课是由急性呼吸道疾病所致。使用抗细菌药物治疗病毒性呼吸道感染是滥用药物的主要问题。

2/3～3/4的急性呼吸道疾病是由病毒引起的，已报道的病毒有10个属200多种，其抗原性各不相同。大部分病毒引起上呼吸道感染，也可以发展为下呼吸道疾病，尤其是在年幼者和老年人，以及某些特定人群。

呼吸道病毒引起的疾病通常分为多种不同的综合征，例如普通感冒、咽炎、格鲁布性喉头炎（喉气管支气管炎）、气管炎、细支气管炎、支气管炎和肺炎。每一类疾病都有特定的流行病学和临床特点：例如格鲁布性喉头炎只发生在年幼儿童，有特征性的临床病程。一些呼吸道疾病与某些病毒关联更密切（例如普通感冒多由鼻病毒感染引起），而有些病毒感染特定的人群（如腺病毒感染入伍新兵）。与主要呼吸道病毒感染相关的疾病见表3-1。大多数呼吸道病毒可以引起一种以上的呼吸道疾病，同一个患者也可以表现几种疾病的特征。此外，虽然流行病学特点可以增加某种病毒的可疑性，但仅仅根据临床特征很难明确病毒性疾病的病原体，通常必须依赖实验室检查才能明确病因。

表3-1　呼吸道病毒感染相关疾病

病毒	呼吸道疾病发生频率		
	频发	偶发	罕发
鼻病毒	普通感冒	慢性支气管炎和哮喘加重	肺炎见于儿童
冠状病毒[a]	普通感冒	慢性支气管炎和哮喘加重	肺炎和细支气管炎
人呼吸道合胞病毒	肺炎和细支气管炎见于年幼儿童	普通感冒见于成人	肺炎见于老年人和免疫抑制患者
副流感病毒	年幼儿童发生格鲁布性喉头炎和下呼吸道疾病	咽炎和普通感冒	气管支气管炎见于成人；下呼吸道疾病见于免疫抑制患者
腺病毒	普通感冒和咽炎见于儿童	入伍新兵中暴发急性呼吸道疾病[b]	肺炎见于儿童；下呼吸道和播散性疾病见于免疫抑制患者
A型流感病毒	流感[c]	肺炎和高危患者的额外死亡	肺炎见于健康人
B型流感病毒	流感[c]	单纯鼻炎或咽炎	肺炎
肠道病毒	急性非特异性发热疾病[d]	单纯鼻炎或咽炎	肺炎

续表

病毒	呼吸道疾病发生频率		
	频发	偶发	罕发
单纯疱疹病毒	龈口炎见于儿童；咽扁桃体炎见于成人	气管炎和肺炎见于免疫缺陷患者	播散性感染见于免疫缺陷患者
人类偏肺病毒	上呼吸道和下呼吸道疾病见于儿童	上呼吸道疾病见于成人	肺炎见于老年人和免疫抑制患者

注：aSARS 相关冠状病毒（SARS－CoV）引起 2002 年 11 月到 2003 年 6 月肺炎大流行。

b 血清型 4 和 7。

c 症见发热、咳嗽、肌痛、倦怠。

d 伴或不伴呼吸道症状。

以下内容概括了 6 种常见呼吸道病毒引起的感染：鼻病毒、冠状病毒、呼吸道合胞病毒、偏肺病毒、副流感病毒和腺病毒。对 2002～2003 年冠状病毒引起的下呼吸道疾病（严重急性呼吸综合征，SARS）的大流行也进行了阐述。流感病毒是引起人类感染和死亡的最常见病原体，相关内容已在流行性感冒进行总结。

二、鼻病毒感染

（一）病原体

鼻病毒属小核糖体核酸病毒家族，是单链 RNA 小非包膜病毒（15～30 nm），分为 3 种基因型：HRV-A、HRV-B 和 HRV-C。与小核糖体核酸病毒家族其他成员不同（如肠道病毒），鼻病毒对酸不稳定，在 pH≤3 条件下完全失活。鼻病毒的最适生长温度是 33～34 ℃（人鼻腔温度）而非 37 ℃（下呼吸道温度）。在鼻病毒已知的 102 种血清型中，91 种以细胞间黏附分子 1（ICAM-1）作为细胞受体，为主要受体组；10 种以低密度脂蛋白受体（LDLR）为细胞受体，组成次要受体组；1 种采用衰变加速因子作为细胞受体。

（二）流行病学

鼻病毒是普通感冒最常见的病原体，可在高达 50% 的感冒样疾病中经组织培养和应用聚合酶链反应（PCR）技术检出。鼻病毒感染的发病率在婴幼儿中较高，随着年龄的增长下降，可以全年发生，在温带地区的早秋和春季高发。鼻病毒感染通常由受感染的 6 岁以下的幼儿园儿童和小学生引入家庭，最初发生在家庭的病毒感染通常 25%～70% 引起继发性病例，常侵犯家中最年幼者。发病率随家庭成员人数增加而增高。

鼻病毒通过直接接触感染者分泌物而传播，通常为呼吸道飞沫传播。志愿者研究显示，最有效的病毒传播是手与手的接触，随后感染者自我接种到结膜或鼻黏膜。其他研究显示也可通过大颗粒或小颗粒气溶胶传播。可在已接种 1～3 小时的塑料表面检出病毒，表明环境表面是传播的重要因素。在双方未检测出血清抗体的夫妻中的研究显示，病毒传播与 1 周内长期接触（时间≥122 小时）有关。如果没有在感染者的手和鼻黏膜检出病毒，则传播极难进行，鼻冲洗液病毒含量至少 1 000 TCIDs。且感染者至少有中度感冒症状时病毒传播较易发生。虽然只是现象观察，志愿者暴露于寒冷、疲劳和睡眠不足与鼻病毒感染疾病的发病率无关，然而有研究认为心理学定义的“压力”可以引起症状加重。

鼻病毒感染在全球范围内普遍。几乎所有成人体内都存在鼻病毒多种血清型的中和抗体，然而每一种血清型的抗体在人群中分布迥异。多种血清型可以同时循环感染，没有一种血清型较其他感染率更高。

（三）发病机制

鼻病毒通过与特异性细胞受体结合感染细胞，大多数血清型与 ICAM-1 结合，少数与 LDLR 结合。目前人类急性鼻病毒感染的组织病理学和发病机制的认识有限。来自实验室诱发和自然发病的黏膜活检标本显示鼻黏膜水肿、充血，急性期时表面覆盖黏液。炎症细胞轻度浸润，包括中性粒细胞、淋巴细胞、浆细胞和嗜酸性粒细胞。黏膜下黏液腺大量分泌黏液；鼻甲肥大，可引起鼻窦近端开口阻塞。一些炎症介质［包括缓激肽、赖氨酰缓激肽、前列腺素、组胺、白介素1β（IL-1β），白介素6（IL-6）和白介素8（IL-8）、肿瘤坏死因子α（TNF-α）］与鼻病毒所致的感冒症状和体征有关。

鼻病毒感染的潜伏期短，通常1～2天。病毒排出与疾病发生同时出现，或在症状出现前不久开始排毒。鼻病毒感染的免疫学机制尚未阐明。有研究发现同型抗体的出现与感染及疾病发生率显著下降有关，也有数据表明血清和局部抗体可以保护机体免受鼻病毒感染。

（四）临床表现

鼻病毒感染通常表现为普通感冒症状，最早出现打喷嚏、流涕、鼻塞。喉咙痛常见，在有些患者是首发症状。全身症状和体征（如倦怠和头痛）为轻度或缺如，发热少见。病程通常持续4～9天后自愈，不伴有后遗症。支气管炎、细支气管炎和支气管肺炎被报道可发生于儿童，然而，鼻病毒并不是儿童下呼吸道疾病的主要病因。鼻病毒可以引起成人哮喘和慢性肺部疾病的加重。绝大多数鼻病毒感染可以无后遗症自愈，偶尔可发生咽鼓管或鼻窦开口阻塞相关并发症，包括中耳炎或急性鼻窦炎。鼻病毒感染的免疫抑制患者（尤其是骨髓移植受者）可以发生严重甚至致死性肺炎。

（五）诊断

虽然鼻病毒是普通感冒最常见的病原体，但其他许多病毒也可以引起相似疾病，单从临床特征无法进行病因学诊断。通过组织培养鼻腔冲洗液或鼻分泌物可以分离出鼻病毒。由于疾病的良性及自限性特点，临床工作中很少采用该检查方法。常常采用PCR技术检测鼻病毒RNA，该方法比组织培养更敏感，多作为研究用。鉴于鼻病毒众多的血清型，血清抗体检测目前是不切实际的。同样的，常见的实验室检查（如白细胞计数和红细胞沉降率）对诊断的帮助不大。

（六）治疗

由于鼻病毒感染通常症状轻微且具自限性，大多无须治疗。症状显著的患者建议应用抗组胺药和非甾体类抗炎药，受鼻塞困扰的患者可以口服减充血剂。明显不适或易疲倦患者建议减少活动。患者并发细菌感染（如中耳炎或鼻窦炎）时可考虑使用抗生素。一般无须抗病毒治疗。

（七）预防

鼻内应用干扰素喷雾剂可有效预防鼻病毒感染，但可鼻黏膜造成局部刺激。通过阻断ICAM-1或结合病毒衣壳组分（普可那利）预防鼻病毒感染的研究结果不一致。已经生产出针对某些鼻病毒血清型的疫苗，但由于血清型太多及免疫学机制不明，其效果存在争议。通过洗手、净化环境和防止自我接种可以有效减少病毒的传播。

三、冠状病毒感染

（一）病原体

冠状病毒是多形性单链RNA病毒，其直径为100～160 nm。这个名字来源于病毒包膜散布的棒状粒子突起形成的冠状表面。冠状病毒可以感染多个物种，分为3种抗原型和基因型。在SARS冠状病毒（SARS-CoV）出现之前，引起人类感染的冠状病毒分为两组，分别是HCoV-229E和HCoV-OC43。SARS-CoV最初被列为新的一组，现在被证实与第二组病毒属远亲关系。SARS-CoV经全基因组测序显示变异程度极小。

一般情况下，人冠状病毒很难在体外培养，一些毒株仅能在人气管组织培养。SARS-CoV在非洲绿肾猴细胞（Vero E6）的例外生长促进了对其的研究。

（二）流行病学

总体来讲，人冠状病毒感染分布全球。HCoV-229E和HCoV-OC43的血清阳性率调查显示血清抗体在生命早期即可获得，随着年龄增长阳性率逐渐增加，因此经ELISA方法测得80%以上的成年人抗体呈阳性。10%~35%的普通感冒是由冠状病毒感染引起的，具有季节性。冠状病毒感染在晚秋、冬季、早春高发，这段时间鼻病毒感染少发。

冠状病毒是造成2002~2003年SARS暴发的病原体。这场大流行开始于中国南方，造成了亚洲、欧洲、北美洲和南美洲28个国家的8 096人感染；约90%的病例来自中国。SARS-CoV的天然宿主是菊头蝠，这场流行起源于人与受感染的半驯服动物果子狸的接触。但大部分感染是人与人之间的传播。流行中死亡率差异较大，总体约9.5%。SARS在美国的疫情较轻，在儿童中感染不太严重。这场暴发在2003年终止，2004年发现17例，多为实验室感染，2005~2009年无病例报道。

SARS的传播机制尚未完全阐明。病例集群显示病毒可以通过大颗粒和小颗粒气溶胶，也可以通过粪-口途径传播。SARS在中国香港一所综合公寓暴发，表明环境因素（如污水或水）在病毒传播中起了重要作用。一些感染者（超级传染源）传染性极强，可以将病毒传播给10~40名接触者，虽然大部分仅导致0~3人感染。

（三）发病机制

冠状病毒（如HCoV-229E和HCoV-OC43毒株）可以通过氨基肽酶N受体（1组）或唾液酸受体（2组）感染鼻咽部纤毛上皮细胞引起普通感冒。病毒复制导致纤毛细胞损伤，诱导细胞因子和白介素释放，引起与鼻病毒感染相似的感冒样症状。

SARS-CoV通过血清紧张素转化酶2受体感染呼吸道细胞，引起全身症状，可在血液、尿液和粪便（长达2个月）中检出。病毒在呼吸道存活2~3周，其滴度在全身症状出现10天左右达到峰值。肺组织病理学结果显示透明膜形成、肺泡上皮细胞脱落、淋巴细胞和单核细胞浸润肺间质，巨细胞多见，Ⅱ型肺泡上皮细胞可测出冠状病毒颗粒。SARS患者血清中促炎因子和趋化因子水平升高。

（四）临床表现

SARS患者通常经2~7天的潜伏期后（范围1~14天）开始出现发热，伴倦怠、头痛、肌痛等全身症状，1~2天后出现干咳和呼吸困难。近1/4的患者伴有腹泻。X线胸片显示多发浸润影，包括斑片影（多见于外周肺和下肺野）或间质浸润，可以进展为弥漫性改变。

重症患者在病程的第2周肺功能下降，发展为呼吸窘迫综合征伴多器官功能损伤。发生重症的高危因素包括年龄在50岁以上伴有合并症，例如心血管疾病、糖尿病或者肝炎。孕妇发生SRAS症状较重，但儿童感染SARS-CoV较成人轻。

人冠状病毒感染所致普通感冒的临床表现与鼻病毒相似。研究显示，志愿者中，冠状病毒感染引起感冒的平均潜伏期（3天）较鼻病毒长，病程较鼻病毒短（平均6~7天）。冠状病毒所致感冒引起的流涕较鼻病毒严重。除外SARS-CoV的冠状病毒可从婴儿肺炎、入伍新兵的下呼吸道疾病中检出，并且与慢性支气管炎加重有关。急性呼吸道疾病住院患者中分离出两种新型的冠状病毒，HcoV-NL63（1组）和HcoV-HKU1（2组），其作为人呼吸系统疾病病原体的作用还有待研究。

（五）实验室检查和诊断

约50%的SARS患者出现淋巴细胞减少，多为$CD4^+$T细胞，也包括$CD8^+$T细胞和自然杀伤（NK）细胞。总白细胞计数正常或轻度下降，血小板随着病情进展逐渐减少。血清中氨基转移酶、肌酸激酶和乳酸脱氢酶的水平升高。

SARS-CoV感染可以通过对呼吸道样本、发病早期患者血浆和后期尿液及粪便行反转录聚合酶链反应（RT-PCR）快速诊断。SARS-CoV还可以通过将呼吸道样本在Vero E6组织培养细胞中培养检测，在数天内观察细胞病变效应。RT-PCR比组织培养更敏感，但只有1/3的患者在疾病早期PCR结果阳性。血清抗体可以通过ELISA或免疫荧光方法检测，且几乎所有患者在起病后28天内血清抗体呈阳性。

冠状病毒引起的感冒无须实验室诊断。这类冠状病毒很难在体外培养，但可以通过ELISA或免疫荧光检测临床标本或RT-PCR检测病毒RNA。这些方法可以用来检测非寻常临床病例的冠状病毒。

（六）治疗

SARS尚无特异性的治疗药物。虽然经常使用利巴韦林，但其在体外抗SARS-CoV活性很小（如果有的话），并且尚无研究表明对 SARS 治疗有效。由于免疫机制参与了 SARS 的发生，糖皮质激素被广泛应用，然而其效果尚未明确。SARS 治疗以维持肺和其他器官功能的支持治疗为主。

由冠状病毒引起的普通感冒的治疗方法与之前介绍的鼻病毒相似。

（七）预防

SARS 的出现导致全球范围内公共卫生资源动员以控制疫情，相关措施有建立病例检测机制、旅行管制、某些地区施行隔离。从 2004 年至今，无 SARS 病例报道。然而，尚不知 SARS 病例的消失是由于控制措施的实施还是 SARS 流行的季节性或未知的流行模式，以及 SARS 是否及何时会复燃。美国疾病控制和预防中心以及世界卫生组织建议对 SARS 潜在病例持续检测和评估。由于医疗工作者中频繁出现感染病例，卫生机构强制实施传染控制措施以防止 SARS 可疑病例通过空气、飞沫和接触感染他人。进入 SARS 病房的医疗人员需穿长袍、戴手套、佩戴护目镜和有过滤效果的口罩（如美国国家职业安全卫生研究所认证的 N95 型过滤口罩）。

目前已经研制出一些针对动物冠状病毒的疫苗，尚没有针对人类冠状病毒的疫苗。SARS-CoV 的出现促进 SARS 疫苗的发展。

四、人呼吸道合胞病毒感染

（一）病原体

人呼吸道合胞病毒（HRSV）属副黏病毒科肺病毒属。含包膜的病毒直径为 150 ~ 300 nm。HRSV 由于体外扩增可以引起邻近细胞融合成多核合胞体而得名。其单链 RNA 基因可以编码 11 种病毒特异性蛋白。病毒 RNA 位于一个螺旋形的核衣壳内，周围环绕一层脂质包膜，包膜上有两种糖蛋白：G 蛋白是病毒黏附细胞的结合位点，F（融合）蛋白可以融合宿主细胞膜和病毒包膜以帮助病毒进入细胞内。HRSV 只有一种抗原型，分为两种亚组（A 和 B），每个亚组有多个亚型。抗原的多样性是由 G 蛋白的差异决定的，F 蛋白高度保守。两种抗原亚组可以在暴发时同时循环流行，经典的流行模式是一个亚组主导 1 ~2 年的交替流行。

（二）流行病学

HRSV 是年幼儿童主要的呼吸道病原体，以及婴儿下呼吸道疾病的首要病因。HRSV 感染每年在世界范围内流行，多发生在秋冬季或春季，持续 5 个月，夏季罕见。HRSV 感染在 1 ~6 个月婴儿发病率最高，2 ~3 个月达高峰。HRSV 感染率在易感婴幼儿格外高，在日托中心的易感婴儿中高达 100%。到 2 岁时，几乎所有儿童都感染过 HRSV。婴幼儿中，20%~25% 因肺炎住院以及高达 75% 的细支气管炎病例都是由于 HRSV 感染引起。据估计 50% 以上的高危患儿在流行中感染 HRSV。

HRSV 复燃在年长儿童和成人频发，疾病程度比婴幼儿轻。成人感染 HRSV 通常表现感冒样症状。老年人（通常居住疗养院）和免疫缺陷或接受免疫抑制治疗患者（包括干细胞移植和器官移植受者）可以发生严重下呼吸道疾病和肺炎。HRSV 也是重要的院内感染病原体，暴发时可以感染儿科患者及 25%~50% 的儿科病房工作人员。此外，HRSV 可以在家庭中传播，一旦被引入家庭后，高达 40% 的年幼成员可以被感染。

HRSV 主要通过与传染者手或污染物密切接触，自我接种至结膜或者前鼻孔而传播。病毒也可以通过咳嗽或者打喷嚏产生的大颗粒气溶胶传播，小颗粒气溶胶传播效率低。HRSV 潜伏期为 4 ~6 天，儿童病毒排出时间超过 2 周，成人排毒时间较短。免疫抑制患者的排毒时间可以持续数周。

（三）发病机制

轻度 HRSV 感染的组织病理学改变尚不清楚。严重的细支气管炎或肺炎以支气管上皮坏死和淋巴细胞及单核细胞支气管旁浸润为特征，可见肺泡间隔增厚和肺泡腔充满液体。HRSV 引起的保护性免疫尚未完全阐明。由于 HRSV 复燃频繁且常引起发病，病毒感染之后的免疫力显然是不完整也不持久的。然而，多次复燃的累及效应可以延缓病毒再次感染，提供暂时的保护。研究显示，志愿者鼻 IgA 抗体保护力较血清抗体更强。然而，有研究表明，婴儿从母体获得的抗体可以保护下呼吸道免受感染，但即使从母体获得中等水平抗体的婴儿也可以发生严重感染。对病情较重的免疫抑制患者的观察和实验动物模型的研究显示细胞介导的免疫反应是宿主抗 HRSV 的重要机制，其中Ⅰ类主要组织相容性抗原限制性细胞毒性 T 细胞的作用尤为重要。

（四）临床表现

HRSV 感染可以引起多种呼吸系统疾病。在婴儿，25%~40% 的病毒感染可以引起下呼吸道疾病，包括肺炎、细支气管炎和气管支气管炎。患儿通常以鼻涕、低热、轻度全身症状起病，伴发咳嗽和喘息，大部分患儿 1~2 周逐渐恢复。更严重的患儿发生呼吸急促、呼吸困难，出现缺氧、发绀甚至呼吸暂停。体检可闻及弥漫性喘鸣音、干啰音和湿啰音。X 线胸片显示肺过度膨胀、支气管周围增厚和多种形态的浸润影（包括弥漫性间质浸润和节段或大叶性肺实变）。早产儿和有先天性心脏病、支气管肺发育不良、肾病综合征或免疫抑制的患儿病情较重。研究显示先天性心脏病的患儿发生 HRSV 肺炎的病死率为 37%。

成人感染 HRSV 的常见症状近似感冒，包括鼻涕、咽喉痛和咳嗽，有时伴发全身症状，例如倦怠、头痛和发热等。HRSV 可以引起伴发热的下呼吸道疾病，包括在老年人（尤其是居住在疗养院者）中引起重症肺炎，其影响可以与流感匹敌。HRSV 肺炎是肝细胞移植和器官移植受者发病和死亡的重要病因，这类人群的病死率达 20%~80%。HRSV 感染还可以引起鼻窦炎、中耳炎和慢性阻塞性及反应性气道疾病的加重。

（五）实验室检查和诊断

HRSV 的疑诊可以基于流行病学特点，即 HRSV 社区暴发时婴儿中的严重病例。年长儿童和成人的感染与其他呼吸道病毒引起的感染无法区分。检测呼吸道分泌物中的 HRSV 是特异性诊断，例如痰、咽拭子或者鼻咽冲洗液。病毒可以从组织培养中分离出来，但此方法已被快速病毒检测技术所取代，多采用免疫荧光或 ELISA 方法检测鼻咽冲洗液、抽吸物和鼻咽拭子，后者效果略差，这类检查在儿童中的灵敏度和特异度达 80%~95%，成人中敏感性较差。RT-PCR 检测的灵敏度和特异度更高，尤其在成人中。血清学诊断可以经 ELISA 或中和反应或补体结合试验对比急性期和恢复期血清抗体，在年长儿童和成人中效果较好，对 4 个月以下儿童敏感性差。

（六）治疗

HRSV 引起的上呼吸道感染的治疗与其他病毒感染相似，以缓解症状为主。下呼吸道感染主要是按需给予呼吸治疗，包括湿化、清除分泌物、氧疗和抗支气管痉挛。严重缺氧患者，可以行气管插管及辅助通气。在对接受利巴韦林喷雾剂（一种在体外抗 HRSV 有效的核苷类似物）治疗的婴儿中研究发现，其对治疗下呼吸道感染有一定的效果，包括改善血气。美国儿科学会建议病情严重或有合并症高危风险的患儿，包括早产儿，合并支气管肺发育不良、先天性心脏病或免疫抑制的患儿，可以考虑使用利巴韦林喷雾剂。利巴韦林对患 HRSV 肺炎的年长儿童、成人以及免疫抑制患者的疗效尚不明确。应用标准免疫球蛋白、高滴度抗 HRSV 抗体（RSVIg）或者人鼠嵌合单克隆抗 HRSV IgG 抗体（帕利珠单抗）治疗 HRSV 肺炎患者均不能获益。利巴韦林喷雾剂和帕利珠单抗联合应用于患 HRSV 肺炎的免疫抑制患者的疗效仍在评估中。

（七）预防

2 岁以下早产儿或患支气管肺发育不良、先天性心脏病或免疫抑制的患儿建议每月使用 RSVIg 或帕利珠单抗预防 HRSV 感染。HRSV 疫苗的发展受到极大的关注。灭活的全病毒疫苗效果不佳，有研究显示可以引起婴儿患病。其他方法包括 HRSV 纯化的 F 和 G 表面糖蛋白的免疫或使用稳定的活减毒疫苗。在传染率较高的儿科病房，采用防护手和结膜的方式对减少病毒传播有效。

五、人类偏肺病毒感染

（一）病原体

人类偏肺病毒（HMPV）是一类呼吸道病原体，属副黏病毒科偏肺病毒属。其基因组和形态学与禽偏肺病毒相近，后者是公认的火鸡呼吸道病原体。HMPV 颗粒可以是球形、丝状或多形性，其直径为 150~600 nm。病毒颗粒表面有 15 nm 的突起，与其他副黏病毒科病毒相似。单链 RNA 基因编码 9 种蛋白，除了缺失非结构蛋白，其他与 HRSV 一致。HMPV 只有一种抗原型，有两个密切相关的基因型（A 和 B），每种分为 2 个亚型，共 4 种亚型。

（二）流行病学

HMPV 感染分布于全球，冬季高发，发生在生命早期，因此几乎所有的 5 岁儿童血清抗体呈阳性。HMPV 可以感染年龄较大人群（包括老年人）和免疫缺陷及免疫抑制者。1%~5% 儿童的上呼吸道感染和 10%~15% 儿童需住院的呼吸道疾病是由 HMPV 引起的。此外，2%~4% 的非卧床成年和老年患者的急性呼吸道疾病是由 HMPV 感染引起。一些 SARS 病例中可以检测到 HMPV，但是 HMPV 的作用尚未可知。

（三）临床表现

HMPV 相关的疾病与 HRSV 相似，包括上呼吸道和下呼吸道疾病，例如细支气管炎、格鲁布性喉头炎和肺炎。HMPV 复燃在年长的儿童和成人中常见，可以表现为亚临床症状或普通感冒症状或偶发肺炎，后者主要发生在老年患者和有心肺基础疾病的患者。严重的 HMPV 感染见于免疫功能不全患者，包括肿瘤和造血干细胞移植受者。

（四）诊断

HMPV 可以通过免疫荧光、PCR 或者恒河猴肾细胞（LLC-MK2）组织培养在鼻吸入物和呼吸道分泌物中检测。血清学检查可以通过对 HMPV 感染组织裂解液行 ELISA 方法检测抗原。

（五）治疗

HMPV 感染主要采用对症支持治疗。利巴韦林在体外抗 HMPV 有效，但体内效果尚不确定。

（六）预防

早期应用 HMPV 疫苗。

六、副流感病毒感染

（一）病原体

副流感病毒属副黏病毒科（呼吸道病毒属和德国麻疹病毒属）。副流感病毒是有包膜的单链 RNA 病毒，直径为 150~200 nm。病毒包膜镶嵌两种糖蛋白刺突：一种有具血凝素和神经氨酸酶活性，另一种有促膜融合作用。病毒 RNA 包在螺旋形的核衣壳内，编码 6 种结构蛋白和几种辅助蛋白。副流感病毒的所有 5 种血清型（1、2、3、4A 和 4B）与副黏病毒科家族其他成员（包括腮腺炎病毒和新城病毒）共享某些抗原。

（二）流行病学

副流感病毒全球普遍，4A 和 4B 血清型感染较少见，可能与其较难在组织培养中生长有关。幼儿期可以感染副流感病毒，到 5 岁时大部分儿童可检出 1、2、3 血清型抗体。1 型和 2 型在秋季流行，常交替进行。3 型每年引起春季流行，但可以全年检出。

副流感病毒感染引起呼吸系统疾病受地域和年份的影响。在美国，4.3%~22% 的儿童呼吸系统疾病由副流感病毒感染引起。不到 10% 的成人呼吸系统疾病由副流感病毒感染引起，且程度较轻。副流感病毒在儿童中作用显著，在下呼吸道疾病病因中排名第二，仅次于 HRSV。1 型副流感病毒是儿童格鲁布性喉头炎（喉气管支气管炎）的最常见原因，而 2 型可引起相似的较轻疾病。3 型是婴儿细支气管炎和肺炎的重要病因，4A 和 4B 相关的疾病通常较轻。与 1 型和 2 型不同，3 型通常在生命的第一个月就引起疾病，此时来自母体的抗体还在。副流感病毒通过受感染的呼吸道分泌物传播，主要是人与人的接触和（或）大颗粒飞沫。实验性感染的潜伏期为 3~6 天，可能比自然感染的儿童潜伏期短。

（三）发病机制

副流感病毒的免疫反应尚未完全阐明，研究显示，1 型和 2 型的免疫反应是通过呼吸道局部 IgA 抗体介导的。被动获得的血清抗体也对抗 1 型、2 型和 3 型（程度较小）病毒感染起一定的保护作用。实验性动物模型和免疫抑制患者的研究显示 T 细胞介导的免疫反应可能在副流感病毒感染中起重要作用。

（四）临床表现

副流感病毒感染多见于儿童，50%～80% 的 1 型、2 型和 3 型的首次感染引起急性发热性疾病。患儿表现为鼻炎、咽喉痛、声音嘶哑和咳嗽（可以是或不是格鲁布性喉头炎）。发生严重格鲁布性喉头炎时出现持续性发热，伴有日趋加重的鼻炎和喉咙痛。刺耳或犬吠样咳嗽可以进展为喘鸣。大部分患儿在接下来的 1～2 天恢复，有时可发生进行性气道阻塞和缺氧。发生细支气管炎和肺炎时，可以出现进行性加重的咳嗽并伴有喘息、呼吸急促和肋间隙凹陷，痰液分泌轻度增加。体检发现鼻咽部有分泌物和口咽充血，伴有干啰音、喘鸣音或湿啰音。X 线胸片表现为气体滞留，有时可见间质性浸润。

年长儿童和成人感染副流感病毒程度较轻，通常表现为感冒样症状，或声音嘶哑，伴或不伴咳嗽。病毒较少侵犯下呼吸道，但有报道成人可患气管、支气管炎。儿童和严重免疫抑制的成人（包括造血干细胞和器官移植受者）可发生严重、持久甚至致死性副流感病毒感染。

（五）实验室检查和诊断

只依据副流感病毒的临床症状不足以下诊断，年幼儿童发生格鲁布性喉头炎除外。在呼吸道分泌物、咽拭子或鼻咽冲洗液检出病毒是特异性诊断方法。组织培养病毒可以通过红细胞凝集反应和细胞病变效应检测。快速病毒诊断可以通过免疫荧光或 ELISA 方法检测呼吸道脱落细胞的副流感病毒抗原，此方法比组织培养敏感性差。PCR 方法灵敏度和特异度高。血清学诊断可以通过红细胞凝集抑制、补体结合试验或中和反应等方法检测急性期和恢复期血清。由于副流感病毒血清型之间频发异型反应，仅凭血清学检测无法明确引起疾病的血清型。

格鲁布性喉头炎需与 B 型流血嗜血杆菌引起的急性会厌炎相鉴别。在流感流行中，A 型流感病毒也是格鲁布性喉头炎的常见病原体。

（六）治疗

上呼吸道感染副流感病毒可按其他上呼吸道疾病处理方法行对症治疗。发生鼻窦炎、中耳炎或细菌性支气管炎等合并症，可适当给予抗生素治疗。轻度格鲁布性喉头炎患者需卧床休息，湿化空气。严重患者需住院治疗，密切观察可能出现的呼吸窘迫。患者发生急性呼吸窘迫，需行氧疗及间断给予消旋肾上腺素。吸入性和全身性糖皮质激素治疗有效，后者效果更显著。利巴韦林体外抗副流感病毒有效，病例报告显示也具有临床疗效，对免疫抑制患者效果更为明显，但迄今尚无特异的抗病毒治疗方法。

（七）预防

副流感病毒的疫苗正在研制中。

七、腺病毒感染

（一）病原体

腺病毒是一种复杂的 DNA 病毒，直径为 70～80 nm。人腺病毒属哺乳动物腺病毒属，现有 51 个血清型。腺病毒具有二十面体的特征性形态结构，由 20 个等边三角形和 12 个顶点组成。衣壳由含组特异性和型特异性抗原的六邻体亚单位和每个顶点含组特异性抗原的五邻体亚单位组成。每个五邻体伸出一根末端有顶球的纤维，后者含有型特异性和组特异性抗原。根据基因同源性和其他特性将人腺病毒分为 6 个亚组（A～F）。病毒基因组为线状双链 DNA，编码结构和非结构多肽。腺病毒的扩增导致细胞裂解或潜伏性感染（主要感染淋巴细胞）。某些腺病毒亚型可以引起癌变，啮齿类动物可见肿瘤形成。然而，目前大量研究显示腺病毒与人类肿瘤无关。

（二）流行病学

腺病毒感染常见于婴幼儿。感染可全年发生，秋季到春季常见。约10%的儿童急性呼吸道感染由腺病毒引起，而在成人低于2%。几乎100%的成人血清可检测多种血清型抗体，说明儿童时期腺病毒感染的普遍性。1、2、3和5型病毒是最常见的儿童分离株。某些血清型（尤其是4和7型及3、14和21型）与冬春季入伍新兵急性呼吸系统疾病暴发有关。腺病毒感染可以通过气溶胶吸入、自我接种至结膜和粪-口途径传播。病毒感染后机体产生型特异性抗体，虽然是不完全性抗体，但可以抵抗同型病毒的感染。

（三）临床表现

儿童感染腺病毒可有多种临床症状。最常见的是上呼吸道感染，伴严重的鼻窦炎。有时可发生下呼吸道疾病，包括细支气管炎和肺炎。腺病毒（尤其是3和7型）可以引起咽结膜热，一种典型的儿童急性发热性疾病，最常见于夏令营中。特征性表现为双侧球结膜和睑结膜的滤泡样改变。发病后3~5天出现低热、鼻窦炎、咽喉痛和颈部淋巴结肿大，疾病常持续1~2周自行缓解。腺病毒感染可以引起发热性咽炎，不伴结膜炎。百日咳病例中可分离出腺病毒，其作用未知。

成人感染腺病毒最常见的是4型和7型病毒在入伍新兵中引起的急性呼吸道疾病。疾病以明显的喉咙痛和渐进性发热为特征，体温在起病后2~3天可高达39 ℃。患者持续咳嗽，常出现鼻炎和局部淋巴结肿大。体检表现咽部充血水肿、扁桃体肿大，可出现轻微溢脓。患者出现肺炎时，听诊和X线胸片可以提示斑片状浸润影。

腺病毒感染可以引起多种非呼吸系统疾病，包括40型和41型在幼儿中引起的急性腹泻及11型和21型引起的出血性膀胱炎。流行性角膜结膜炎（多由8型、9型和37型腺病毒引起）常通过眼药水和擦手毛巾等污染源传播。免疫抑制患者（包括造血干细胞和器官移植受者）感染腺病毒可以出现播散性疾病和肺炎。造血干细胞移植受者常发生肺炎、肝炎、肾炎、结肠炎、脑炎和出血性膀胱炎。在器官移植受者，腺病毒常侵犯移植的器官，例如肝移植受者发生肝炎，肾移植受者发生肾炎，有时也可播散到其他器官。AIDS患者可感染多种血清型腺病毒，并能出现抗原性介于中间的杂合型，尤其是$CD4^+$ T细胞较低患者，然而腺病毒感染与疾病症状之间的关联尚不清楚。在“特发性”心肌病患者的心肌细胞中可以检测出腺病毒核酸，其中某些病例中的腺病毒可能是病原体。

（四）实验室检查和诊断

入伍新兵发生急性呼吸系统疾病和特征性疾病流行时出现某些特定的临床症状（如咽结膜热或流行性角膜结膜炎）可以疑诊腺病毒感染。然而，大部分腺病毒感染无法与其他呼吸道病毒感染和支原体肺炎等相鉴别。腺病毒感染需要通过组织培养和特异性的免疫荧光和其他免疫技术确诊。快速病毒诊断方法常采用免疫荧光和ELISA方法检测鼻咽分泌物、结膜或呼吸道分泌物、尿液或粪便。PCR检测和核酸杂交方法灵敏度和特异度高。可以引起儿童腹泻的40型和41型需要特殊组织培养细胞以分离，其血清型常通过ELISA方法检测粪便获得。血清抗体的升高可以采用补体结合和中和反应、ELISA、放射免疫分析或红细胞凝集抑制试验检测。

（五）治疗

腺病毒感染目前只能采用对症支持治疗，抗病毒治疗无效。利巴韦林和西多福韦在体外对某些腺病毒有效。回顾性研究和病例报道中有将这些药物应用于播散性腺病毒感染，目前尚无来自对照研究的确定有效性的数据。

（六）预防

目前已有针对4型和7型腺病毒的活疫苗，在入伍新兵中用来控制疾病。这种疫苗由包裹在肠溶胶囊中的减毒活病毒组成。4型和7型腺病毒感染胃肠道不会引起疾病，反而产生局部和全身抗体，保护下呼吸道免受同型病毒感染。自1999年此种疫苗问世后，在入伍新兵中4型和7型腺病毒再次引起急性呼吸道疾病的暴发，因此，4型和7型腺病毒疫苗的重新研发迫在眉睫。腺病毒还可以作为疫苗抗原和基因治疗的活病毒载体。

第二节 流行性感冒

流行性感冒是一种由流感病毒引起的急性呼吸道疾病。这种疾病可侵犯上呼吸道和（或）下呼吸道，常伴发热、头痛、肌痛和乏力等全身症状和体征。几乎每年暴发一次，变异率高、病情重，患病率高，在高危人群中其死亡率显著增加，多死于肺部并发症。

一、病原体

流感病毒属于正黏病毒科，根据其核蛋白（NP）和基质（M）蛋白的抗原性不同，可将流感病毒分为A、B、C三型。根据病毒表面的血凝素（H）和神经氨酸酶（N）的抗原性差异可将A型流感病毒分为不同的亚型。流感毒株是按照分离地区、毒株编号、分离的年代以及H和N亚型进行命名，例如A型流感病毒/加利福尼亚/07/2009（H_1N_1）。A型流感病毒有16种H亚型和9种N亚型，其中H_1、H_2、H_3、N_1、N_2与人类流感有关。B型和C型流感病毒采用相似的方式命名，但是不包含H和N亚型的命名，因为B型流感病毒的变异性较小，而C型流感病毒一般不发生变异。

A型和B型流感病毒是人类流感的主要病原体，也是研究最广泛的正黏病毒。两型流感病毒形态相似，为形状不规则的球形颗粒，直径为80～120 nm，表面有一层脂质包膜，由血凝素H和神经氨酸酶N构成（图3-1）。血凝素是病毒颗粒与细胞膜唾液酸受体结合的作用位点，而神经氨酸酶负责解离唾液酸受体，将病毒从已开始复制的感染细胞中释放。流感病毒通过受体介导的内吞作用进入细胞，形成核内体。血凝素介导核内体膜和病毒包膜的融合，病毒核蛋白进入胞质。H抗原的免疫反应是防止病毒侵入宿主细胞的主要决定因素，而N抗原的免疫反应限制了病毒的传播和感染。此外，A型流感病毒的脂质包膜包含M蛋白M_1和M_2，与脂质包膜的稳定性和病毒装配有关。此型病毒颗粒还包括与病毒基因组有关的核蛋白（NP）和参与RNA转录合成的3种聚合酶（P）蛋白。两种非结构蛋白（NS）：NS_1对干扰素有拮抗作用并调控转录后蛋白合成；NS_2控制核输出，又名核输出蛋白（NEP）。

A型和B型流感病毒基因组包含8条单链RNA片段，编码结构和非结构蛋白。由于基因节段性特点，基因重排率很高，且常发生于一种以上A型流感病毒混合感染的细胞。

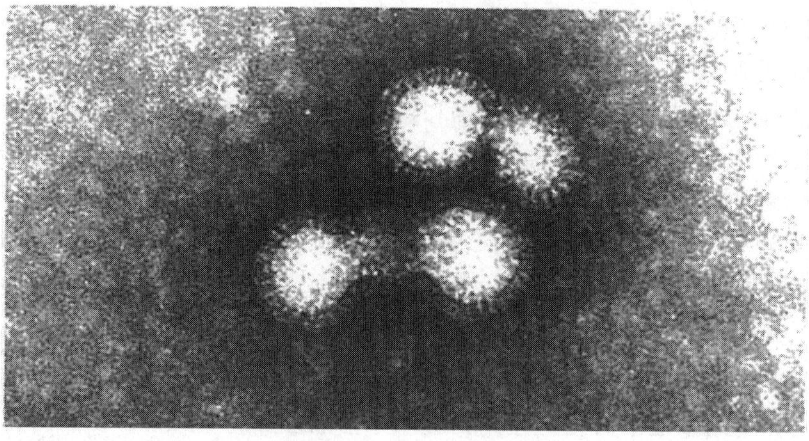

图3-1 A型流感病毒的电镜显微照片（×40 000）

二、流行病学

全球每年都有流感暴发，范围和严重程度差异大。局部地区流行间期不同，通常为1～3年。全球流感大流行的发生频率远低于大流行间期的流感暴发（表3-2）。最近发生的大流行是2009年3月发生的A型H_1N_1流感，在短短的几个月内迅速蔓延至全球。

表 3-2 引起大流行或流感暴发的 A 型流感病毒亚型

年份	亚型	暴发程度
1889～1890	H_2N_8[a]	严重大流行
1900～1903	H_3N_8[a]	适度大流行
1918～1919	H_1N_1[b]（原名 $H_{SW}N_1$）	严重大流行
1933～1935	H_1N_1[b]（原名 H_0N_1）	轻微流行
1946～1947	H_1N_1	轻微流行
1957～1958	H_2N_2	严重大流行
1968～1969	H_3N_2	适度大流行
1977～1978[c]	H_1N_1	轻微流行
2009～2010[d]	H_1N_1	流行

注：a 通过对在世当事人的回顾性血清学调查测得（“血清考古学”）。

b 血凝素曾经称作 H_{SW}，H_0 现已归类为 H_1 的变异体。

c 从这个时期到 2008—2009 年，H_1N_1 和 H_3N_2 病毒交替循环或同时出现。

d 新型 A/H_1N_1 流感病毒的出现导致这次流感大流行。

（一）A 型流感病毒

1. 抗原变异性和流感流行及暴发

范围最广、最严重的流感是由 A 型流感病毒引起的，部分是由于 H 和 N 抗原很强的周期性变异性。抗原性转变是指抗原发生大幅度变异，只见于 A 型流感病毒，可能与流感大流行有关。小幅度变异称为抗原性漂移。抗原性转变可以仅是血凝素抗原变异也可以是血凝素和神经氨酸酶抗原同时发生变异。一次包含血凝素和神经氨酸酶变异的抗原性转变发生在 1957 年，A 型流感病毒亚型从 H_1N_1 转变为 H_2N_2，这次转变导致了世界性大流行，仅在美国就引起 7 万人死亡（较不发生流感的死亡预计值增加的额外死亡人数）。1968 年，只涉及血凝素变异的抗原性漂移（H_2N_2 转变为 H_3N_2）引起流感流行，其严重程度远小于 1957 年。1977 年，H_1N_1 病毒出现，主要感染 1957 年以后出生的年轻人。如表 3-2 所示，H_1N_1 病毒在 1918～1956 年循环出现，因此，1957 年以前出生的人可能具有对 H_1N_1 的一定程度的免疫力。2009～2010 年 A/H_1N_1 病毒引起大流行，虽然 1/3 在 1950 年以前出生的老年人对此病毒有某种程度的免疫力，但大部分人无此种免疫保护。

在大部分的 A 型流感病毒流行中，一次只有一种亚型循环。然而，自 1977 年 H_1N_1 和 H_3N_2 同时循环，导致不同严重程度的流行。在一些流行中，B 型流感病毒可以和 A 型流感病毒同时循环存在。2009～2010 年，几乎只有 A/H_1N_1 病毒发生感染循环。

2. A 型禽流感病毒

1997 年，中国香港发生大规模禽流感，人类感染的 A 型 H_5N_1 禽流感病毒被首次分离出来。从那时到 2010 年 2 月，在亚洲和中东地区报道 478 例人感染禽流感病例。几乎所有的病人都接触过受感染的家禽。至今未发现该病毒造成人与人之间的有效传播。该病毒感染的死亡率很高（60%），临床表现不同于流感的典型症状（见后文）。A 型 H_7N_7 禽流感病毒可以直接从家禽传播到人类宿主，主要导致结膜炎和一些呼吸道疾病。在中国香港儿童中出现 A 型 H_9N_2 禽流感病毒的流行，主要引起轻度呼吸道疾病。由于缺乏对 H_5、H_7、H_9 的广泛免疫力，家禽到人的传播可能导致大流行毒株的出现，始终令人担忧。

流行的 A 型流感病毒株的起源部分可以通过分子病毒技术明确。1957 年和 1968 年的毒株来自人类和禽类流感病毒新型表面糖蛋白（H_2N_2，H_3）的基因重排。2009～2010 年流行的 A 型 H_1N_1 病毒是来自在北美和欧亚大陆循环的猪流感病毒、禽流感病毒和人流感病毒的四源基因重排。近代最严重的一次流感暴发（1918～1919 年）是由 A 型 H_1N_1 病毒引起，提示禽流感病毒逐渐适应变异，具有感染人类的能力。

3. 大流行和大流行间期A型流感特点

大流行A型流感的影响最显著。然而，大流行间期流感的发病率和死亡率也很高，虽然持续时间长。在美国，1976～1990年每个流感季节至少有19 000人额外死亡，1990～1999年季节性流感造成36 000人死亡，1979～2001年平均每年有226 000人因流感住院。

循环流行的A型流感病毒发生H抗原的抗原性漂移，源自编码血凝素的RNA片段的点突变，最常发生于5个高突变区。高流行性毒株（即具有大规模流行潜力的毒株）表现为血凝素分子中至少2个主要抗原位点的氨基酸突变。由于两个点突变同时发生的可能性小，抗原性漂移可能是由于在人与人之间传播的过程中连续发生的点突变引起的。从1977年开始的H_1N_1病毒和1968年开始的H_3N_2病毒，它们的抗原性漂移几乎每年发生。

大流行间期，A型流感通常突然暴发，2～3周达高峰，持续2～3个月，症状迅速消退。相反，流感大流行可能在几个地区快速扩散，感染率高，无季节性，在大流行前后出现多个小流行。大流行间期流感的首发迹象是因发热性呼吸系统疾病求医的儿童数量增加。随后成人中流感样疾病的患病率增加，最后因为肺炎、充血性心力衰竭恶化和慢性肺部疾病加重的患者住院率增加。此期间旷工率和旷课率也有所上升。肺炎和流感引起的死亡人数增加在流感暴发中是一个远期观察。大流行间期流感的患病率差异较大，但普遍在总人口的10%～20%范围内。

大流行流感可以全年发生，但大流行间期，在北半球和南半球的温带地区，流感几乎只发生在冬季。在这些地区，其他季节很难检测到A型流感病毒，即使血清抗体效价提高，甚至在温暖的季节暴发流感。然而，流感病毒感染在热带地区全年发生。温带地区A型流感病毒在暴发间期的存在情况目前尚不清楚。可能的解释是病毒在全球范围内通过人与人之间的传播生存，大样本研究支持流行间期病毒的低水平传播。另一种解释是人类病毒可以在动物宿主体内生存。目前，尚没有支持任何一种观点的有力证据。现代社会，交通的便利可能有利于病毒在世界各地的传播。

引起A型流感病毒流行发生和终止的因素尚未完全阐明。流感流行范围和严重程度的主要决定因素是易感人群的免疫水平。一种新型抗原的流感病毒出现在免疫力低或没有免疫力的人群中，可能导致大规模流行的暴发。如果全球范围内人群缺乏此种免疫力，可能引起全球范围的流感大流行。这种大流行浪潮可以持续数年，直至人群的免疫力达到一个较高水平。在流感大流行之后的几年，即使人类对早期循环毒株产生较高免疫力，由于病毒的抗原性漂移，仍然导致不同程度的流感暴发，这种情况一直持续，直至另一种新型抗原毒株出现为止。另外，虽然庞大的人群持续易感，流感流行终将终止。研究发现，某些A型流感病毒可能本身毒性弱，即使在未接触过该抗原的人群，其毒性也比其他亚型致病力低。这种情况下，已存在的免疫力水平之外的某些未明确因素在流感流行中发挥了重要作用。

（二）B型和C型流感病毒

B型流感病毒引起的流感流行较A型范围小，且疾病严重程度较轻，其原因在于B型流感病毒的血凝素和神经氨酸酶的变异频率和幅度较小。B型流感病毒流行常发生在学校和军营，在老年人居住场所也时有发生。B型流感病毒感染的最严重并发症是瑞氏综合征。

与A型和B型流感病毒不同，C型流感病毒较少引起人类疾病。C型流感患者表现普通感冒样症状，偶发下呼吸道疾病。此种病毒的血清抗体的广泛检出表明隐性感染很常见。

（三）流感相关发病率和病死率

流感的发病率和病死率依然相当高。死于流感的患者大多数伴有发生流感并发症的高危因素（表3-3）。在1973～2004年的流感流行中，伴有高风险医疗条件的成人和儿童的年住院率超过往年（40～1 900）/10万人的范围。最危险的因素是慢性心肺疾病以及高龄。在慢性代谢性疾病、慢性肾病或某些免疫抑制患者中，其病死率虽然低于慢性心肺疾病患者，但也居高不下。在2009～2010年大流行中，罹患严重疾病的风险在出生到4岁的幼儿和妊娠妇女中增加。流感的总人群发病率非常高。据估计，在美国，大流行间期流感暴发导致每年的经济损失超过870亿美元。患病率在15%～35%内的流感大流行引起的经济损失达897亿～2 094亿美元。

表 3-3　发生流感并发症的高危人群

出生至 4 岁的儿童
孕妇
年龄≥65 的老年人
长期应用阿司匹林，易患瑞氏综合征的儿童和青少年（6 个月至 18 岁）
伴有慢性心肺疾病（包括哮喘）的成人和儿童
伴有慢性代谢性疾病（包括糖尿病）、肾功能不全、血红蛋白病或免疫功能缺陷（包括药物或 HIV 引起的免疫功能缺陷）的成人和儿童
伴有任何危害呼吸功能或呼吸道分泌或增加误吸风险疾病的成人和儿童
住在疗养院和其他慢性病治疗机构的慢性基础疾病的任何年龄人群

三、发病机制和免疫应答

来源于急性感染患者呼吸道分泌物的病毒颗粒首先感染呼吸道上皮。病毒可以通过咳嗽及打喷嚏产生的气溶胶、手与手的接触、其他的接触方式甚至污染物等传播。研究表明通过小颗粒气溶胶（颗粒直径 <10 μm）传播的病毒感染比大颗粒效率更高。最初，病毒感染纤毛柱状上皮细胞，也侵犯其他呼吸道细胞包括肺泡细胞、黏液腺细胞和巨噬细胞。在感染后 4～6 小时病毒在细胞中复制，随后从细胞中释放感染邻近细胞。通过这种方式，病毒在几个小时之内迅速蔓延至大量的呼吸道细胞。在实验诱导的流感病毒感染中，培养时间长达 18～72 小时，与病毒培养基的大小有关。组织病理学显示受感染的纤毛细胞出现退行性变，包括颗粒化、空泡形成、肿胀和细胞核固缩，这些细胞最终坏死脱落，部分柱状上皮细胞被扁平细胞和鳞状上皮替代。疾病的严重程度与分泌物中病毒的含量有关，病毒本身复制能力也是发病机制中一个重要影响因素。虽然流感通常伴随全身症状和体征，例如发热、头痛和肌痛，但是病毒很少在肺外组织（包括血液）中检出。研究表明流感全身症状与气道分泌物和血液中病毒诱导的某些细胞因子有关，尤其是肿瘤坏死因子 α、干扰素 α、白介素 6 和白介素 8。

流感病毒刺激宿主产生的免疫反应包括体液抗体、局部抗体、细胞免疫、干扰素和其他宿主防御的复杂的相互作用。病毒感染第 2 周，可以通过一系列实验技术检测血清抗体：红细胞凝集抑制试验（HI）、补体结合（CF）、中和反应、酶联免疫吸附试验（ELISA）、抗神经氨酸酶抗体试验。血凝素抗体是免疫反应中最重要的介质，红细胞凝集抑制滴度≥40 与免疫保护有关。呼吸道分泌的抗体主要是 IgA 类抗体，发挥重要的免疫保护作用，其中和滴度≥4 提示机体有免疫力。细胞介导的免疫反应（包括抗原特异性和抗原非特异性）可以在感染早期检测，且取决于宿主感染前的免疫状态。细胞免疫反应包括 T 细胞增殖、T 细胞毒性和自然杀伤细胞活性。$CD8^+$ 人类白细胞抗原限制性细胞毒 T 淋巴细胞（CTLs）是针对内部蛋白（NP、M 和 P）的保守区域和表面蛋白 H、N。干扰素可以在病毒开始排出之后在呼吸道分泌物中检出，干扰素滴度的升高与病毒排出减少有关。

影响停止病毒排出和流感终止的宿主防御因素尚不清楚。病毒排出通常在首发症状出现的 2～5 天后终止，此时常规的实验技术通常无法检出血清和局部抗体（采用高敏感技术可能检出升高的抗体，尤其是在曾获得此种病毒免疫力的患者）。研究发现干扰素、细胞介导的免疫反应和（或）非特异性炎症反应都与流感终止相关。其中，细胞毒性 T 淋巴细胞可能尤其重要。

四、临床表现

流感发病初期，迅速出现全身症状，如头痛、发热、寒战、肌痛、精神萎靡等，经常伴随咳嗽和咽喉痛等呼吸道症状。大多数患者发病急骤，可以清楚回忆起发病的确切时间。临床表现的严重程度差异较大，可以表现为轻度、无发热的普通感冒样症状，或缓慢发生或者骤发，也可以表现为严重虚脱，伴较少的呼吸系统症状及体征。大部分患者以发热就诊，体温高达 38～41 ℃。通常情况下，在发病后的 24 小时内，体温迅速升高，在之后的 2～3 天缓慢降至正常，偶尔发热可以持续 1 周。患者感发热和畏寒，但很少出现寒战。全头痛或者额部头痛常给患者造成困扰。肌痛可以涉及身体的任何部位，最常见于腿部和腰骶部。患者可出现关节痛。

随着全身症状减轻，呼吸系统症状逐渐明显。很多患者表现为咽喉痛或连续性咳嗽，可持续 1 周以上，常伴随胸骨后不适。眼部症状和体征包括眼睛运动疼痛、畏光和烧灼感。

非复杂性流感的体检阳性结果通常较少。疾病的早期，患者表现为面色潮红，皮肤干热，有时表现为大量出汗和四肢出现斑点，老年患者尤其明显。虽然患者有严重的咽喉痛，咽部的检查结果可能很不明显，不过有些患者可以出现黏膜充血和后鼻道卡他。可触及颈部淋巴结轻度肿大，尤其是年轻患者。非复杂性流感患者的胸部检查结果大多数为阴性，不同流感流行中患者出现干啰音、喘息、散在湿啰音的频率差异较大。患者出现呼吸困难、呼吸深快、发绀、弥漫性湿啰音和肺实变体征表明合并肺部并发症。非复杂性流感患者可以出现轻度通气功能障碍和肺泡毛细血管弥散梯度增加，因此，亚临床肺部表现可能比认识到的更常见。

非复杂性流感的病程通常持续 2 ~ 5 天，大部分患者在 1 周内痊愈，但是咳嗽可能持续 1 ~ 2 周。极少数患者（尤其是老年人）的乏力或者倦怠症状可能持续数周，对期望迅速恢复正常活动水平的患者造成困扰。乏力的发病基础尚不清楚。肺功能异常可能持续数周。

五、并发症

流感并发症最常发生于65 岁以上或者伴发慢性疾病的患者，包括心肺疾病、糖尿病、血红蛋白病、肾功能不全、免疫抑制等。妊娠中晚期易出现流感并发症。5 岁以下儿童（尤其是婴儿）也是并发症发生的高危人群。

（一）肺部并发症

1. 肺炎

流感最常见的并发症是肺炎，包括原发性流感病毒性肺炎、继发性细菌性肺炎和病毒细菌混合感染性肺炎。

（1）原发性流感病毒性肺炎：原发性流感病毒性肺炎最少见却是最严重的肺部并发症。急性起病，表现为流感未得到控制反而进展，出现持续发热、呼吸困难，引起发绀，痰少，可出现痰中带血。疾病早期，较少出现阳性体征。随着疾病进展，可出现弥漫性湿啰音，X 线胸片显示弥漫性间质浸润，伴或不伴急性呼吸窘迫综合征。一些患者血气分析结果显示严重缺氧。呼吸道分泌物和肺实质可培养出高滴度病毒，尤其是样本取自疾病早期。原发性病毒性肺炎死亡病例的病理组织学显示肺泡间隔水肿和显著的炎症反应（淋巴细胞、巨噬细胞浸润，偶见浆细胞和不同数量的中性粒细胞）。肺泡毛细血管可见纤维蛋白血栓、坏死和出血。肺泡和肺泡导管可见嗜酸性透明膜形成。

原发性流感病毒性肺炎多见于心脏病患者，特别是二尖瓣狭窄患者，也有报道在健康年轻人和老年慢性肺部疾病患者中发生。在一些流感大流行（特别是1918 年和1957 年）中，妊娠增加了原发性流感病毒性肺炎的发病风险。随后的流感暴发导致妊娠妇女住院率显著增加，尤其是 2009 ~ 2010 年的流感大流行。

（2）继发性细菌性肺炎：继发性细菌性肺炎继发于急性流感。起病 2 ~ 3 天后，患者再次出现发热，伴随细菌性肺炎的临床症状和体征，包括咳嗽、咳脓痰、肺实变的体征和影像学表现。最常见的细菌病原体是肺炎链球菌、金黄色葡萄球菌和流感嗜血杆菌，这些病原体可以定植于鼻咽部，在支气管肺防御功能减退时引起感染。细菌病原体可以通过革兰染色和痰标本培养明确。继发性细菌性肺炎常见于慢性心肺疾病高危患者和老年人。继发性细菌性肺炎患者需及时给予抗生素治疗。

（3）病毒细菌混合感染性肺炎：病毒细菌混合感染性肺炎是流感最常见的肺部并发症。患者可表现为急性疾病缓慢进展，或者迅速缓解后症状加重，最终出现细菌性肺炎的临床表现。痰培养结果为 A 型流感病毒和之前描述的细菌病原体中的一种。斑片状浸润或者肺实变的区域可以通过体格检查和 X 线胸片检查明确。病毒细菌混合感染性肺炎的病变范围通常较原发性病毒性肺炎小，且细菌感染对敏感抗生素治疗有效。病毒细菌混合感染性肺炎常见于慢性心肺疾病患者。

2. 其他肺部并发症

其他与流感相关的肺部并发症包括慢性阻塞性肺疾病、慢性支气管炎和哮喘的加重。儿童流感可以表现为格鲁布性喉头炎。流感也会引起鼻窦炎和中耳炎，后者常见于儿童。

（二）肺外并发症

除了肺部并发症外，流感患者可以出现大量肺外并发症。其中，瑞氏综合征是儿童流感的严重并发症，与B型流感有关，与A型流感及水痘-带状疱疹病毒感染有一定的相关性。流行病学调查显示瑞氏综合征和先前病毒感染使用阿司匹林有关，随着全球警告儿童急性病毒性呼吸道感染慎用阿司匹林，瑞氏综合征的发病率显著降低。

肌炎、横纹肌溶解和肌红蛋白尿是流感的偶见并发症。虽然肌痛是流感的常见症状，但是肌炎少见。急性肌炎患者受感染肌肉有明显触痛，即使是轻微的压力（例如床单的碰触）也无法耐受，常见受累部位为腿，较严重病例可见肌肉的海绵样水肿。血清肌酸磷酸激酶和醛缩酶水平显著升高，肌红蛋白尿偶可发展为肾衰竭。文献报道受感染肌肉可检测到流感病毒，但流感相关肌炎的发病机制尚不清楚。

1918~1919年流感大流行病理组织学检查显示心肌炎和心包炎与流感相关，之后这类并发症的报道较少见。心脏病患者发生急性流感常出现心电图变化，多由于基础心脏病的加重而非流感病毒感染心肌所致。

流感相关的中枢神经系统疾病包括脑炎、横贯性脊髓炎和吉兰-巴雷综合征。流感病毒与这些中枢神经系统疾病之间的病因学关联尚不清楚。急性流感后金黄色葡萄球菌和A组链球菌感染可引起中毒性休克综合征。

除了以上描述的特定器官发生的并发症之外，老年人和高危患者发生流感后出现心血管、肺和肾功能的逐渐恶化，可引起不可逆的改变，最终导致死亡，增加A型流感相关的额外死亡率。

（三）禽流感并发症

A型H_5N_1流感病毒引起的流感可合并肺炎（发病率>50%）及肺外表现，例如腹泻和中枢神经系统症状。患者多死于多器官功能障碍，包括心力衰竭和肾衰竭。

六、实验室检查和诊断

流感急性期，可采集喉拭子、鼻咽拭子或含漱液、痰检出病毒。采用组织培养或鸡胚培养（较少见），在接种后48~72小时可以分离出病毒。最常见的实验室快速诊断方法是通过免疫学或酶技术检测病毒抗原。这类方法特异性尚可，敏感度随检查技术和拟检出病毒的种类不同而不同。一些快速检查可以鉴别A型和B型流感病毒，但是血凝素亚型的鉴别需借助特异亚型的免疫学技术。体外检测流感病毒灵敏度和特异度最好的检查是反转录聚合酶链反应（RT-PCR），由于其他快速抗原检测方法敏感性差，在2009~2010年A型H_1N_1流感病毒引起的大流行中，RT-PCR发挥了重要作用。血清学方法需要比较急性期和起病后10~14天的血清中抗体的滴度，主要用于回顾性诊断。通过红细胞凝集抑制或补体结合方法检测出抗体滴度升高4倍以上或ELISA方法检测有显著的升高可以诊断流感病毒急性感染。其他的实验室检查诊断价值不大。白细胞计数通常在疾病早期较低、之后正常或轻度升高。重度白细胞减少常见于严重的病毒或细菌感染，继发性细菌感染白细胞计数可>15 000/μL。

七、鉴别诊断

社区范围内的流感流行时，患者表现为典型发热性呼吸系统疾病时，临床诊断相对明确。未发生流感暴发时（即散在或孤立病例），流感与呼吸道病毒或肺炎支原体引发的急性呼吸系统疾病很难鉴别。严重的链球菌咽炎或细菌性肺炎早期可以表现为急性流感症状，但细菌性肺炎病程为非自限性，革兰染色检测痰液中的细菌病原体是细菌性肺炎的重要诊断方法。

八、治疗

治疗流感使用特异性抗病毒药物（表3-4）：A型和B型流感可以使用神经氨酸酶抑制药扎那米韦、奥司他韦和帕拉米韦；A型流感可以使用金刚烷胺类药物金刚烷胺和金刚烷乙胺。如果在起病后2天内起连续使用奥司他韦或扎那米韦5天可以将非复杂性流感的病程减少1～1.5天。扎那米韦可以加重哮喘患者的支气管痉挛。奥司他韦可以引起恶心、呕吐等不良反应，吃饭时服用可以降低不良反应发生频率。儿童服用奥司他韦还可以引起神经精神症状。帕拉米韦是一种可静脉使用的神经氨酸酶抑制药，目前处于临床试验阶段，是扎那米韦的静脉制剂。这些药物可以在美国食品及药物管理局应急探索性新药申请程序中找到。

表3-4 治疗和预防流感的抗病毒药物

抗病毒药物	年龄		
	儿童（≤12）	13～64	≥65
·奥司他韦			
治疗，A型和B型流感	1～12岁，剂量根据体重而定[a]	75 mg口服，1次/天	75 mg口服，1次/天
预防，A型和B型流感	1～12岁，剂量根据体重而定[b]	75 mg口服，1次/天	75 mg口服，1次/天
·扎那米韦			
治疗，A型和B型流感	7～12岁，10 mg吸入，2次/天	10 mg吸入，2次/天	10 mg吸入，2次/天
预防，流感	5～12岁，10 mg吸入，1次/天	10 mg吸入，1次/天	10 mg吸入，1次/天
·金刚烷胺[c]			
治疗，A型流感	1～9岁，5 mg/kg分2次口服，最大剂量150 mg/d	年龄≥10岁，100 mg口服，2次/天	≤100 mg/d
预防，A型流感	1～9岁，5 mg/kg分2次口服，最大剂量150 mg/d	年龄≥10岁，100 mg口服，2次/天	≤100 mg/d
·金刚烷乙胺[c]			
治疗，A型流感	不推荐使用	100 mg口服，2次/天	100～200 mg/d
预防，A型流感	1～9岁，5 mg/kg分2次口服，最大剂量150 mg/d	年龄≥10岁，100 mg口服，2次/天	100～200 mg/d

注：a＜15 kg：30 mg，2次/天；＞15～23 kg：45 mg，2次/天；＞23～40 kg：60 mg，2次/天；＞40 kg：75 mg，2次/天。对于小于1岁的儿童，请参考www. cdc. gov/hlnlflu/recommendations. htm。

b＜15 kg：30 mg，1次/天；＞15～23 kg：45 mg，1次/天；＞23～40 kg：60 mg，1次/天；＞40 kg：75 mg，1次/天。对于小于1岁的儿童，请参考www. cdc. gov/hlnlflu/recommendations. htm。

c由于金刚烷胺和金刚烷乙胺对A型流感病毒广泛耐药，目前已不推荐使用（2009～2010年），当恢复病毒敏感性时可考虑使用。

如果在起病后2天内起使用金刚烷胺或金刚烷乙胺可以将A型流感病毒敏感毒株引起的非复杂性流感的病程缩短一半。5%～10%使用金刚烷胺的患者可以出现轻度的中枢神经系统不良反应，主要是神经过敏、焦虑、失眠、精力难以集中。治疗停止，不良反应可以迅速消失。金刚烷乙胺与金刚烷胺疗效相近，但中枢神经系统不良反应更少。成人服用金刚烷胺或金刚烷乙胺的剂量是200 mg/d，疗程3～7天。由于两种药物是通过肾脏代谢，老年人或者肾功能不全的患者剂量需降至100 mg/d或以下。

流感抗病毒药物耐药的流行病学特征是选择药物的至关重要的因素。2005～2006年，大部分的A型H_3N_2病毒（包括90%以上的美国分离株）对金刚烷胺类药物耐药，但对神经氨酸酶抑制药敏感。相反，2008～2009年循环流行的季节性A型H_1N_1病毒对金刚烷胺类药物敏感但对奥司他韦耐药（仍对扎那米韦敏感）。2009～2010年循环流行的大流行A型H_1N_1病毒对金刚烷胺类药物耐药，对扎那米韦敏感，大多数毒株对奥司他韦敏感，少数分离株耐药。对流感抗病毒药物耐药的最新信息可通过相关网站进行查阅。

利巴韦林是一类体外抗A型和B型流感病毒的核苷类似物。利巴韦林抗流感病毒感染的有效给药方式是雾化吸入，口服利巴韦林治疗流感无效。其对A型或B型流感的疗效尚不明确。

流感抗病毒药物的疗效主要基于年轻人群中非复杂性流感的研究。这些药物对治疗或预防流感的并发症的效果尚不清楚。观察性研究的汇总分析和一些药效研究显示，奥司他韦可以降低下呼吸道并发症的发病率和住院率。原发性流感病毒性肺炎的治疗以改善低氧为主，需入住重症监护病房，根据需要给予呼吸和血流动力学支持。

急性流感合并细菌感染（如继发性细菌性肺炎）时需给予抗菌药物。抗生素的选择以革兰染色和呼吸道分泌物（如痰）的培养结果为指导。如果细菌性肺炎患者的呼吸道分泌物检查无法明确病原体，应选择针对常见病原体（肺炎链球菌、金黄色葡萄球菌和流感嗜血杆菌）的经验性抗生素治疗。

对于不伴合并症的非复杂性流感患者，可不使用抗病毒药物，采用对症治疗。对乙酰氨基酚或非甾体类抗炎药可用于缓解头痛、肌痛和发热症状，但水杨酸类药物可能引起瑞氏综合征，所以18岁以下人群需慎用。咳嗽是自限性症状，可以不使用止咳药物，当咳嗽给患者造成严重困扰时可使用含有可待因的药物。流感患者在急性期应充分休息、多饮水，在疾病治愈后活动水平恢复应缓慢，尤其是病情较重的患者。

九、预防

流感的主要公共卫生预防措施是疫苗，可以接种上季循环流行和即将流行的A型和B型流感病毒的灭活和减毒活疫苗。如果接种的灭活疫苗和当季流行的毒株相似或一致，可以减少50%~80%的流感病例。灭活疫苗高度纯化，很少引起不良反应。5%的人在接种后8~24小时出现低热和轻度全身症状，1/3的人出现接种处皮肤的发红和疼痛。由于美国和其他国家的流感疫苗都是鸡蛋培养，对鸡蛋成分过敏的人群需减敏或不接种。虽然1976年禽流感病毒疫苗与吉兰-巴雷综合征发病率的增加有关，但此相关性在1976年之后不明显。虽然1992~1993年和1993~1994年季节性流感，每100万个疫苗接种者出现1例以上的吉兰-巴雷综合征，但疫苗带来的降低流感发病率的获益要远大于潜在风险。

减毒活疫苗可以经鼻喷雾吸入，由当季循环流行的A型和B型病毒株和耐冷减毒株的重组产生。耐冷疫苗在儿童中耐受性良好，高度有效（提供90%以上的保护）。一项研究显示减毒活疫苗可以保护人群免受与疫苗株存在抗原性漂移的循环流行病毒的感染。减毒活疫苗推荐健康的2~49岁非妊娠人群使用。

历史上，美国公共卫生署推荐基于年龄、基础疾病或者密切接触而发生流感并发症的高危人群接种流感疫苗。这类人群是疫苗接种计划关注的焦点，推荐接种人群在持续扩展。2009~2010年，6个月至18岁的儿童推荐接种疫苗；2010~2011年，6个月以上的所有人群（包括成年人）推荐接种流感疫苗。推荐接种人群的扩展意味着对未知风险因素的认识增加（包括肥胖、产后疾病、种族或民族的影响）以及大规模接种疫苗是控制流感的必要条件。免疫功能不全的患者接种灭活疫苗是安全的。流感疫苗与慢性神经系统疾病（例如多发性硬化症）的加重无关。疫苗需在流感暴发前的秋季接种，并且需要每年接种以维持对当前大多数流感毒株的免疫力。

虽然抗病毒药物可以提供对流感的化学预防，但是考虑当前发生的耐药类型及未来可能发生的耐药，其预防作用有限。奥司他韦或扎那米韦的化学预防作用对84%~89%的A型和B型流感病毒有效（表3-4）。由于金刚烷胺或金刚烷乙胺的广泛耐药，不再推荐。在敏感病毒的早期研究中，金刚烷胺或金刚烷乙胺（100~200 mg/d）对A型流感病毒感染70%~100%有效。

社区一般接触的健康人不推荐使用化学预防，但密切接触流感急性期患者、有并发症高危风险的人群可以考虑使用。在流感暴发中，抗病毒药物可以与灭活疫苗同时使用，因为药物不影响机体对疫苗的免疫反应。但是，化学预防和减毒活疫苗同时使用可能干扰机体对后者的免疫反应。抗病毒药物需在接种活疫苗2周后使用，活疫苗需在抗病毒药物停止使用48小时后接种。化学预防可以控制医院内流感的暴发。因此，抗病毒药物需在检测到流感病毒后立即使用，且持续使用到流行终止。

第三节　急性气管-支气管炎

一、概述

急性气管-支气管炎是一种常见病、多发病，主要由生物性因素如感染和非生物性因素如物理化学刺激、过敏等引起的气管、支气管黏膜的急性炎症反应。临床症状主要为咳嗽和咳痰。常发生于冬春季节、气温突降或季节交替时。

二、病因及发病机制

急性气管-支气管炎可由病毒和细菌直接感染所致，也可由上呼吸道感染病毒（如腺病毒、流感病毒、呼吸道合胞病毒和副流感病毒等）或细菌（如流感嗜血杆菌、肺炎链球菌、葡萄球菌等）蔓延而来。近年来，因支原体和衣原体而导致的急性气管-支气管炎亦趋多见。本病多以受凉、淋雨、过度疲劳等为诱因，导致机体的气管-支气管防御功能受损，并且往往会在病毒感染的基础上继发细菌感染。

非生物因素如冷空气、粉尘、刺激性气体或烟雾吸入，均可刺激气管、支气管黏膜导致急性损伤和炎症反应。

社区中出现急性下呼吸道症状的人群颇多，但就医者仅占10%。有报道西欧近年来初级保健机构中急性气管-支气管炎的发病率从50人/（1 000人·年）下降至22人/（1 000人·年），原因一方面可能是下呼吸道感染就医减少，另一方面是医生对以咳嗽为主要症状的患者诊断为哮喘或COPD较过去增多所致。

三、病理生理和病理

急性气管-支气管炎病理生理与临床症状关联如图3-2所示。

（一）病理生理

急性气管-支气管炎85%~95%是由呼吸道病毒直接损害引起，患者感染呼吸道病毒后，$CD4^+$和$CD8^+$淋巴细胞亚群参与和终止病毒的复制过程，以$CD8^+$起主要作用。IL-4能诱发IgE的生成，体内产生IL-2和IFN-γ的细胞克隆受抑制，而释放IL-4的细胞克隆优先激活，使IL-4分泌增加，IL-4能特异性诱导B细胞合成IgE，且通过抑制IFN-γ产生而促进IgE生成。IL-4和其他淋巴因子激活中性粒细胞和巨噬细胞脱粒，从而引发Ⅰ型变态反应。血清和支气管分泌液中特异性IgG和IgE上升，并出现气道反应性增高。

病变主要在细支气管、支气管。受累上皮细胞的纤毛脱落、坏死，继之细胞增生形成无纤毛的扁平或柱状上皮细胞。管壁水肿、黏液分泌，加之管壁内充满脱落的上皮细胞、白细胞、巨噬细胞碎屑及纤维蛋白形成的渗出物，造成细支气管腔部分阻塞。细支气管周围有大量细胞浸润，其中绝大多数为单核细胞。黏膜下层和动脉外膜水肿。炎症和水肿易使患者细支气管腔引流不畅。坏死物质和纤维蛋白形成的栓子可使细支气管部分或完全阻塞。部分阻塞的管腔远端区域出现过度充气。这些病变致气流阻力增加、潮气量下降、通气量降低、肺内的气体分布不均、通气/灌注比例异常，最终引起低氧血症。最后因二氧化碳潴留，发生高碳酸血症。气道阻塞、气道阻力显著增加（比正常平均增加2.7倍）、肺顺应性降低（为正常的1/3）、潮气量降低、呼吸频率增快，从而引起一系列临床症状。

（二）病理

气管、支气管黏膜充血、水肿，有淋巴细胞和中性粒细胞浸润；纤毛细胞损伤、脱落；黏液腺体增生、肥大、分泌物增加。炎症消退后，气道黏膜的结构和功能可恢复正常。

近年来有人注意到急性支气管炎与气道高反应性之间的关系。在复发性急性支气管炎的患者轻度支气管哮喘发作较正常人群为多。反之，急性支气管炎患者既往亦多有支气管哮喘史或特异质病史，提示支气管痉挛可能是急性支气管炎患者咳嗽迁延不愈的原因之一。

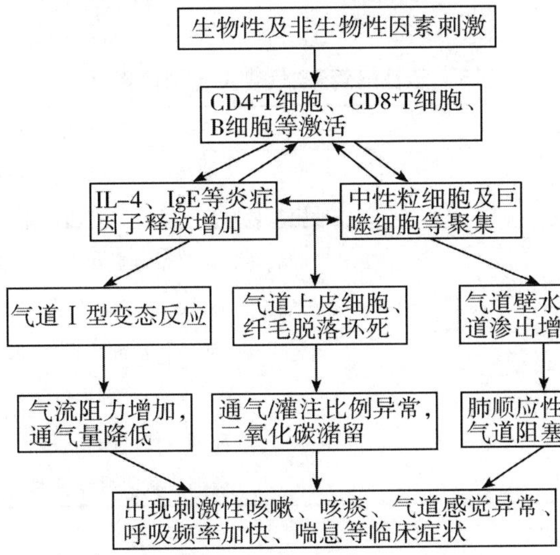

图3-2　急性气管-支气管炎病理生理与临床症状关联图

四、临床表现及辅助检查

（一）临床表现

咳嗽是急性气管-支气管炎的主要表现。发病初期常表现为上呼吸道感染症状，患者通常有鼻塞、流清涕、咽痛、头痛等临床表现。而全身症状较为轻微，但可出现发热、寒战、周身乏力等，并有刺激性咳嗽及胸骨后疼痛。早期痰量不多，痰液不易咳出，2～3天后痰液可由黏液性转为黏液脓性。如果患者受凉、吸入冷空气或刺激性气体往往可使咳嗽加剧或诱发咳嗽。患者在晨起时或夜间咳嗽常常较为显著。咳嗽也可为阵发性，有时呈持久性咳嗽。咳嗽剧烈时常伴有恶心、呕吐及胸部、腹部肌肉疼痛。如伴有支气管痉挛，可有哮鸣和气急。一般而言，急性气管-支气管炎的病程有一定的自限性，全身症状可在4～5天内消退，但咳嗽和咳痰可延续2～3周才消失。肺部体检可发现两肺呼吸音粗，黏液分泌物在较大支气管时可闻及粗的干、湿啰音，部位不固定，咳嗽后啰音消失。支气管痉挛时可闻及哮鸣音。

（二）辅助检查

1. 外周血常规

多数病例的白细胞计数和分类无明显改变，细菌感染时白细胞总数和中性粒细胞百分比可增多。

2. 痰液检查

痰涂片和培养可发现致病菌。

3. 胸部X线

多数表现为肺纹理增粗，少数病例无异常表现。

五、诊断及鉴别诊断

（一）诊断依据

急性气管-支气管炎的诊断主要依靠病史、咳嗽和咳痰等临床症状，两肺闻及散在干、湿啰音，结合外周血常规和胸部X线检查结果，可对本病作出临床诊断。对于导致急性气管-支气管炎的病原微生物，一般采用病毒分离、血清学检测以及痰液分析进行明确，但是鉴于本病的自然转归周期一般不做常规推荐。但是对于疑似流感和百日咳患者，必须行相关病原微生物检测。

（二）鉴别诊断

鉴别诊断如表 3-5 所示。

表 3-5 急性气管-支气管炎鉴别诊断

疾病名称	疾病特点
支气管哮喘急性发作	哮喘病史，起病急，有过敏原接触史
慢性阻塞性肺疾病急性发作	慢性阻塞性肺疾病病史，呼吸困难重，中老年抽烟患者多见
流行性感冒	起病急，全身中毒症状重，伴发热，气道症状较轻
充血性心力衰竭急性发作	心脏病史，有劳累、感染诱因，端坐呼吸、粉红色泡沫痰
胃食管反流性咳嗽	反酸、嗳气、食欲缺乏，夜间熟睡后症状明显
肺炎	胸部影像学异常
鼻后滴漏综合征	鼻部卡他倒流感明显，有鼻部病史
鼻窦炎	鼻部症状明显伴鼻塞、鼻部压痛等

1. 流行性感冒

流行性感冒的症状与急性气管-支气管炎颇相似，但从流感的广泛性流行、急骤起病、全身明显的中毒症状、高热和全身肌肉酸痛等鉴别并不困难，病毒分离和补体结合试验可以确诊。

2. 急性上呼吸道感染

鼻咽部症状明显；一般无显著的咳嗽、咳痰；肺部无异常体征；胸部 X 线正常。

3. 急性气管-支气管炎应与小气道的急性炎症哮喘及毛细支气管炎相鉴别

后两者常表现为进行性咳嗽并伴有喘息、气急、呼吸窘迫及低氧血症；支气管扩张则表现为慢性咳嗽及支气管的永久扩张；急性支气管炎的病程初期难以同上呼吸道感染鉴别，但前者常表现为咳嗽时间更长（大于 5 天），且肺功能检测显示异常，即 FEV_1 小于预计值的 80%，气道反应性增高，激发试验呈阳性，但在随后的 5～6 周会恢复正常。大多数情况下，如患者的生命体征正常，体检肺部无干、湿啰音，则患肺炎的可能性较小，不需要做进一步检查，但老年患者除外，因为老年性肺炎患者常缺乏特异的症状及体征。其他肺部疾病如肺结核、肺癌、肺脓肿、麻疹、百日咳等在发病时均可能出现类似急性气管-支气管炎的临床症状，应根据这些疾病的临床特点逐一鉴别。

（三）诊断流程

急性气管-支气管炎诊断流程如图 3-3 所示。

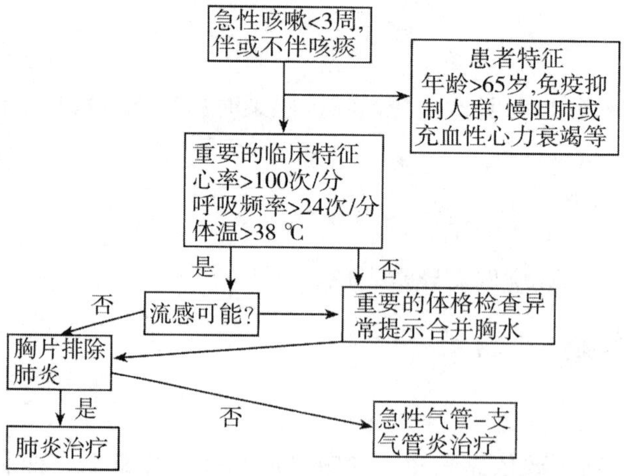

图 3-3 急性气管-支气管炎诊断流程图

六、治疗及预后

（一）治疗

一般患者无须住院治疗。有慢性心肺基础疾病者，流感病毒引起的支气管炎导致严重通气不足时，需住院接受呼吸支持和氧疗。

剧烈干咳或少痰者，可适当应用镇咳剂，如右美沙芬、喷托维林。咳嗽有痰或痰不易咳出者可用盐酸氨溴索、桃金娘油提取物化痰。若咳嗽持续不缓解，可考虑应用可待因或吸入糖皮质激素缓解症状。伴有支气管痉挛、气流受限时可用 β_2 受体激动药沙丁胺醇、氨茶碱。

大多数急性气管-支气管炎的患者都接受抗生素治疗。但国外应用抗生素治疗急性气管-支气管炎的 6 项对照研究表明，抗生素并无明显的治疗效果。研究表明，抗生素与支气管扩张剂的疗效是一致的，对缓解症状并无显著性差别。因此，临床医师在治疗急性气管-支气管炎患者时应避免滥用抗生素。盲目应用抗生素会导致产生耐药菌、二重感染等一些严重后果。但如果患者出现发热、脓性痰和重症咳嗽，则是应用抗生素的指征。肺炎支原体、衣原体和百日咳杆菌感染推荐阿奇霉素治疗 5 天（第一天 500 mg，每天 1 次，第 2～5 天 250 mg，每天 1 次），流感病毒 A 型感染可予以奥司他韦（75 mg，每天 2 次）治疗 5 天。以全身不适及发热为主要症状者应卧床休息，多饮水，服用阿司匹林、对乙酰氨基酚等退热药。

在流行性感冒流行期间，如有急性气管-支气管炎的表现应该应用抗流感的治疗措施。

（二）预后与预防

多数患者的预后良好，但少数治疗延误或者不当、反复发作的患者，可因病情迁延发展为慢性支气管炎。积极锻炼，增强体质，避免过度劳累。冬季注意保暖，避免上呼吸道感染。戒烟。做好环保工作，治理空气污染。改善劳动卫生条件，生产车间要防止有害气体、酸雾和粉尘的外逸。

七、诊治精要

（1）本病起病较急，病程较短，有一定的自限性。

（2）主要由生物性因素如感染和非生物因素如物理化学刺激、过敏等引起，85%～95% 是由呼吸道病毒直接损害引起的气管、支气管黏膜的急性炎症反应。

（3）咳嗽、咳痰是急性气管-支气管炎的主要表现。

（4）对于病毒感染者，白细胞计数不增高，淋巴细胞可稍高；细菌感染时则白细胞总数和中性粒细胞比例均升高。

（5）胸部 X 线检查无异常或仅有肺纹理加深。

（6）该病治疗方法是注意休息、多饮水等一般性治疗与祛痰、镇咳、解痉、抗过敏等对症治疗。当患者有使用抗生素的指征，可选择抗感染治疗。

第四章

支气管哮喘

第一节　基本概念

支气管哮喘通常简称哮喘。其实支气管哮喘和哮喘所表达的是两种不同的临床概念。支气管哮喘是一种疾病，而哮喘是一种症状。换言之，并非所有哮喘症状的人都是支气管哮喘的患者。“哮”与“喘”亦有差别，气促而呼吸有声为哮，“哮”也即“鸣”，可见于支气管哮喘。气促而呼吸无声为喘，“喘”不是支气管哮喘的专利，还可见于肺泡充填性疾病（如肺泡蛋白沉积症）、肺泡弹性下降（如肺间质病），肺膨胀受限（如大量胸腔积液或气胸）、心功能不全等。因此给支气管哮喘下一个恰当的定义极为重要。然而，随着医学的不断发展，支气管哮喘的定义也不断更新、充实、完善。2002 年 11 月我国在北京召开的全国第四届哮喘会议根据世界卫生组织 2002 年制定的《全球支气管哮喘防治创议》对支气管哮喘的定义作了如下的规定：支气管哮喘是由多种细胞（如嗜酸性粒细胞、肥大细胞、淋巴细胞、中性粒细胞和气道上皮细胞等）和细胞组分参与的气道慢性炎症疾患。这种慢性炎症导致气道高反应性，并引起反复发作的喘息、气急、胸闷或咳嗽等症状，常在夜间和（或）清晨发作、加剧，通常出现广泛多变的可逆性气流受限，多数患者可自行缓解或经治疗缓解。其发病的危险因素包括宿主因素（遗传因素）和环境因素两个方面。

为了叙述方便，本文仍根据习惯把支气管哮喘简称为哮喘。

支气管哮喘是一种世界性疾病，无地域和种族的局限性，也无年龄和性别的明显差异。世界各国或地区所报道的哮喘患病率很不一致，最高患病率（20%）与最低患病率（0.3%）之间相差有 60 多倍。我国所报道的支气管哮喘患病率也有差别，为 0.5%～5.29%。说明不同地区、不同调查者和不同调查对象，其患病率可以有相当大的差异。但总的说来，支气管哮喘的发病率不低，全世界的哮喘患者估计为 1.5 亿，我国也估计有一两千万，而且近年尚有逐渐增高的趋势。不少国家（如新西兰等）还报道，支气管哮喘的死亡率近年也有增加的趋势。

哮喘不仅直接影响患者的健康，而且成为严重的社会问题，如：增加患者及其家庭的经济负担，影响青少年的学习和社会活动，限制了职业选择范围，造成患者心理上的创伤，影响家庭的和睦，甚至婚配，增加社会的离婚率等。由此可见哮喘防治有着极高的社会意义和效益。

第二节　病因

支气管哮喘的发病原因极为复杂，至今尚无满意的病因分类法，目前多主张将引起支气管哮喘的诸多因素分为致病因素和诱发因素两大类。致病因素是指支气管哮喘发生的基本因素，因此是该疾病的基础，无论在支气管哮喘的发生抑或发作中均起重要作用。诱发因素也可称为激发因素，是指患者在已有哮喘病的基础（即气道炎症和气道高反应性）上促使哮喘急性发作的因素，是每次哮喘发病的扳机。

在哮喘的气道炎症学说提出以前，传统上把哮喘分为外源性（过敏性）和内源性（隐源性）哮喘。现在已经普遍感觉到这种分类法的明显不足和理论上的不合理性。其实哮喘的内因，更多指作为哮喘的易感者的患者本身的"遗传素质"、免疫状态、内分泌调节等因素，但同时也包含精神心理状态，而后者并不是"哮喘易感者"的决定因素，一般作为激发因素起作用。实际上这些因素对外源性或内源性哮喘患者来说都是存在的。周围环境的因素在哮喘的发病过程中既起致病作用，又起激发作用。

一、支气管哮喘的遗传因素

众所周知，支气管哮喘有非常明确的家族性，表明哮喘的发生与遗传有密切的关系，但它属于"多基因病"，环境因素也起重要的作用，因此遗传只决定患者的过敏体质，即是否容易对各种环境因素产生变态反应，是否属于哮喘的易感人群。引起哮喘发病还必须有环境因素，如过敏原和激发因素。

哮喘实际上是主要发生在气道的过敏性（即变态反应性）炎症，而变态反应是因免疫功能异常所造成的。许多有过敏性体质（或称特应性）的患者，其一级亲属发生各种过敏性疾病（包括过敏性哮喘、过敏性鼻炎、花粉症、婴儿湿疹、荨麻疹等）的概率，比其他无过敏体质的家庭成员高得多。就哮喘病而言，许多哮喘患者祖孙三代，甚至四代均有患哮喘的患者。曾经对150名确诊的哮喘患者进行了问卷调查，其三代成员共1 775人，哮喘患病率高达18.3%，相当于一般人群的将近20倍。文献也报道哮喘家族的哮喘患病率高达45%。最近采用序列特异性引物聚合酶链反应（SSP-PCR）研究了人白细胞抗原（HLA）-DRB的等位基因在50例哮喘患者和80例健康对照者间的分布，受试者均为北京及其周边地区的居民。结果显示HLA-DR6（13）、DR52基因频率在哮喘组明显高于对照组，相对危险度（RR）分别为7.55、4.7。而DR2（15）、DR51则低于对照组。HLA单体型DRB113-DRB3在哮喘组也显著高于对照组，具有统计学差异。研究提示DR6（13），DR52为北京地区哮喘人群的易感基因，而DR2（15）、DR52可能是哮喘发病的抗性基因。上述结果表明HLA-DRB基因在哮喘患者对某种过敏原的特异性免疫应答中起重要作用，也表明遗传因素在哮喘的发病中的确起十分重要的作用。然而，并非所有具遗传因素者都会发生哮喘，父亲或母亲患哮喘的同一个家庭中，兄弟姐妹数人，并非每个人都发生哮喘。因此只能认为遗传因素导致"潜在"性发展为哮喘的过敏性或特应性体质。

遗传因素对哮喘发病的影响可能是通过调控免疫球蛋白E（IgE）的水平及免疫反应基因，两者相互作用、相互影响的结果，导致气道受体处于不稳定状态或呈高反应性。现已有文献报道，第11对染色体13q区存在着与特应症发病有关的基因，此外，还发现了其他的染色体异常。

既然遗传因素在哮喘的发病中起着重要作用，那么是不是出生后很快就发作哮喘呢？不一定，其规律目前还不很清楚。下一代可以在出生后的婴幼儿期即发病，也可以到了成年后才发病，也可以在第三代才出现哮喘患者，即所谓隔代遗传。笔者曾见过一位哮喘患者，其女儿只有过敏性鼻炎症状，毫无哮喘症状，但气道激发和扩张试验显示明显的气道高反应性。大约经过半年以后，因感冒，哮喘即开始发作，肺底可闻哮鸣音。

二、外源性过敏原

引起哮喘的过敏原与引起变态反应的其他过敏原一样，大都是蛋白质或含有蛋白质的物质。它们在变态反应的发病过程中起抗原的作用，可以引起人体内产生对应的抗体。在周围环境中常见的过敏原可分为以下几类。

（一）外源性过敏原的分类

1. 吸入性过敏原

一般为微细的颗粒，包括：①家禽、家畜身上脱落下来的皮屑。②衣着上脱落的纤维，如毛毯、绒衣或羽绒服上脱落的毳毛。③经风媒传播的花粉。④飞扬在空气中的细菌、真菌等微生物和尘螨等昆虫，人因吸入昆虫排泄物诱发哮喘也有报道，以蟑螂为多见，有人认为它是华东地区主要过敏原之一，有些昆虫例如蜜蜂、黄蜂则经叮刺后诱发Ⅰ型变态反应。⑤尘土或某种化学物质，这些微小物质一旦从鼻孔中吸入，就可能引起过敏性哮喘的发作。⑥油烟。⑦职业性吸入物，例如棉纺厂、皮革厂、羊毛厂、橡胶厂和制药厂的工人吸入致敏性或刺激性气体和灰尘可诱发哮喘。

2. 摄入性过敏原

通常为食品，经口腔进入，如牛奶、鸡蛋、鱼、虾、蟹及海鲜等，引起过敏反应的药物实际也属这一类。

3. 接触性过敏原

指某些日用化妆品，外敷的膏药，外用的各种药物。药物涂擦于皮肤，吸收到体内后，即可引起过敏反应。可表现为局部反应，如接触性皮炎，也可导致哮喘发作。

（二）哮喘的常见过敏原

严格讲，除了食盐和葡萄糖外，世界上千千万万的物质都可能成为过敏原，但什么人发生过敏，这要看他（她）是否是易感者，对什么过敏。

虽然理论上几乎什么东西都可以引起过敏，但至今比较明确的过敏原约有500种，能够用特异性免疫球蛋白E（sIgE）抗体检测出来的过敏原约为450种。引起哮喘的过敏原多由特异性IgE介导，因此多为速发型过敏反应。

1. 屋尘和粉尘

包括卧室的灰尘和工作环境的灰尘，如图书馆的灰尘。粉尘包括面粉厂粉尘、皮革厂粉尘、纺织厂棉尘、打谷场粉尘等。卧室或某些工厂车间的灰尘含大量的有机物，如人身上脱落的毛发、上皮，微生物，小的昆虫尸体，螨及各种衣物的纤维碎屑等。这些有机物都是引起呼吸系统等过敏的重要致敏原。

2. 花粉

花粉是高等植物雄性花所产生的生殖细胞，可引起花粉症。主要分为风媒花粉和虫媒花粉两大类。风媒花粉经风传播，虫媒花粉是由昆虫或小动物传播。引起过敏者主要是风媒花粉，其体积小，在风媒花粉植物开花的季节，空气中风媒花粉含量高，很容易被患者吸入呼吸道而致病。这类花粉春天多为树木花粉，如榆、杨、柳、松、杉、柏、白蜡、胡桃、枫杨、桦、法国梧桐、棕榈、构、桑、臭椿树等；夏秋季多为杂草及农作物花粉，如蒿、豚草、藜、大麻、葎草、蓖麻、向日葵、玉米等。这些花粉的授粉期一般在每年3～5月和7～9月，所以花粉症和花粉过敏的哮喘患者多集中在这两个季节发病。其中蒿和豚草花粉是强过敏原，危害极严重，可引起花粉症的流行。

花粉引起人体过敏，是因为它含有丰富的植物蛋白。由于花粉粒体积很小，大多数直径在20～40 μm，加上授粉季节空气中花粉含量很高，极易随着呼吸进入人体。当花粉粒被其过敏者吸入后，便和支气管黏膜等组织的相应抗体（特异性IgE）相结合，产生抗原-抗体反应，引起发病。

3. 真菌

真菌有一个庞大家族，约有10万多种。它们寄生于植物、动物及人体，或腐生于土壤。但无论是哪种生存方式，在繁殖过程中都会把大量的孢子散发到空气中，在过敏患者的周围形成包围圈。常见的致敏真菌为毛霉、根霉、曲霉、青霉、芽枝菌、交链孢霉、葡柄霉、木霉、镰刀菌、酵母菌等。

真菌的孢子和菌丝碎片均可引起过敏，但以真菌的孢子致敏性最强。真菌和花粉一样，都富含多种生物蛋白，其中某些蛋白质成分可引起过敏。许多患者的哮喘发作有明确的季节性，或在某一季节加重，这除了与季节花粉过敏有关以外，与真菌和气候条件的变化也有关。

4. 昆虫

昆虫过敏的方式可分为叮咬过敏、蜇刺过敏和吸入过敏等。引起叮咬过敏的昆虫如蚊、白蛉、跳蚤等，它们通过口部的吸管排出分泌物进入人体皮肤后引起过敏；蜇刺过敏的昆虫主要为蜜蜂、马蜂等，它们通过尾部蜇针（排毒管）蜇刺，并将毒液注入人体而引起过敏；吸入过敏的昆虫主要有蟑螂、家蝇、象鼻虫、娥、螺，而最主要者为尘螨，它引起哮喘的最常见，也是最重要的过敏原。此外，一些昆虫的排泄物、分泌物等经与人体接触后亦可引起皮疹、湿疹等。

螨在分类学上属于蜘蛛纲，目前已知有约5万种，但与人类变态反应有关的螨仅是少数几种，如屋尘螨、粉尘螨和宇尘螨等。屋尘螨主要生活在卧室内的被褥、床垫、枕套、枕头、沙发里或躲藏在木门窗或木椅桌的缝隙里，附着在人的衣服上，也可与灰尘混在一起，随灰尘到处飘扬。据统计，1 g屋尘内最多可有2 000只螨。粉尘螨生长在各种粮食（如面粉）内，并以其为食，因此在仓储粮食内，常有大量的螨生长。宇尘螨为肉食螨，以粮食、屋尘等有机物中的真菌孢子为食料。

尘螨的致敏性很强，但引起过敏的原因并不是活螨进入人体内，而是螨的尸体、肢体碎屑、鳞毛、蜕皮、卵及粪便。这些过敏原随着飘浮的灰尘被吸入到人的呼吸道内而致病。

尘螨引起的哮喘发病率极高，据报道，德国60%以上的支气管哮喘患者均与尘螨过敏有关。1974年，国外有人报道儿童哮喘患者的皮试结果，显示对螨的反应阳性率高达89.4%。尘螨一年到头与哮喘患者缠绵不断，因此对尘螨过敏的患者一般是全年都可发病，但在尘螨繁殖高峰季节，症状常常加重。

5. 纤维

包括丝、麻、木棉、棉、棕等。这类物品常用于服装、被褥、床垫等的填充物或各种织品。患者因吸入它们的纤维碎屑而发病，其中对丝过敏者最多见。

6. 皮毛

包括家禽和家畜皮毛，如鸡毛、鸭毛、鹅毛、羊毛、驼毛、兔毛、猫毛、马毛等，它们的碎屑可致呼吸道过敏。

7. 食物

米面类、鱼肉类、乳类、蛋类、蔬菜类、水果类、调味食品类、硬壳干果类（如腰果、花生、巧克力等）等食物均可成为过敏原，引起皮肤、胃肠道、呼吸系统等过敏。

食物过敏大都属Ⅰ型变态反应，即由过敏原和特异性IgE相互作用而发生。临床可见哮喘患者常伴有口腔黏膜溃疡，有些患儿可出现“地图样”舌，或伴有腹痛、腹泻等消化道症状，而食物过敏患儿也常伴有哮喘的发作。

8. 化妆品

化妆品种类很多，成分也较复杂，常用的如唇膏、脂粉、指甲油、描眉物、擦脸油及染发剂等。这些化妆品大部分为化学物质，属于半抗原，不单独引起过敏，但当它们和人体皮肤蛋白质结合后，即可形成全抗原，可引起接触性皮炎，有时也可引起哮喘。

其他可引起过敏者尚有药物、有机溶剂、各种金属饰物等。

三、哮喘发作的主要诱因

引起哮喘发作的诱因错综复杂。作为诱因，主要是指过敏原以外的各种激发哮喘发作的非特异因素，包括气候、呼吸道感染、运动、药物、食物和精神等。吸入、摄入或接触过敏原虽然也可激发哮喘的发作，但它主要是作为特异性（即为特应性）的致病因子参与气道炎症和哮喘的发病过程，有别于非特异（非特应性）的激发因素。

1. 气候

许多哮喘患者对天气的变化非常敏感，气候因素包括气压、气温、风力和风向、湿度、降水量等。气压低往往使哮喘患者感到胸闷、憋气。气压低诱发哮喘发作的原因尚不清楚，可能是低气压使飞扬于空气中的花粉、灰尘及真菌孢子沉积于近地面空气层，增加患者吸入机会之故。气压突然降低可使气道黏膜小血管扩张、充血、渗出增多，支气管腔内分泌物增加、支气管腔变窄、支气管痉挛而加重哮喘。南方初春的黄梅季节就是气压较低、湿度又大的季节，哮喘发病率也增加。

气温的影响中温差的变化尤其重要。冷空气侵袭往往发生于季节变化时刻。如华东地区的秋季日平均气温从25 ℃下降到21 ℃时，哮喘发作的患者明显增多。初冬季节，寒潮到来，气温突然下降，温差迅速增大，哮喘发作者猛增。在秋天，空气中的花粉要比春季少得多，这时螨类数量虽增加，但气温和湿度并不适合它的大量繁殖。由此可见，秋季哮喘发作的主要原因可能是由于冷空气刺激具有高反应性气道之故，这也说明哮喘患者对气温的变化特别敏感。

风力的作用与哮喘发作的关系主要有两方面：风力强，空气流动快常导致气温的下降，若在秋天或初冬，必定会增加气道的冷刺激；强风时增加了气道的阻力，使本来存在呼气性呼吸困难的哮喘患者症状加重。风向常与空气的湿润度有关，初冬时主要刮来自西伯利亚的西北风，途经沙漠地带，因此特别干燥，这对哮喘患者不利，因为哮喘患者的气道比正常人更需要温暖和湿润。

正常人的气道必须有一定的湿润度，降水量和空气的湿度直接影响哮喘患者气道的湿润度。但过于潮湿的空气和环境有利于真菌的繁殖，增加了吸入气中过敏原的密度，对哮喘患者也不利。

空气离子浓度与哮喘的发作也有一定关系。一般情况下空气中的阳离子多于阴离子。空气中的阳离子可使血液碱化，致支气管平滑肌收缩，对健康人和哮喘患者均不利，而阴离子可使支气管纤毛运动加速，使支气管平滑肌松弛，可缓解哮喘的发作。对于正常人来说，阳离子与阴离子的作用基本处于平衡状态。但当气候变化使空气中阳离子浓度增加时，气道处于高反应性的患者就容易发作哮喘。相反如果1 cm^3 空气中含有10万~100万个阴离子时就具有防治疾病的作用。国内外已应用阴离子发生器来改善环境气候，防治哮喘等疾病。

环境污染同哮喘发病有密切的关系，诱发哮喘的有害刺激物中，最常见的是煤气（尤其是煤燃烧产生的二氧化硫）、油烟、被动吸烟、杀虫喷雾剂、蚊香烟等。对已经处于高反应状态的哮喘患者气道来说，烟雾是一种非特异的刺激，可以使支气管收缩，甚至痉挛，使哮喘发作。烟雾的有害物质在气道沉积下来以后，可导致慢性支气管炎。慢性支气管炎形成后支气管黏膜增厚，分泌物增多等因素不但可增加气道的刺激，而且可进一步造成管腔的狭窄。这些因素都会加重哮喘患者的病情，给治疗造成困难。

2. 运动

由于运动诱发的支气管收缩在哮喘患者中是一种很普遍的问题，人们在运动与哮喘的关系方面作了大量的研究，但仍有很多问题尚待解决。首先，在哮喘患者的运动耐量问题上，人们普遍认为，重度哮喘患者的运动耐量是减低的，但在轻中度患者中则有不同意见。有报道认为是减低的，也有报道认为是与正常无差异的。在临床上，大多数哮喘或过敏性鼻炎的患者，运动后常有哮喘发作，或出现咳嗽、胸闷。短跑、长跑和登山等运动尤其容易促使轻度哮喘或稳定期哮喘发作。游泳的影响相对比较轻，因此较适合哮喘患者。但最近的研究发现轻中度哮喘患者的运动耐量与相同日常活动量的正常人是没有差异的。哮喘患者在无氧阈水平和最大运动量水平上均显示了与正常人相似的氧耗量、分通气量和氧脉搏，由此推论他们具有与正常人相等的运动能力，即在哮喘患者中不存在对运动的通气和循环限制。FEV_1是衡量哮喘严重程度的主要指标之一，但笔者团队研究发现，FEV_1无论以绝对值形式还是以占预计值的百分比的形式表示，都与运动所能取得的最大氧耗量没有相关关系，表明在轻中度哮喘患者中，疾病的严重程度并不影响其运动耐量。有研究发现，即使是在重度的哮喘患者，下降的运动耐量与控制较差的疾病之间也没有相关性，表明运动能力的下降是多因素的，不能仅仅用疾病本身来解释，在这些因素中，日常活动量起到很重要的作用。然而，运动过程中FEV_1可能会有不同程度的下降，对此，也许可以通过预先吸入β_2受体激动药得到解决。因此目前大多数研究表明运动锻炼在哮喘患者中是安全而有效的，经过运动锻炼，运动耐量是可以提高的，在完成相同运动时的通气需求是下降的。

3. 呼吸道感染

呼吸道感染一般不作为特应性因子激起哮喘的发作，但各种类型的呼吸道感染，如病毒性感染、支原体感染和细菌性感染都往往诱发哮喘的发作或加重。

呼吸道病毒性感染尤其多见于儿童，好发于冬春季节，以上呼吸道为常见，但可向下蔓延引起病毒性肺炎。病毒感染与支气管哮喘的发作之间确实有着密切的关系，尤其是5岁以下的儿童。儿童呼吸道病毒感染引起哮喘发作者高达42%，在婴幼儿甚至可达90%。成人虽较少，但也有约3%。在有过敏体质或过敏性疾病家族史患者中，呼吸道病毒感染引起哮喘发作更为多见，尤其男性。引起哮喘发作的病毒种类可因年龄而有所不同。一般来说，成人以流感病毒及副流感病毒多见，而儿童则主要为鼻病毒及呼吸道合胞病毒，婴幼儿主要是呼吸道合胞病毒。病毒可作为过敏原，通过机体T细胞、B细胞的一系列反应，继而刺激浆细胞产生特异性IgE。特异性IgE与肥大细胞上的IgE受体结合，长期停留在呼吸道黏膜的肥大细胞上。当相同的病毒再次入侵机体时，即可发生变态反应，损伤呼吸道上皮，增加了炎性介质的释放和趋化性，降低了支气管壁β受体的功能，增加了气道胆碱能神经的敏感性，还可产生对吸入抗原的晚相（迟发性）哮喘反应。

病毒的感染大多在冬末春初和晚秋温差变化比较大时发生。一般起病较急，起病初可有发热、咽痛，以后很快出现打喷嚏、流涕、咳嗽、全身酸痛、乏力和食欲减退等症状，继而出现气急、呼气性呼吸困难等哮喘的症状，肺部可闻及明显的哮鸣音。文献还报道，持续和（或）潜伏性腺病毒感染，可能影响皮质激素和支气管扩张剂对哮喘的疗效。

呼吸道病毒感染不但可使哮喘患者的气道反应性进一步增高，引起哮喘发作，而且可引起健康人的气道反应性增高和小气道功能障碍，这种状态一般持续 6 周左右。

气道急性或慢性细菌感染并不引起过敏反应，但由于气道分泌物增多，因此可加重哮喘患者的气道狭窄，使哮喘发作或加重。这时抗菌药物的使用是必要的，而且有效的抗菌治疗往往可收到缓解症状之效。呼吸道细菌性感染虽然也可诱发气道平滑肌痉挛，但较病毒性感染要轻得多。

4. 精神和心理因素

精神和心理状态对哮喘的发病有影响，但该因素往往被患者和医务人员所忽视。许多患者受到精神刺激以后哮喘发作或加重，而且很难控制。

据报道，70% 患者的哮喘发作有心理因素参与，而在引起哮喘发作的诸多因素中，单纯以外源性过敏原为主要诱因者占 29%，以呼吸道感染为主要诱因者占 40%，心理因素为主的占 30%。还有报道，在哮喘发作的诱因中过敏反应并发精神因素占 50%。与哮喘有关的精神心理状态涉及非常广泛的因素，包括社会因素、性格因素和情绪因素，社会因素常常是通过对心理和情绪的影响而起作用的。哮喘患者在出现躯体痛苦的同时，伴有多种情绪、心理异常表现，主要为焦虑、抑郁和过度的躯体关注。因此，往往形成依赖性强、较被动、懦弱而敏感、情绪不隐和自我中心等性格特征，是比较典型的呼吸系统的心身疾病。哮喘儿童的母亲也常呈“神经质性”个性，母亲的焦虑、紧张、唠叨、烦恼的表现影响儿童哮喘的治疗和康复。

精神因素诱发哮喘的机制目前还不明确，有人认为在可接受大量感觉刺激的人脑海马回部位，可能存在与基因有关的异常。遗传素质或早年环境的影响，造成某些哮喘患者精神心理的不稳定状态。同时精神忧虑或紧张的哮喘患者，生理上气道的敏感性升高，可能与迷走神经兴奋性增强有关。长期的情绪低落，心理压抑可使神经-内分泌-免疫网状调节系统功能紊乱，引起一系列心身疾病。

精神和心理因素也属于内因，但它有别于遗传背景。精神和心理因素不决定一个人是否成为哮喘的易感者，然而可明显地影响哮喘的发作及其严重程度，对于哮喘常年反复发作的患者来说，这种影响尤其显著。因此许多学者强调哮喘的防治必须采用包括心与身两方面的综合性治疗措施。

5. 微量元素缺乏

以缺铁、缺锌较为常见，这些微量元素缺少可致免疫功能下降。

6. 药物

药物引起哮喘发作有特异性过敏和非特异性过敏两种，前者以生物制品过敏最为常见，因为生物制品本身即可作为完全抗原或半抗原引起哮喘发作。以往认为阿司匹林引起哮喘发作的机制是过敏，现在普遍认为是由于患者对阿司匹林的不耐受性。非特异性过敏常发生于交感神经阻断药，例如普萘洛尔（心得安）和增强副交感神经作用药，如乙酰胆碱和新斯的明。

第三节　发病机制

支气管哮喘发作是气道综合性的病理生理变化的结果，包括炎症基础和气流阻塞两方面的因素。气道炎症引起气道高反应性，并通过释放细胞因子而导致支气管痉挛、气流受阻。气流受阻的主要机制是小支气管平滑肌收缩、小支气管黏膜水肿、以嗜酸性粒细胞为主的黏膜下炎性细胞浸润、黏膜腺体的分泌功能亢进，造成分泌物阻塞，黏膜结缔组织、腺体及上皮层的增生与肥厚（气道重建）等。由此可见，支气管哮喘的发病机制是极为复杂的，许多环节仍然不清楚，有待深入研究。

一、IgE 的合成

支气管哮喘的气道炎症是由 IgE 介导的变应性炎症，是指变应原进入致敏机体后所诱发的局部组织以嗜酸性粒细胞浸润为主的炎症反应。IgE 是在 T 淋巴细胞的控制和调节下，由 B 淋巴细胞合成的，肺泡巨噬细胞也参与 IgE 合成。其中 T 淋巴细胞是 IgE 合成调节的主要效应细胞，T 抑制细胞（Ts）在调节 IgE 合成中起重要作用，其功能下降、数目减少或功能缺陷可造成体内 IgE 合成增加，这可能是变态反应发病的主要因素。IgE 是目前已知人体血清中含量最低的一种免疫球蛋白，其含量仅占人体血清免疫球蛋白总量的十万分之一，个体差异也很大。

在病理情况下，当变应原进入机体以后，肺泡巨噬细胞作为抗原递呈细胞将抗原信息传递给 T 淋巴细胞。Stannegard 等已证实，体内 IgE 水平与 T 抑制细胞的功能呈负相关。Geha 等采用单克隆抗体技术也证明血清总 IgE 水平增高的同时伴随着 T 抑制细胞数目减少和 T 辅助细胞（Th）数目增多。近年来许多文献均报道，白介素 4（IL-4），IL-13、变态反应增强因子（AEF）可促进 IgE 合成，而干扰素 γ（IFN-γ）、IgE 抑制因子（IgE-SF）可抑制 IgE 合成。其中以 IL-4 和 IFN-γ 在 IgE 合成调节中的作用最为重要，因此 IL-4 被誉为 IgE 增强因子（IgE-PF）。IL-4 是由 T 辅助细胞 2（Th2）产生的，它不仅可以促进 T 细胞与 B 细胞的相互作用，还可使 B 淋巴细胞的抗体应答向 IgE 种型转化，但 IL-4 不能单独诱导 B 淋巴细胞产生 IgE，它需要 IL-5、IL-6 的参与和单核细胞的配合。

近年来还发现 IgG_4 在变应性炎症的发生过程中也起一定的作用。

二、气道变态反应在支气管哮喘发病中的作用

哮喘大多与吸入周围环境的过敏原有关，因为气道是一个高度开放的器官，终日不停地进行呼吸，因而飘浮在空气中的过敏原得以随时侵入呼吸道，引起一系列的变态反应。这个过程大概分为致敏期、反应期和发作期。

1. 致敏期

也称感应期，当过敏原被吸入后，可为气道黏膜所黏附、溶解或吸收，也可为肺泡巨噬细胞所吞噬，有些可溶性成分为淋巴细胞所“胞饮”，并递呈给局部淋巴结或全身淋巴组织，其中的抗原特异性递呈给特异性的 IgE 型浆细胞，促其产生过敏性抗体（或称反应素）。此类反应素实际上就是特异性的 IgE。每个 IgE 分子经酶的作用而分解成 Fab 片段和 Fc 片段。所有的 IgE 均属亲细胞性抗体，与肥大细胞和嗜碱性粒细胞的亲和性尤其明显。支气管哮喘患者的气道肥大细胞表面有大量高度亲 IgE 的 Fc 受体（FcR-1），其中包括分子量为 45 000 的 R 受体、分子量为 55 000 的 H 受体和分子量为 71 000 的 71K 受体。嗜碱性粒细胞主要分布于周围血循环中，它在形态和花生四烯酸代谢方面虽然与肥大细胞有所不同，但其分化来源、异染性、IgE 受体特性及其功能方面很相似，在变态反应性炎症的发生过程中发挥协同又互相补充的作用。一旦 IgE 形成，即有选择地迅速将其 Fc 端与支气管黏膜下毛细血管周围或固有层的肥大细胞的表面，或血中嗜碱性粒细胞的表面 Fc 受体结合。它们都是 IgE 的靶细胞，可以接受大量的 IgE 分子。当 IgE 分子与气道黏膜下的肥大细胞牢固结合以后，机体即完成了致敏过程，处于特异性的致敏状态。

2. 反应期

即攻击期，当引起机体产生某种特应性 IgE 的相同过敏原再次进入人体，接触已致敏的肥大细胞或嗜碱性粒细胞时，每一个致敏抗原分子与两个或两个以上的肥大细胞膜上的 IgE 的 Fab 端相结合，产生立体异构现象，构成 IgE 的激发机制，使细胞外的钙、镁离子进入细胞内，激活一系列的酶原活性，使肥大细胞或嗜碱性粒细胞发生脱颗粒，释放到细胞外。此类颗粒中含有多种化学活性介质，包括组胺、白三烯（慢反应物质）、缓激肽、5-羟色胺、嗜酸性粒细胞趋化因子、血小板激活因子、肝素等。

3. 发作期

或称效应期，即各种化学活性介质从靶细胞内释出时所引起的支气管反应。这些活性介质具有很强的化学活性，当它们达到一定浓度时，即可使支气管的平滑肌收缩、痉挛，毛细血管扩张，通透性增高，血浆渗漏，腺体分泌增多，嗜酸性粒细胞等炎性细胞向病灶区募集等，使小气道狭窄，气流受限，通气功能下降，出现哮鸣和呼吸困难。

临床上要确定气道的变态反应性炎症是比较困难的，但进入 20 世纪 80 年代，随着哮喘患者痰液细

胞学检查、支气管镜检查和支气管肺泡灌洗术、肺组织活检的逐步广泛应用和哮喘病死者的尸体检查的研究，支气管哮喘的最主要的病理学变化是气道的炎症性反应的性质才得以明确，主要特点如下。

（1）在支气管黏膜的上皮组织中、黏膜下及气管腔内有大量的以嗜酸性粒细胞为主的炎症细胞浸润。同时淋巴细胞、巨噬细胞、肥大细胞、浆细胞和中性粒细胞亦可伴随存在，但与以中性粒细胞浸润为主的化脓性炎症，或以淋巴细胞浸润为主的慢性炎症截然不同，称为气道变态反应性炎症（AAI）。

（2）在变态反应性炎症的作用下导致支气管上皮细胞坏死、脱落，上皮纤毛功能损害，上皮下或黏膜下神经末梢裸露，黏膜下腺体增生，杯状细胞增生，分泌亢进，基底膜增厚。

（3）黏膜下组织血管充血扩张，通透性增高，大量血浆及炎性细胞渗出。

（4）由于炎性细胞及血浆渗出导致支气管黏膜水肿，气管腔内分泌物积聚，甚至形成黏液栓，黏液栓中有大量嗜酸性粒细胞聚集。

以上各种由变态反应性炎症造成的小支气管病理改变导致持久而弥漫的支气管通气障碍，构成支气管哮喘最主要的病理基础。这一理论和观念上的改变，必将导致哮喘病预防和治疗上的大变革。

由此可见，支气管哮喘的性质属于变态反应，而小支气管是主要的效应器官及组织。不过，这种机制是否就是变态反应性支气管哮喘发作的唯一机制，目前尚有很多争议。如 Ricci 等认为过敏性支气管哮喘亦可见于Ⅲ型变态反应。在支气管哮喘患者的血清中可以发现大量的自身抗平滑肌抗体，用荧光免疫法可以显示这种抗体集中分布在增厚的支气管基底膜及上皮层下。然而，若用外源性特异性抗原作皮肤试验，这些患者一般为阴性。

三、炎症免疫细胞在支气管哮喘发病中的作用

1. 肥大细胞和嗜碱性粒细胞的激活和介质释放

肥大细胞和嗜碱性粒细胞是变应性炎症中释放炎性介质的主要效应细胞。肥大细胞主要分布于易发生变应性炎症的部位，如哮喘患者的支气管黏膜、肺泡等。嗜碱性粒细胞主要分布于周围血循环中。肥大细胞和嗜碱性粒细胞在变应性炎症中的激活和释放炎性介质过程是非常复杂的，其机制包含了 IgE 介导的机制和非 IgE 介导的机制两种形式，但近年来通过对纯化肥大细胞的研究发现肥大细胞与嗜碱性粒细胞释放炎性介质的方式和种类均有较多差异。

由 IgE 介导的肥大细胞释放介质的机制主要为：①过敏原进入机体使肥大细胞膜表面 IgE 受体分子间的搭桥交联。②搭桥交联后使细胞膜发生磷脂甲基化。③细胞膜磷脂甲基化导致的 Ca^{2+} 内流和传递激活信息，以及 Ca^{2+} 内流前后的一系列酶的激活。④cAMP 的参与。

非 IgE 介导的肥大细胞和嗜碱性粒细胞释放介质是借助 48-80 化合物、抗 IgE、钙离子载体 A23187、P 物质、刀豆素 A 和右旋糖酐等的诱发，这些非特异性的介质促发剂在探讨肥大细胞释放炎性介质机制的试验中起重要作用。48-80 化合物诱发的介质释放过程与 IgE 介导的介质释放有许多相似之处，如作用潜伏期短，有钙离子内流过程等。48-80 化合物可以诱发迟发性的肥大细胞介质释放，其作用部位可能在细胞膜上，而不在细胞内。

近年的研究表明，肥大细胞表面存在着 IgG_4 受体，它们与 IgE 受体相似。变应原进入机体时，IgG_4 可以介导肥大细胞释放介质。同时还表明，在由 IgE 介导的迟发性介质释放中，IgG_4 可能担任重要角色。此外，C_{3a}、C_{5a} 等补体碎片、某些白细胞介素也可以引起肥大细胞的免疫性激活。

2. 嗜酸性粒细胞

变应性炎症是Ⅰ型变态反应的主要病理学特征。传统认为，Ⅰ型变态反应是由肥大细胞脱颗粒引起的，但近年来发现，嗜酸性粒细胞、巨噬细胞或单核细胞、淋巴细胞、中性粒细胞甚至血小板均在变应性炎症中起一定的作用，而且相继在嗜酸性粒细胞、巨噬细胞等细胞表面发现了低亲和力的 IgE 受体（FcR Ⅱ），提示 IgE 在Ⅰ型变态反应中不仅激活肥大细胞，还能激活其他炎性细胞。

以嗜酸性粒细胞为主的炎性细胞浸润是变应性炎症的特征，它具有炎性损伤作用，是一种重要的炎症效应细胞。嗜酸性粒细胞可释放多种活性物质参与变应性炎症的调节，而且其表面有大量的低亲和力 IgE 受体，在变应性炎症的维持和发展中起重要作用。

嗜酸性粒细胞活化后可以释放多种炎性介质，如白三烯（LT）B_4、LTC_4 和血小板激活因子（PAF）。现已知嗜酸性粒细胞是所有参与变应性炎症的细胞中合成 LTC_4 和 D_4 能力最强的细胞。在某些刺激下低密度嗜酸性粒细胞可比正常密度嗜酸性粒细胞产生更多的 LTC_4 和 D_4，但人类嗜酸性粒细胞仅产生少量 LTB_4。嗜酸性粒细胞活化后还可产生大量 PAF，后者具有强烈的嗜酸性粒细胞趋化活性，又可吸引大量嗜酸性粒细胞在炎症区域浸润，以致产生更多的 PAF，这种恶性循环是造成持续性变应性炎症的重要因素之一。

嗜酸性粒细胞还可合成多种上皮毒性物质如主要碱性蛋白（MBP）、嗜酸细胞阳离子蛋白（ECP）、嗜酸细胞过氧化物（EPO）和嗜酸细胞衍生的神经毒素（EDN）等，这些物质对气道上皮、鼻黏膜上皮以及其他炎区组织均有较强的损伤作用。

3. 单核细胞或巨噬细胞

研究表明，单核细胞或巨噬细胞在变应性炎症中起主要效应细胞的作用，而且在支气管哮喘的发病机制中属于较为早期的效应细胞。它们的主要免疫功能是递呈抗原信息给 T 淋巴细胞，促其分泌多种细胞因子和炎性介质前体。

研究还证实在单核细胞或巨噬细胞表面有大量低亲和力 IgE 受体，激活这些受体（尤其是巨噬细胞的受体）可以产生数十种细胞因子和炎性介质，参与支气管哮喘的发病。巨噬细胞激活后可以释放 LTB_4、LTC_4、前列腺素和血小板激活因子等直接参与气道炎症的调节。还可通过合成组胺释放因子、IL-1、IL-8 和颗粒细胞单核细胞集落刺激因子（GM-CSF）等作用于其他细胞，间接参与变应性炎症的调节。总之，单核细胞或巨噬细胞以多种效应参与了变应性炎症的调节，它与 T 淋巴细胞、嗜酸性粒细胞、肥大细胞和中性粒细胞等相互作用以及巨噬细胞对变应性炎症的直接参与均对变应性炎症的形成有较复杂的影响。

4. 淋巴细胞

T 淋巴细胞和 B 淋巴细胞是变应性炎症中的重要调节细胞。IgE 是在 T 淋巴细胞的控制和调节下，由 B 淋巴细胞合成的。如果能从 T 淋巴细胞调控 B 淋巴细胞的各种细胞因子中寻找出抑制 IgE 合成的因子，无疑将使变态反应性疾病的治疗从目前的拮抗炎性介质来控制症状的水平大幅提高。通常认为 T 辅助细胞（Th）可以促进 B 淋巴细胞合成 IgE，而 T 抑制细胞（Ts）则可抑制 IgE 的合成。近年的研究发现，特应性患者周围血中 Th 细胞数目增多，功能增强，而 Ts 细胞数目减少或功能缺陷，Th/Ts 比例失调。

Th 可分 Th1 和 Th2 两种亚型。Th1 可以产生干扰素 γ 和 IL-2，而 Th2 则主要产生 IL-4、IL-5、IL-6 等。Th1/Th2 失衡在哮喘发病机制中起着非常重要的作用，他们通过各自的细胞因子作用于不同的效应细胞，引起一系列的病理生理反应，但 Th1/Th2 失衡并不能解释所有的病理生理现象。

T 淋巴细胞主要借助 IL-4 来促进 B 淋巴细胞合成 IgE。另一方面，T 淋巴细胞分泌的干扰素 γ 又可抑制 B 淋巴细胞合成 IgE。由此推测 IL-4 和干扰素 γ 的比例失调可能是 IgE 增高的主要原因，但从目前的临床研究来看，干扰素 γ 并不能有效地控制变应性炎症的发生和发展，这主要可能与干扰素 γ 是一种多功能淋巴因子有关，值得进一步研究以得到更有效的抑制 IgE 合成的物质。

5. 中性粒细胞

动物实验表明，多形核白细胞在变应性炎症的发生和发展中也起一定作用。在变应性炎症发生前、发生过程中和发生后的炎区组织中均有不同程度的中性粒细胞增高，提示变应性炎症与多形核白细胞有一定关系。初步研究表明，多形核白细胞在变应性炎症中也可释放白三烯、前列腺素和血小板激活因子等，也可以产生引起皮肤肥大细胞再次释放炎性介质的组胺，在迟发相皮肤反应中起重要作用。

6. 血小板

近十余年的研究已逐渐证实，血小板可能是变应性炎症中的效应细胞之一，血小板表面有低亲和力的 IgE 受体。在特应性患者的周围血中，具有 IgE 受体的血小板数目增加，并发现在变应性炎症发生过程中有血小板激活的证据。血小板激活因子作为变应性炎症中的重要炎性介质而引起广泛重视，它可在变应性炎症中激活血小板，并使血小板释放血小板激活因子和组胺释放因子。近年还证实血小板对迟发相哮喘反应亦有一定作用。

四、介质的致炎效应

随着肥大细胞、嗜酸性粒细胞、巨噬细胞等炎性细胞的激活，大量原发性炎性介质如组胺和大量继发性介质如白三烯、血小板激活因子、前列腺素等被释放到炎症局部区域组织中（表 4-1）。根据释放炎性介质的种类、浓度和炎区的部位不同而引起相应的变应性炎症，导致不同的临床症状。但是不论原发性介质还是继发性介质，其致炎效应过程都依赖以下三种作用。

1. 促炎作用

这些介质可以使炎症区毛细血管扩张充血，渗漏增加，水肿形成甚至微血栓形成，这就是组织的炎性损伤。除支气管黏膜以外，皮肤、鼻黏膜、消化道黏膜也易发生变应性炎症。其特征因发生的组织不同而有所区别，但其共同特征是在炎症早期以渗出性炎症为主，而长期反复发作可导致增生性炎症，并可形成不可逆转的炎性损伤。

表 4-1　各种炎症介质对哮喘患者气道的调节作用

介质	支气管痉挛	气道黏液分泌	血管通透性增加	趋化活性	支气管高反应性
组胺 H_1	+ +	−	+ +	+	+
H_2	−	+	?	−	−
前列腺素 D_2、$F_{2\alpha}$	+ +	+	?	?	+
E_2	−	+	−	+	−
I_2	−	?	+	−	?
血栓素 A_2	+ +	?	−	±	+
白三烯 B_4	−	−	±	+ +	±
C_4，E_4，F_4	+ +	+ +	+ +	?	±
血小板激活因子	+ +	+	+ +	?	±
缓激肽	+	+	+ +	−	−
腺苷 A_1	+	?	?	?	−
A_2	−	?	−	−	−
P 物质	+	+ +	+ +	±	−
神经肽 A	+ +	+	+	−	−
补体碎片	+	+	+	+ +	−
5-羟色胺	±	?	+	−	−
氧自由基	+	?	+	?	−

注：+ +，显著作用；+，中等效应；±，可能有轻度的作用；?，目前还不清楚。

2. 炎性细胞趋化作用

这些介质多具有对炎性细胞的趋化作用，吸引嗜酸性粒细胞、巨噬细胞、中性粒细胞和淋巴细胞聚集在炎症部位。某些介质还可激活这些炎性细胞，从而加重局部的炎症反应。炎性细胞的趋化与多种细胞膜上的糖蛋白黏附分子的激活有密切关系。

3. 致痉作用

这些介质多具有对支气管平滑肌、肠道平滑肌的致痉作用，这可以导致管腔狭窄从而引发哮喘和肠痉挛，使气道的气流受限。

五、白细胞介素在哮喘发病中的作用

白细胞介素（简称白介素，IL）是与哮喘发病有密切关系的一组细胞因子，1979 年在瑞士召开的第二届国际淋巴因子会议上，将白细胞间相互作用的一类细胞因子统一命名为白细胞介素，当时主要为白细胞介素 1 ~ 8，其后又发现许多白细胞介素，如 IL-1α、IL-1β 及 IL-9 ~ 14。目前已知与哮喘发病关系比较密切的白细胞介素为以下数种。

1. 白介素 4（IL-4）

1982 年发现，由活化的 T 细胞产生，是一种促进白细胞增殖的因子，也称为 B 细胞生长因子（BCGF-Ⅰ）或 B 细胞刺激因子（BSF-Ⅰ）。不同浓度的 IL-4 可使 B 细胞合成不同类型的免疫球蛋白（Ig），例如产生 IgE 及部分 IgG。IL-4 促进肥大细胞增殖并使 CD23 表达 IgE 受体。IL-4 和 IL-3 共同作用时可进一步促进肥大细胞增殖，因此 IL-4 与 IgE 的产生和其受体表达，即Ⅰ型变态反应的发病有关。哮喘属 IgE 介导的Ⅰ型变态反应性疾病，现已有文章报道，哮喘发作期和缓解期外周血中 IL-4 水平升高，分泌 IL-4 的细胞增加，IL-4 和分泌 IL-4 细胞阳性率与血清中 IgE 水平有显著相关性。IFN-γ 对 IL-4 有拮抗作用，它不仅可抑制 IL-4 刺激 IgE 的生成，也可抑制 IgE 受体的产生。哮喘的发病可能与 IL-4/IFN-γ 平衡失调有关；临床应用 IFN-γ 来抑制 IL-4 的产生，减少 IgE 合成，从而达到抗哮喘的作用。

2. 白介素 5（IL-5）

又称 B 细胞生长因子-Ⅱ（BCGF-Ⅱ）、嗜酸性粒细胞集落刺激因子（E-CSF）或嗜酸性粒细胞分化因子（EDF），有促进抗原刺激 B 细胞分化成为产生抗体的浆细胞，调节抗体水平及激活、增殖、分化吸引嗜酸性粒细胞的作用。这些作用都可能参与哮喘过敏性炎症的发生。

3. 白介素 8（IL-8）

1986 年发现，1989 年命名为白细胞介素 8（IL-8）。它主要为单核细胞产生的一种中性粒细胞趋化因子。内皮细胞、成纤维细胞和表皮细胞等也能产生 IL-8。白介素 8 能吸引中性粒细胞、T 细胞和嗜碱性粒细胞，尤其使中性粒细胞黏附在上皮细胞上，使之激活并释放溶菌酶。它还能刺激中性粒细胞产生白三烯 B_4（LTB_4）。LTB_4 进一步吸引多形核白细胞到气道，参与气道炎症反应。IL-8 还可刺激嗜碱性粒细胞，使它释放组胺，参与哮喘的发病。

4. 白介素 3（IL-3）

1981 年发现，它与其他细胞因子一起共同促进巨噬细胞、中性粒细胞、嗜酸性粒细胞、嗜碱性粒细胞、肥大细胞、巨核细胞的产生和分化，还可促进嗜酸性粒细胞与血管内皮细胞的粘连，加强它们之间的作用，从而加重气道过敏性炎症。

5. 白介素 10（IL-10）和白介素 12（IL-12）

哮喘是以 Th2 亚型的 T 辅助细胞（Th）反应为特征的气道炎症性疾病。许多实验证明可能受 IL-10 和 IL-12 调节，IL-10 使 T 细胞去活化，因此造成过敏性哮喘时 Th2 的耐受性，而 IL-12 可使反应适于 Th1 类型。肺泡巨噬细胞（AM）可分泌这两种细胞因子，因而调节哮喘时 T 细胞的作用。IL-10 和转移生长因子 β（TGF-β）可以抑制 B 细胞和 T 细胞、IgE 产生、肥大细胞增生，而且可引起嗜酸性粒细胞的凋亡。因此这些细胞因子是与哮喘和过敏有关的候选基因。流行性感冒 A 病毒感染可使 IL-10 产生减少，而甲泼尼龙却可以上调单核细胞产生 IL-10。

六、白细胞三烯在哮喘发病中的作用

白细胞三烯（简称白三烯，LT）是由普遍存在的花生四烯酸（AA）合成的重要介质，在哮喘发病中起重要的作用。目前有足够的根据说明哮喘患者体内的白三烯增加，实验结果表明，哮喘和特应性体质患者血中白细胞的 LTB_4 和 LTC_4 要比正常人高 3 ~ 5 倍。哮喘稳定期患者血浆的 LTC_4 和 LTD_4 的含量也高于健康人。白三烯参与哮喘发病的各种病理生理过程，如支气管痉挛、支气管黏膜的微血管渗漏、黏液分泌增加和富含嗜酸性粒细胞的炎症细胞浸润。

1. 收缩支气管

半胱氨酰白三烯有强力收缩气道平滑肌的功能，LTC_4、LTD_4 收缩人平滑肌的能力相当，比组胺至少强 1 000 倍，因此以往称为过敏性慢反应物质（SRS-A）。LTE_4 收缩平滑肌效应的有关报道不一，有报道认为与其他半胱氨酰白三烯相当，但也有报道 LTE_4 收缩平滑肌的活性只有其他半胱氨酰白三烯的 1/1 000 ~ 1/100。

半胱氨酰白三烯对健康人和哮喘患者的支气管均有收缩作用，但哮喘患者吸入白三烯后的反应比健康人强烈得多。其中 LTC_4 和 LTD_4 的作用相当，而 LTE_4 则只有它们的 1/30～1/100。就起效时间而言，LTD_4 和 LTE_4 在服药后 4～6 分钟即开始发挥作用，而服 LTC_4 后需 10～20 分钟才起作用。因为人类与豚鼠不同，豚鼠有 LTC_4 和 LTD_4 的对应受体，而人只有 LTD_4 受体，而无 LTC_4 受体。LTC_4 必须首先转化为 LTD_4 方能起作用，因此它对支气管的收缩是“迟到”的作用。白三烯受体的分子结构目前还不清楚。

Adelroth 等以呼气峰流速下降 30% 为额度，对健康人和哮喘患者进行气道激发试验，结果发现哮喘患者所需的醋甲胆碱的累积量只相当于健康人的 1/8。所需的 LTD_4 量只有健康人的 1/13。这表明醋甲胆碱对支气管的非特异刺激强度为 LTD_4 的 6 倍（也有报告 1～10 倍）。LTB_4 具有很强的趋化作用，但不引起平滑肌收缩。

有些学者还报道，雾化吸入半胱氨酰白三烯时，药物对支气管的激发效果与呼吸状态有关，深呼吸可减弱激发效应。通常认为深呼吸使外周气道打开，深呼吸减弱激发效应表明半胱氨酰白三烯对外周气道也有作用。因此可见，半胱氨酰白三烯对气道具有外周和中心双重效应。

2. 增加血管通透性

在炎症反应中，血管通透性增加发生于毛细血管后静脉，由于血管内皮裂隙形成或扩大，使大分子物质外漏，继而水分渗出，水肿即形成。前列腺素、缓激肽和血小板激活因子（PAF）等介质参与这一过程。实验证明半胱氨酰白三烯可明显增加血管渗漏。

3. 促进黏液分泌

哮喘发作的病理特征之一是黏液分泌增多，并进而引起气道阻塞。严重哮喘时可形成黏液栓塞，其栓子是黏膜下腺分泌的黏液与富含嗜酸性粒细胞及中性粒细胞的炎性渗出液的混合物。组胺、前列腺素、血栓素及血小板激活因子等介质参与这个过程。现已证明半胱氨酰白三烯是所研究的促黏液分泌素中最活跃者之一。狗的实验也证明 LTC_4 的存在使气管黏膜下腺分泌的黏液增加。

4. 细胞浸润

LTB_4 是中性白细胞的强趋化剂，但其他半胱氨酰白三烯似无趋化作用。

5. 提高气道高反应性

半胱氨酰白三烯可提高气道反应性，但较组胺或醋甲胆碱的作用弱。然而，吸入半胱氨酰白三烯能够增加哮喘患者的气道对组胺的敏感性，这种作用可持续 7 天。这些效应说明白三烯在哮喘患者气道高反应的发生机制中起着重要作用。

半胱氨酰白三烯至少须与两种不同的高亲和性立体选择性膜结合受体，即 cys LT_1 和 cys LT_2 相互作用。cys LT_1 受体（其性质目前已比较了解）存在于包括人在内的多种动物的肺。半胱氨酰白三烯与哮喘有关的病理生理学基础均由受体的刺激所介导。根据上述原理，科学家们新近研究并生产了白三烯受体阻断剂（如“安可来”和“顺尔宁”），经临床实践证明对于控制哮喘的临床症状有较好的疗效。

七、气道炎症与气道高反应性

通过大量动物实验和哮喘患者的支气管激发试验，包括醋甲胆碱及组胺等非特异性激发试验和各种变应原的特异性激发试验，均证明支气管哮喘患者有程度不等的气道高反应性（AHR）。所谓 AHR 实际上就是气道的易收缩性和易舒张性，它基于气道的变态反应性炎症，可能的机制如下。

（1）炎症导致的气道上皮损伤，使黏膜屏障功能下降。

（2）炎症使气道神经末梢受损或裸露，使对各种刺激的敏感性提高。

（3）炎症使气道黏膜纤毛黏液毯的清除功能下降，利于变应原或刺激物的沉积，激发特异性抗原-抗体反应。

（4）炎症导致嗜酸性粒细胞释放各种毒性蛋白，包括主要碱性蛋白、嗜酸性粒细胞阳离子蛋白、嗜酸性粒细胞神经毒素、嗜酸性粒细胞过氧化物等。此类生物活性物质均可提高气道上皮对外界刺激的敏感性。

（5）变态反应性炎症细胞激活后释放芳基硫酸酶、透明质酸酶、溶酶体酶等激动气道平滑肌受体，使平滑肌应激功能降低。

（6）变应性炎症使毛细血管扩张血流变慢，导致各种血管内细胞的黏附分子表达，向血管外转移，加重局部的炎症反应，使气道反应性呈持续而循环反复地增高。

实际上气道高反应性的形成机制十分复杂，少数慢性支气管炎患者，甚至有些正常人，气道激发试验也可显示气道高反应性。据文献报道，无哮喘病、无 COPD、不吸烟的正常成人作气道反应性测定时，约 20% 的受试者可有不同程度反应性升高，说明除变态反应性炎症以外，还有一些体质性因素可以影响气道高反应性的发生。这些人日后可能成为支气管哮喘的潜在发病者。

第四节　病理

正常气道壁的组织学结构可分为上皮（包括分泌腺）、平滑肌、软骨和起网络支撑作用的结缔组织。分泌腺只存在于含软骨的气道壁内，细支气管壁既无软骨亦无黏液腺，但细支气管壁平滑肌可占管壁总厚度的 50%。气道上皮含 8 种不同的细胞，即基底细胞或干细胞（它们是其余细胞的前身），中间和未分化细胞（后者形成纤毛细胞），刷状或微绒毛细胞，克拉拉细胞（Clara cell），浆液和黏液分泌细胞，Kulchitsky 细胞。肺外气道上皮和少数肺内气道上皮含丰富的交感神经网，对许多种类的刺激包括气体、烟、尘、雾和抗原起反应。靠近管腔处有快速适应受体或称刺激性受体，沿细胞周径分布。支配气管支气管平滑肌的输出神经纤维复杂，不同种系之间差别很大，如豚鼠的气道平滑肌组成多单位结构，每一肌细胞有许多神经支配，肌细胞之间连接较少，而人类气道平滑肌为单一的单位，每个肌细胞之间有许多连接，而神经末梢相对较少，这些解剖结构的不同可能与喘息的发作有一定的关系。

支气管哮喘患者喘息的主要病理生理基础为：①平滑肌痉挛。②气道炎症和水肿。③黏液分泌过多，加重了支气管腔的狭窄和阻塞。这 3 种病变在喘息发展过程中所占的比重不同，如平滑肌痉挛在喘息发作时是气道堵塞的主要原因，但经舒张平滑肌的药物治疗后能很快逆转，而气道炎症、水肿和黏液分泌过多所形成的黏液栓则成为喘息难于逆转或不可逆转的主要原因。

一、大体解剖

尸检时从胸腔取出的肺不塌陷，肺表面显示过度膨胀和萎陷区。这是由于部分气道形成不同程度的阻塞所致。如阻塞完全，末梢部分的空气被吸收，使该处肺组织萎陷。如阻塞不完全，在吸气时空气仍能进入末梢肺组织，但呼气时空气不能经狭窄的气道排出，因而存留在肺组织内，使肺组织过度膨胀。这时，肺切片可见软而胶冻状或灰色橡皮样黏液栓，最常见于中等到小支气管腔内。死于喘息持续状态的患者这种黏液栓更为常见。

二、显微镜下所见

支气管平滑肌显著增厚，死于喘息持续状态的患者支气管平滑肌厚度可达正常人的 2.6 倍，而慢性支气管炎患者的气道平滑肌增厚不明显，这是鉴别哮喘和慢性支气管炎的病理要点。

支气管黏膜下水肿、血管扩张充血和炎症免疫细胞浸润。这些细胞包括嗜酸性粒细胞、浆细胞、淋巴细胞和一些中性粒细胞。有时嗜酸粒细胞很少或无，主要为浆细胞和淋巴细胞。黏膜基底膜增厚、玻璃样变，基底膜的厚度可达正常的 2.5 倍。基底膜的增厚主要是胶原纤维沉积增多和蛋白渗出的结果。

黏膜下分泌腺增生，但不如慢性支气管炎时严重。黏膜下分泌腺中分泌黏液的细胞，即杯状细胞增多，而纤毛细胞减少，表面上皮内的杯状细胞亦增多。正常情况下支气管黏膜上皮内杯状细胞只见于大、中支气管和有软骨的小支气管，这种小支气管直径为 1～2mm，小支气管以远的气道黏膜上皮内无杯状细胞。但哮喘患者的外周细支气管黏膜上皮内有丰富的杯状细胞。黏液内有较多酸性蛋白、DNA

结合纤维和渐进性纤维素形成以及糖蛋白和蛋白多糖比例改变，这些都使黏液的化学性质改变，黏液变稠成胶冻样。白蛋白和其他蛋白从损伤的支气管壁内漏至黏液内。黏液和蛋白分层增多显示这些分泌物较陈旧。黏液中的嗜酸性粒细胞一般保存较好，可能是由于这些细胞新近才渗至黏液内的缘故，它们成串混在黏液内。皮质激素治疗可减少黏液内细胞成分，但不能影响黏液栓的形成。纤毛细胞的纤毛由于蛋白性液体和炎症细胞产物的作用，特别是嗜酸性粒细胞的主要碱性蛋白损伤，加上腔内已有的黏稠物质使这些纤毛细胞很难移去管腔内的内容物。

支气管腺的开口扩张使支气管黏膜向外凸出，这是由于支气管腔内压的增加和平滑肌收缩以及通过这些部位的黏液滞留的结果。支气管黏膜的外凸有不同的名词描述，如上皮隐窝样突出、支气管憩室等，如发生炎症则称支气管憩室炎。组织学上有明确的喘息病变并死于喘息者，支气管憩室的发生率可高达92%。憩室破裂可导致间质性肺气肿甚至气胸。

哮喘患者的细支气管和痰内可见柯什曼螺旋体。这种螺旋是一种小的线状有螺纹的绳样物，螺纹向同一方向旋转，中心为一高度可折光的致密的盘卷或编成辫子状的线圈。哮喘患者支气管腔内黏液和蛋白性液体中可混杂炎症细胞。嗜酸性粒细胞脱颗粒所形成的双锥体形六角形的嗜酸性结晶，称为夏柯-雷登（Charcot-Leyden）结晶，后者由嗜酸性细胞膜溶血磷脂酶构成。夏柯-雷登结晶在变态反应性鼻窦炎的细胞外黏液中较常见，也可见于胸腔积液和血液中。

呼吸道纤毛上皮可变性、碎裂和从基底膜上剥脱。这种变性断裂脱落的纤毛上皮被称为 Creola 小体，在组织切片、痰标本或黏液栓或管型中可见到。纤毛细胞的成团脱落使支气管树的纤毛运动进一步受阻。主要碱性蛋白是嗜酸性粒细胞颗粒的一个重要成分，一些学者研究了主要碱性蛋白对肺的毒性作用时发现从喘息患者提取的纯化的主要碱性蛋白也能损伤肺泡细胞。喘息的发作是由于抗原与 IgE 抗体在肥大细胞和嗜碱性粒细胞表面作用后，激活肥大细胞和嗜碱性粒细胞使之脱颗粒，释放出一系列已合成的活性介质如组胺、过敏性嗜酸性粒细胞趋化因子（ECF-A）、PAF 和花生四烯酸产物等，在激活释放过程中又合成慢反应性物质（SRS）-A。这些介质能使血管扩张，血管通透性增加，平滑肌收缩，并使嗜酸性粒细胞等炎症细胞聚集，从而产生一系列组织损伤和病变。

第五节 临床表现

几乎所有哮喘患者都有长期性和发作性（周期性）的特点，因此，近年认为典型哮喘发作 3 次以上，有重要诊断意义。哮喘的发病大多与季节和周围环境、饮食、职业、精神心理因素、运动或服用某种药物有密切关系。过敏性疾病的病史和家族性的哮喘病史对哮喘的诊断也很有参考意义。此外还应注意有无并存呼吸道感染及局部慢性病灶。

一、主要症状

自觉胸闷、气急，即为呼吸困难，以呼气期为明显，但可以自行缓解或经用平喘药治疗而缓解。典型的哮喘发作症状易于识别，但哮喘病因复杂，其发作与机体的反应性，即遗传因素和特应性素质的个体差异相关，过敏原和刺激物质和量的不同均可导致哮喘发作症状的千变万化。有些患者表现为咳嗽，称为咳嗽变异性哮喘或过敏性咳嗽，其诊断标准（小儿年龄不分大小）是：①咳嗽持续或反复发作 >1 个月，常在夜间（或清晨）发作，痰少，运动后加重。②没有发热和其他感染表现或经较长期抗生素治疗无效。③用支气管扩张剂可使咳嗽发作缓解。④肺功能检查确认有气道高反应性。⑤个人过敏史或家族过敏史和（或）过敏原皮试阳性等可作辅助诊断。

二、体征

发作时两肺（呼气期为主）可听到如笛声的高音调，而且呼气期延长的声音，称为哮鸣音，是诊断哮喘的主要依据之一。一般哮鸣音的强弱和气道狭窄及气流受阻的程度相一致，因此哮鸣音越强，往往说明支气管痉挛越严重。哮喘逐步缓解时，哮鸣音也随之逐渐减弱或消失。但应特别注意，不能仅靠哮鸣音的强弱和范围来估计哮喘的严重度，当气道极度收缩加上黏痰阻塞时，气流反而减弱或完全受阻，这时哮鸣音反而减弱，甚至完全消失，这不是好现象，而是病情危笃的表现，应当积极抢救。

三、哮喘严重发作

1. 哮喘持续状态

哮喘严重发作通常称为哮喘持续状态，这是指一次发作的情况而言，并不代表该患者的基本病情，但往往发生于重症的哮喘患者，而且与预后有关，可威胁患者的生命。因此哮喘严重发作是哮喘病本身的一种最常见的急症。

以往给哮喘持续状态所下的定义是："哮喘严重持续发作达 24 小时以上，经用常规药物治疗无效"。现在认为这样的定义是不全面的。事实上，许多危重哮喘病例的病情发展常在一段时间内逐渐加剧，因此所有重症哮喘的患者在某种因素的激发下都有随时发生严重的致命性急性发作的可能，而无特定的时间因素。其中一部分患者可能在哮喘急性发作过程中，虽经数小时以至数天的治疗，但病情仍然逐渐加重。也有一些患者在间歇一段相对缓解的时期后，突然出现严重急性发作，甚至因得不到及时和有效治疗而在数分钟到数小时内死亡，这就是所谓的哮喘猝死。哮喘猝死的定义通常为：哮喘突然急性严重发作，患者在 2 小时内死亡。其原因可能为哮喘突然发作或加剧，引起气道严重阻塞或其他心肺并发症导致心跳和呼吸骤停。重症哮喘患者出现生命危险的临床状态称为潜在性致死性哮喘。这些因素包括：①必须长期使用口服糖皮质激素类药物治疗。②以往曾因严重哮喘发作住院抢救治疗。③曾因哮喘严重发作而行气管切开，机械通气治疗。④既往曾有气胸或纵隔气肿病史。⑤本次发病过程中须不断超常规剂量使用支气管扩张剂，但效果仍不明显。除此以外，在本次哮喘发作的过程中，还有一些征象值得高度警惕，如喘息症状频发、持续甚至迅速加剧，气促（呼吸超过 30 次/分），心率超过 140 次/分，体力活动和说话受限，夜间呼吸困难显著，取前倾位，极度焦虑、烦躁、大汗淋漓，甚至出现嗜睡和意识障碍，口唇、指甲发绀等。患者的肺部一般可以听到广泛哮鸣音，但若哮鸣音减弱甚至消失，而全身情况不见好转，呼吸浅快，甚至神志淡漠和嗜睡，则意味着病情危笃，随时可能发生心跳和呼吸骤停。此时其他有关的肺功能检查很难实施，唯一的检查是血液气体分析。如果患者呼吸空气（即尚未吸氧），那么若其动脉血氧分压 <8 kPa（60 mmHg），和（或）动脉血二氧化碳分压 >6 kPa（45 mmHg），动脉血氧饱和度 <90%，则意味着患者处于危险状态，应马上进行抢救，以挽救患者生命。

2. 脆性哮喘

正常人的支气管舒缩状态呈现轻度生理性波动，第一秒用力呼气容积（FEV_1）和最大呼气流速（PEF）在晨间降至最低（波谷），而午后达最大值（波峰），在哮喘患者，这种变化尤其明显。1977 年 Turner-Warwich 报道将哮喘患者的肺功能改变分为 3 种主要类型：①治疗后 PEF 始终不能恢复正常，但有一定程度的可逆。②用力呼气肺活量（FVC）改变可逆，而 FEV_1 和 PEF 的降低不可逆。③FEV_1 和 PEF 在治疗前后或一段时间内大幅度地波动，即为"飘移者"，有学者将这一类型哮喘称为脆性哮喘（BA）。其后关于 BA 的定义争论不休。如美国胸科协会（AST），用此概念描述那些突发、严重、危及生命的哮喘发作。最近 Ayres 在综合各种观点的基础上提出 BA 的定义和分型如下。

Ⅰ型 BA：尽管采取了正规、有力的治疗措施，包括吸入皮质激素（如吸入二丙酸倍氯米松 1 500 μg/d以上），或口服相当剂量的皮质激素，同时联合吸入支气管扩张剂，连续观察至少 150 天，半数以上观察日的 PEF 变异率仍 >40%。

Ⅱ型 BA：特征为在基础肺功能正常或良好控制的背景下，无明显诱因突然急性发作的支气道痉挛，3 小时内哮喘严重发作伴高碳酸血症，可危及生命，常需机械通气治疗。经期前哮喘发作往往属于此种类型。

四、特殊类型的哮喘

1. 运动性哮喘

运动性哮喘也称运动诱发性哮喘，是指达到一定的运动量后引起支气管痉挛而发生的哮喘，因此其发作都是急性的、短暂的，而且大多数能自行缓解。运动性哮喘固然均由运动引起，但运动的种类、运动持续时间、运动量和运动强度均与哮喘的发作有直接关系。运动性哮喘并非说明运动即可引起哮喘，实际上短暂的运动不但不会引起哮喘，而且还可兴奋呼吸，使支气管有短暂的扩张，肺通气功能改善，FEV_1 和 PEF 有短暂的升高。其后随着运动时间的延长、强度的增加，支气管转而发生收缩。虽然运动性哮喘常常兼发于支气管哮喘患者，但与过敏性哮喘不同，其特点为：①发病均在运动后。②有明显的自限性，发作后只需经过一定时间的安静休息即可逐渐自然恢复正常。③无外源性或内源性过敏因素参与，特异性变应原皮试阴性。④一般血清 IgE 水平不高。但有些学者认为，运动性哮喘常与过敏性哮喘共存，因此认为运动性哮喘与变态反应（过敏反应）存在着一些间接的关系。

临床表现疑为运动性哮喘者，应进一步作运动前后的肺功能检查，根据运动前后的肺功能变化来判断是否存在运动性哮喘，这种方法也称为运动诱发试验。常用的运动方式有跑步、自行车功率试验和平板车运动试验。如果运动后 FEV_1 下降 20%～40%，即可诊断轻度运动性哮喘，如果 FEV_1 下降 40%～65%，即为中度运动性哮喘，FEV_1 下降 65% 以上，则属重度运动性哮喘。受检患者患有严重心肺疾病或其他影响运动的疾病则不能进行运动试验，试验时要备有适当抢救措施，应在专业医务人员指导下进行。

2. 药物性哮喘

哮喘的发作是由使用某些药物引起（诱发）的，这类哮喘叫作药物性哮喘。可能引起哮喘发作的药物很多，常见者为：阿司匹林，β 受体阻滞药（包括非选择性 β 受体阻滞药普萘洛尔、噻吗洛尔和选择性 β 受体阻滞药），局部麻醉剂，添加剂（如酒石黄，是一种黄色染料，广泛用作许多食品、饮料以及药物制剂的着色剂），医用气雾剂中的杀菌复合物（如用作定量气雾剂的防腐剂例如氯化苯甲烃铵抗氧化剂），用于饮用酒、果汁、饮料和药物的防腐保藏剂（如亚硫酸盐）和抗生素或磺胺药（包括青霉素、磺胺药、呋喃类药）等。个别患者吸入定量的扩张支气管的气雾剂时，偶尔也可引起支气管收缩，这可能与其中的氟利昂或表面活性剂有关。免疫血清、含碘造影剂等除了可引起皮疹、发热、血管炎性反应、嗜酸性粒细胞增多和过敏性休克等全身过敏表现外，也可引起哮喘发作，但往往被忽略。

药物性哮喘的发生机制与哮喘本身极为相似，首先决定于患者的体质因素，即对某种药物的敏感性。因为这些药物通常是以抗原（如免疫血清）、半抗原或佐剂的身份参与机体的变态反应过程的，没有机体的易感性就不容易发生过敏反应。但并非所有的药物性哮喘都是机体直接对药物产生过敏反应而引起的，β 受体阻滞药更是如此，它是通过阻断 β 受体，使 $β_2$ 受体激动药不能在支气管平滑肌的效应器上起作用，导致支气管痉挛，哮喘发作。

3. 阿司匹林性哮喘

阿司匹林是诱发药物性哮喘中最常见的药物，某些哮喘患者于服用阿司匹林或其他解热镇痛药及非类固醇类抗炎药后数分钟或数小时内即可诱发剧烈的哮喘，其表现颇似速发型变态反应，因此以往许多人从药物过敏的角度理解阿司匹林性哮喘，但迄今尚未发现阿司匹林的特异性 IgE，也未发现其他的免疫机制参与，变应原皮肤试验阴性。所以近年来普遍认为可能不是由过敏所致，而是对阿司匹林的不耐受性。除阿司匹林以外，吲哚美辛（消炎痛）、安乃近、氨基比林、非那西丁、保泰松、布洛芬等解热镇痛药也可引起类似的哮喘发作。这种对以阿司匹林为代表的解热镇痛药的不耐受现象就称为阿司匹林性哮喘。其中约半数并发鼻息肉和鼻窦炎，对于这种现象，过去称为阿司匹林哮喘三联征或阿司匹林三联征。对于这些提法各家意见不一，最近有些学者建议称为阿司匹林性综合征。

阿司匹林性哮喘多发生于中年人，也可见于少数儿童患者。在临床上可分为两个时相，即药物作用相和非药物作用相。药物作用相指服用阿司匹林等解热镇痛药后引起哮喘持续发作的一段时间，其临床表现为：服这类药 5 分钟至 2 小时，或稍长时间之后出现剧烈的哮喘。绝大多数患者的哮喘发作潜伏期为 30 分钟左右。患者的症状一般都很重，常可见明显的呼吸困难和发绀，甚至出现意识丧失、血压下降、休克。药物作用相的持续时间不一，可短至 2 小时，也可 1～2 天。非药物作用相阿司匹林性哮喘是指药物作用时间之外的时间。患者可因各种不同的原因而发作哮喘。

阿司匹林性哮喘发病率各家报道不一，国外报道它在哮喘人群中的发病率为 1.7%～5.6%，但如果用口服阿司匹林作激发试验，则它的发病率可占成人哮喘的8%~22%。北京协和医院变态反应科于1984年对3 000例初诊的哮喘患者进行调查，其结果为：阿司匹林哮喘在哮喘人群中的发病率为2.2%。

由于阿司匹林性哮喘的发病很可能通过抑制气道花生四烯酸的环氧酶途径，使花生四烯酸的脂氧酶代谢途径增强，因而产生炎性介质，即白三烯。后者具有很强的收缩支气管平滑肌作用所致。因此近年研制的白三烯受体拮抗剂，如扎鲁司特（安可来）和孟鲁司特钠（顺尔宁）可以完全抑制口服阿司匹林引起的支气管收缩。

4. 职业性哮喘

随着工农业的发展，各种有机物或无机物以尘埃、蒸汽或烟雾3种形式进入生产者的工作环境。如果这些有害物质被劳动者吸入而引起哮喘发作，那么这些有害物质就称为"职业性致喘物"（过敏原）。从广义来说，凡是由职业性致喘物引起的哮喘就称为职业性哮喘，但从职业病学的角度，职业性哮喘应有严格的定义和范围。然而，不同国家，甚至同一个国家的不同时期，职业性哮喘的法定含义不同。我国在20世纪80年代末制定了职业性哮喘的诊断标准，致喘物规定为：异氰酸酯类（如甲苯二异氰酸盐等）、苯酐类、多胺类固化剂（如乙烯二胺、二乙烯三胺、三乙烯四胺等）、铂复合盐、剑麻和青霉素。

职业性哮喘的发生率往往与工业发展水平有关，工业越发达的国家，职业性哮喘发生率越高，估计美国职业性哮喘的发病率为15%。1988年美国公共卫生署估计职业性哮喘占整个职业性呼吸系统疾病的26%。

职业性哮喘的病史有如下特点：①有明确的职业史，因此本病的诊断只限于与致喘物直接接触的劳动者。②既往（从事该职业前）无哮喘史。③自开始从事该职业至哮喘首次发作的"哮喘潜伏期"最少半年以上。④哮喘发作与致喘物的接触关系非常密切，接触则发病，脱离则缓解，甚至终止。典型的职业性哮喘往往是在工作期间或工作后数小时发生气促、胸闷、咳嗽、喘鸣，常伴鼻炎和（或）结膜炎，工作日的第一天（如星期一）症状最明显，周末、节假日或离开工作场所后，上述症状缓解，因此，有人称它为"星期一综合征"。还有一些患者在吸入氯气、二氧化硫及氟化氢等刺激性气体时，出现急性刺激性剧咳、咳黏液痰、气急等症状，称为反应性气道功能不全综合征，气道反应性增高可持续至少3个月。

第六节　诊断

支气管哮喘的诊断可以分为非特异性诊断与特异性诊断两类。非特异性诊断亦即不要求明确病因的一般病种诊断，最主要是通过肺功能检查结合临床表现确定，而支气管哮喘的特异性诊断则是属于病因性诊断，最主要是通过变态反检查确定。哮喘诊断的主要程序一般为：病史采集、物理检查、胸部X线检查、肺功能检查和特异性过敏原检查等。

一、哮喘的病史采集

几乎所有哮喘患者的喘息发作都有长期性、发作性（周期性）、反复性、自限性、可逆性的特点，因此，近年认为典型哮喘发作3次以上，有重要诊断意义。哮喘的发病大多与季节和周围环境、过敏原接触、饮食、职业、精神心理因素、运动或服用某种药物有密切关系。过敏性疾病的病史和家族性的哮喘病史对哮喘的诊断也很有参考意义。此外还应注意有无并存呼吸道感染及局部慢性病灶。

两肺以呼气期为主的哮鸣音是诊断哮喘的主要依据之一。一般哮鸣音的强弱和气道狭窄及气流受阻的程度相一致，因此哮鸣音越强，往往说明支气管痉挛越严重。哮喘逐步缓解时，哮鸣音也随之逐渐减弱或消失。但应特别注意，不能仅靠哮鸣音的强弱和范围来作为估计哮喘严重度的根据，当气道极度收缩加上黏痰阻塞时，气流反而减弱或完全受阻，这时哮鸣音反而减弱，甚至完全消失，这可能是病情危笃的表现，应当进行血液气体分析，准确判断。

二、胸部X线检查

哮喘患者常常需要进行胸部X线检查，特别是初诊时。胸部X线检查除一般的胸部平片以外，有时还需要进行胸部CT检查，这些检查对哮喘的诊断、鉴别诊断和估计哮喘病情的严重度有帮助。

哮喘患者的胸部X线表现并没有更多的特异性，常见为肺纹理增多，紊乱和肺气肿（或肺通气过度）征，有些患者可见肺大疱，有时可见气胸、纵隔气肿或肺动脉高压等并发症。但胸部X线检查在哮喘的鉴别诊断方面应为基本，而且重要。胸部X线检查也是长期皮质激素治疗安全性的重要保障之一，特别对患有肺结核的患者，因此皮质激素治疗前和治疗过程的定期胸部X线检查极为重要。

三、肺功能检查

哮喘患者的气道处于不稳定状态，气道平滑肌的收缩性增加，黏膜和黏膜下层增厚，管腔分泌液增多都可能使气道的功能状态恶化，引起气流阻塞。支气管有效通气管径的缩小可使患者出现喘鸣和呼吸困难，而反映在肺功能上的改变就是通气功能的损害。因此哮喘患者的肺功能检查对于哮喘的诊断和治疗都很重要：①气道激发试验和（或）支气管扩张试验（气道可逆试验）有助于确立哮喘的诊断并与单纯慢性支气管炎鉴别。②支气管扩张试验还有助于估计 β_2 受体激动药的可能疗效，为药物选择提供参考。③以第一秒用力呼气容积（FEV_1）和最大呼气流速（PEF，也称呼气峰流速）为主要指标结合肺总量和残气量，以及临床症状，特别是夜间哮喘的发作情况等估计哮喘患者病情的严重程度，结合血气分析的结果，尤其是动脉血氧分压（PaO_2），血氧饱和度（SaO_2）和二氧化碳分压（$PaCO_2$）等参数估计哮喘急性发作期病情的严重程度。④客观评价药物的临床疗效。

哮喘患者的肺功能测定通常包括通气功能、肺动力学和血液气体分析。

（一）通气功能的测定

1. 哮喘患者呼气流速、气道阻力和静态肺容量测定

喘息症状发作时累及大、小气道，但最主要的病变部位在小支气管，而且是弥漫性的。小支气管的横截面积又远大于大气道，再加上，吸气过程是主动的，呼气过程是被动的，因此呼气阻力一般大于吸气阻力，FEV_1、最大呼气流速（PEF）、用力肺活量（FVC）均明显下降。最大呼气流速-容积曲线（F-V环）测定是哮喘肺功能检查中极为常用也是最重要的部分，因为呼出的气量和相应的瞬间流量形成用力呼气流速-容积曲线，它能反映气流在气道里通过的情况和小气道功能状态。

正常人第1秒用力呼气容积和用力肺活量之比（FEV_1/FVC）应大于75%，而哮喘患者在哮喘发作时一般小于70%。这些参数的检测较为简易，无创伤性，如果操作正确，重复性也比较好，基本设备容易满足，因此在许多医院，包括基层医院都可以进行检查。通过这些检查可以帮助判断急性哮喘发作的严重程度，了解哮喘病情的“可逆性”（实际为处于收缩状态的支气管的可扩张性），以及平喘药物的治疗效果。采用袖珍的呼气流速仪，在家庭中和工作岗位上进行连续多日的昼夜检查，记录最大呼气流速变异的动态变化，对于发现哮喘急性发作的早期征兆和及时治疗有很大的帮助。

哮喘发作时呼吸阻力明显增加，有过多的气体潴留在肺内，所以肺残气量和肺总量增加。闭合气量在哮喘发作时不易测量，但在缓解期仍高于正常。静态肺容量测定有助于鉴别阻塞性通气功能障碍抑或限制性通气功能障碍，而且可从肺功能的角度了解肺气肿的程度，因此它对中重度哮喘的肺功能评价尤其重要。

近年来又根据脉冲振荡（IOS）原理研制、开发、生产出新一代肺功能机。脉冲振荡技术也称强迫振荡技术，其主要意义在于比较精确地测定气道阻力，与传统的肺功能机比较，脉冲振荡技术能够更全面、确实地反映呼吸力学的变化，更符合生理，而且不需患者的合作，可用于儿童、老年人和呼吸功能较差的患者。运动心肺功能测定也可有助于早期哮喘的诊断，而且可了解哮喘患者对运动的耐受性，指导患者的运动耐量训练，提高健康水平。

2. 肺动态顺应性测定

顺应性是弹性物体的共同属性，是一个物理学概念。用一句通俗的话来说，肺顺应性就是肺组织顺

应呼吸活动而变化的特性，即吸气时肺泡充气，体积增大，呼气时肺泡排气，肺体积出现适度的回缩，这种功能活动与肺组织的弹性关系非常密切，因此肺顺应性实际反映了肺的弹性。在吸气末高肺容积（肺总量位）时肺顺应性最低，而当呼气末肺容积接近残气量位时肺顺应性最高。肺顺应性即为单位压力改变时所引起的容积改变，通常包含肺顺应性、胸壁顺应性和总顺应性，例如：

$$\text{顺应性}（C）=\frac{\text{容积改变}（\Delta V）}{\text{压力改变}（\Delta P）}L/\text{kPa}$$

$$\text{肺顺应性}（CL）=\frac{\text{肺容积改变}（\Delta V）}{\text{经肺压}}L/\text{kPa}$$

肺顺应性可分为静态肺顺应性（Clst）和动态肺顺应性（Cldyn）两种。静态肺顺应性是指在呼吸周期中，气流暂时阻断（1～2 秒）时所测得的肺顺应性，相当于肺组织的弹力（实际还包含肺泡表面张力）。动态肺顺应性系指在呼吸周期中气流未阻塞时所测得的肺顺应性，受肺组织弹力和气道阻力的双重影响。当哮喘患者作快速呼吸时，与已狭窄的各级支气管相连的肺泡不能及时充气，肺容积相对减少，故动态顺应性下降，而静态顺应性仍可正常。

3. 通气分布不均匀

哮喘发作时吸入的气体在肺部的分布极不均匀，存在着明显的呼气延缓和减低区。这种情况在哮喘缓解期和慢性阻塞性肺疾病患者也同样存在。通气不均的现象对于吸入疗法的影响比较大，因为临床医师让患者进行吸入治疗时总是希望有比较多的药物能到达病变部位，结果适得其反，药物到达通气功能正常部位反而多于通气差的部位，通气越差，药物分布越少。

综上所述，哮喘患者肺功能检查时的常用指标是肺活量（VC；实际临床上更多测量用力呼吸肺活量，即 FVC），FEV_1 和 PEF。FEV_1 和 PEF 是用于观测用力呼气流量的两个最常用的参数。每天不同时间测定的 PEF 之间的变异率提供了一个评价哮喘稳定性和（或）严重度的合理指数，其测定设备简单、方便，患者可自行操作，而且与 FEV_1 有良好的相关性，测定结果的重复性也好，因此使用广泛。但评判气流阻塞严重度的最佳单一指标是 FEV_1。FEV_1/VC 的比值是一个观测早期气流阻塞的敏感指标，由于该比值能区别限制性和阻塞性气道疾病，因此更多用于诊断。

PEF 测定最好每天 2～3 次定时测定，其意义为：①根据最大呼气流速的绝对值评估气流阻塞的程度，其值越低，气流阻塞就越严重。②根据每天监测并计算出的最大呼气流速的变异率估计哮喘病情的稳定性，一般来说，变异率越小，病情越稳定。③根据使用某种药（如吸入药）前后最大呼气流速绝对值和变异率的变化，评估该药的疗效。因此实际测定时应计算最大呼气流速占预计值的百分率和最大呼气流速的变异率，其计算公式如下：

$$\frac{\text{正常（预计）值}-\text{实测值}}{\text{正常预计值}}\times 100$$，即为实测值相当正常（预计）值的百分数

每日最大呼气流速变异率由下列公式计算：

$$\frac{\text{每日最高值}-\text{最低值}}{\text{最高值}}\times 100$$，即为当天最大呼气流速变异率

（二）弥散功能

常用一氧化碳弥散量来表示。单纯哮喘且无并发症患者的肺弥散功能一般是正常的，但严重哮喘患者可降低。

（三）动脉血气分析

哮喘发作后，通过动脉血气分析可对哮喘急性发作的严重程度进行判断。在轻度或中度发作时，动脉血二氧化碳分压接近正常或略有下降，甚至表现呼吸性碱中毒，而氧分压则下降，此主要由于肺内通气/血流比例异常所致。当病情继续加重时，缺氧更严重，而且可出现动脉血二氧化碳分压升高，这时就需要采用急救措施以挽救生命。

（四）气道激发试验

气道激发试验是检验气道对某种外加刺激因素引起收缩反应的敏感性，并根据其敏感性间接判断是

否存在气道高反应性。气道激发试验分特异性气道激发试验和非特异性气道激发试验两类，特异性气道激发试验时吸入的是不同浓度的过敏原溶液，非特异性气道激发试验则吸入不同浓度的气道收缩剂。它们的共同特点都是在吸入前后，做肺通气功能检查或观察气道阻力的变化，以寻找或确定过敏原，并评估气道（主要为支气管）对某种特异性变应原或非特异性刺激物的反应性（即敏感程度）。其中，主要观察指标仍然为表示肺通气功能状态的 FEV_1 或 PEF。

1. 特异性气道激发试验

可根据需要选择过敏原，但过敏原溶液必须新鲜配制。在临床上可采用鼻黏膜激发试验和气管内激发试验两种方法。鼻黏膜激发试验又有鼻吸入试验，即将抗原经由鼻内吸入以激发呼吸道过敏症状；鼻内抗原滴入法和抗原滤纸片鼻黏膜敷贴的激发试验，后者约有 60% 的反应阳性。气管内激发试验分气管内抗原滴入及气管内抗原吸入两种。气管内滴入法目前已很少用，因为操作不便，且抗原分布不均匀。临床主要采用抗原气雾吸入法，即每次试验时让患者吸入定量抗原，然后定时检查肺哮鸣音出现，同时进行 FEV_1 测定，如激发后 FEV_1 下降 15% 以上，即可认为有阳性反应。目前常用的激发抗原有蒿属花粉、屋内尘土、尘螨等。大约有 70% 的哮喘患者有阳性反应，其中约有 2/3 与皮试结果相符，而且皮试反应越强，激发的阳性率越高，症状越明显。痰中有时还可出现大量的嗜酸性粒细胞。

特异性气道激发试验可能引起较明显的哮喘发作，甚至严重发作，因此必须在严密监护下进行，而且适应证必须严格限制。因此，特异性气道激发试验目前只用于研究以前不认识的职业性哮喘，或用于确定工作环境中的过敏原，即特定环境的过敏性疾病的病因物质，或作医学鉴定。一般认为吸入特异性过敏原溶液后，患者的 FEV_1 或 PEF 下降 20% 以上，才能作出基本肯定的诊断；但阴性结果，并不排除职业性哮喘的存在。此外，应该注意有些过敏原在特定的工作环境中有致敏作用，而在实验室里却不一定能够引出相似的反应，因为特异性气道激发试验的结果可受吸入过敏原的特异性、吸入浓度、吸入量、试验场所以及检测指标等的影响。此外还应指出，特异性气道激发试验可表现早期（速发）、晚期（迟发）和双相哮喘反应。因此试验时应严密观察比较长的时间，以免由于晚期（迟发）反应而引起严重哮喘的发作。

2. 非特异性气道激发试验

常用的气道收缩剂有组胺和醋甲胆碱，也有人用高张盐水、蒸馏水、普萘洛尔。运动激发试验或过度通气激发试验也属于非特异性气道激发试验。但目前临床上应用最多的非特异性气道激发试验仍然为吸入组胺或醋甲胆碱，试验时所用的吸入气道收缩剂浓度从低浓度开始，由低至高，倍数级递增，例如由每 1 mL 含 0. 25 mg，0. 5 mg，1 mg 起逐渐增加。

目前国际上所用的药物吸入非特异性气道激发试验有两种不同的方法，一种为平静吸入经雾化器产生的雾化液，其浓度从最低起，逐步提高，以使 FEV_1 或 PEF 比试验前降低 20% 时为止，所用药液的累积量即表示气道对该刺激物的反应性。累积量越少，表明气道对该刺激物的敏感性越高，反应性越强。累积量越大，表示气道对该刺激物的刺激越不敏感，反应性越弱。试验时每次吸入某浓度的雾化液 2 分钟，若吸入后测定的 FEV_1 或 PEF 的减少不足试验前的 20%，则再吸入浓度大 1 倍的溶液，进行同样的试验，直至 FEV_1 或 PEF 降至基础值（试验前的测定值）的 20% 为止。另一种方法在日本及澳大利亚较广泛应用，即将不同浓度的气道收缩剂放入一种由电脑控制的容器里，该仪器能全自动地转换浓度并记录气道阻力。受检者含住接口器作平静呼吸，当气道阻力成角上升时即可终止，从记录曲线即可计算出气道反应性。这种方法患者操作较为方便和省力，但曲线稳定性稍差，仪器费用较贵。非特异性气道激发试验诱发哮喘发作的程度较轻，持续时间较短，但仍须严密监护。用日本气道高反应仪进行气道激发试验时，最后一管装有支气管扩张剂，在试验结束后，让患者吸入即可解除支气管痉挛状态。

组胺或醋甲胆碱吸入激发试验时的气道反应性阳性的判断指标是：使 FEV_1 或 PEF 降低 20% 时，组胺的累积量为小于 7. 8 mol，醋甲胆碱累积量为小于 12. 8 mol。

3. 运动激发试验

对于运动性哮喘的患者可采用运动激发试验，如登梯试验、原地跑步试验、蹲起试验、蹬自行车试验、仰卧起坐试验等。只要达到一定的运动量，患者即可有喘息。同时肺功能试验显示 FEV_1、最大呼气中期流速（MMEF）、PEF、气道阻力（Raw）、功能残气量（FRC）及用力肺活量（FVC）等均有一定的变化。

（五）支气管舒张试验

支气管舒张试验也称支气管扩张试验或气道阻塞可逆性试验，是哮喘的重要诊断手段之一，因此在临床上得到广泛的应用。但应该指出，支气管舒张试验阴性不能作为否定哮喘诊断的依据，特别是重症哮喘患者或哮喘并发慢性支气管炎的患者。另一方面，10%的慢性阻塞性肺疾病（COPD）患者的支气管舒张试验也可为阳性。由于支气管舒张试验所用的是 β_2 受体激动药，因此从另一角度来说，支气管舒张试验也是检验收缩或痉挛的支气管对 β_2 受体激动药的效应，如果吸入 β_2 受体激动药以后，FEV_1 明显增加，这就表明患者的支气管平滑肌对 β_2 受体激动药有着良好的效应，在治疗过程中可比较重用这类药物。

支气管舒张试验的适应证是 FEV_1 的基础值小于70%的预计值。试验时先测定基础的 FEV_1 或 PEF，然后用定量雾化吸入器（MDI）吸入 β_2 受体激动药（如沙丁胺醇的制剂喘乐宁、喘宁碟）200～400 μg，吸入15～20分钟后，再次测定 FEV_1 或 PEF（北京协和医院呼吸科通常以吸入喘宁碟400 μg，20分钟后再测定 FEV_1），其后按下列公式计算 FEV_1 或 PEF 的改善率：

$$FEV_1\text{（或 PEF）改善率} = \frac{\text{吸药后 } FEV_1\text{（或 PEF）} - \text{吸药前 } FEV_1\text{（或 PEF）}}{\text{吸药前 } FEV_1\text{（或 PEF）}} \times 100\%$$

如果改善率≥15%，则为试验阳性，即表明原来处于收缩状态的支气管可能重新舒张。

对于 FEV_1 的基础值大于预计值70%者，一般先进行支气管激发试验，阳性者再进行支气管舒张试验，如果均为阳性，则表明气道处于高反应状态。

对于支气管舒张试验阴性者，有时为了进一步确定气道阻塞是否真的是不可逆的，可进一步进行口服泼尼松试验，即每日口服泼尼松20～30 mg，连服1周，其后复查 FEV_1 或 PEF，如1周后它们的改善率为15%，仍可认为支气管舒张试验阳性。对于基础 FEV_1 过低者，吸入 β_2 受体激动药后，除计算其改善率外，还应考虑 FEV_1 改善的绝对值，当改善率为15%，FEV_1 的绝对值增加超过200 mL时，支气管舒张试验才是真正的阳性，如果只有改善率达到15%，而增加的绝对值不足200 mL，这时的支气管舒张试验可能为假阳性。因为肺通气功能差的患者，只要 FEV_1 稍微有所增加，其改善率就可达到15%。这时 FEV_1 的这一点点增加对改善通气功能并无太大的帮助。

四、过敏原检查

（一）特异性过敏原的体内诊断

鉴于大部分支气管哮喘是抗原、抗体作用的结果，而IgE对于皮肤及黏膜下组织的肥大细胞有极强的亲和力，故可利用患者的皮肤或黏膜进行特异性过敏原的检查以明确病因。

皮肤试验包括斑贴试验、抓伤试验、点刺或挑刺试验、皮内试验等。目前在国外多用点刺试验，其优点为疼痛比皮内试验轻，方法较简便，容易得到儿童的合作，结果亦相当可靠，但所用抗原的浓度要比皮内试验者高出100倍。各种试验均应用生理盐水或抗原的溶媒作阴性对照，同时用0.1 mg/mL的磷酸组胺作阳性对照。但部分患者仍然可以出现假阴性或假阳性。

（二）阿司匹林耐受性试验

对高度怀疑、但一时不能确诊的阿司匹林不耐受性哮喘的患者，可以在备好必要的急救条件的情况下进行口服激发试验：即口服阿司匹林从15 mg开始，依次逐渐增加口服剂量，如：37.5 mg、75 mg、150 mg、225 mg等，各剂量间隔3小时。如果肺功能检查 FEV_1 下降20%～25%，其结果即可判定为试验阳性，对阿司匹林性哮喘的诊断有价值。一般敏感者常在口服阿司匹林30 mg以下即表现为阳性。

（三）食物激发试验

由食物过敏引起哮喘者较少，但部分患者食物诱因与吸入性诱因同时并存。在致敏食物中容易引起哮喘者有牛奶、葱、蒜、香菜、韭菜、酒、醋、鱼、虾、螃蟹、蛤蚌、牛肉、羊肉、辣椒、胡椒等。此类食物往往带有一定的异味，故它的致敏可能兼有食入和吸入双重性质。由于食物抗原的皮肤试验灵敏度较差，必要时也可进行食物激发试验。即令患者空腹4小时以上，而且试验前48小时停用一切可疑致敏的食物及种种平喘药、激素、抗组胺药物等。激发前先为患者测量脉搏、呼吸，肺部听诊及肺功能测定，然后令患者食用激发性食物，例如生蒜2~3瓣，或饮酒20~30 mL。然后定时观测患者呼吸、脉搏、肺部体征及肺功能，对比激发前后的变化以作出判断。一般食物激发的阳性症状出现较慢，维持时间则较长。

（四）职业性激发试验

适用于职业性哮喘患者，根据患者工作中可疑的致敏诱因，采用不同的职业性变应原，让患者模拟职业性操作进行试验。常用的职业性致敏原有甲苯二异氰酸酯（TDI）、特弗隆（teflon）、粮食粉尘、鱼粉、脱粒机粉尘、洗涤剂粉尘、油漆涂料等。也可令患者进入工作现场，操作一段时间然后观察患者的临床表现及肺功能变化。

（五）特异性变应原的体外诊断

由于特异性变应原的体内诊断受许多因素的影响，故近年来趋于将体内试验改为体外试验，以期一次采血即可完成多种微量的特异性体外试验。既能节省患者时间，又可减少患者痛苦及危险性，亦不受抗原品种的限制。现有的特异性体外诊断方法有：①特异性免疫沉淀反应，琼脂单相或双相扩散试验。②肥大细胞脱颗粒试验。③特异性荧光免疫反应。④特异性酶标免疫吸附试验。⑤特异性体外白细胞组胺释放试验。⑥特异性淋巴细胞转化试验。⑦特异性放射变应原吸附试验等。上述诸法需要有特殊的仪器设备和技术，且其灵敏度、特异性、重复性未必完善，有医院近年引进了瑞典Pharmacia Diagnostics的变态反应体外诊断仪器，即用酶标荧光免疫方法检测总IgE，Phadiatop（可用于常见变应原的筛选），嗜酸性粒细胞阳离子蛋白（ECP）和各种特异性IgE。经400多例的检测，认为确有较好的灵敏度与特异性，器械的自动化性能也较高。

五、哮喘的诊断依据和严重度的评估

（一）哮喘的诊断标准

（1）反复发作喘息、气急、胸闷或咳嗽，多与接触变应原、冷空气、物理、化学性刺激、病毒性上呼吸道感染、运动等有关。

（2）发作时在双肺可闻及散在或弥漫性，以呼气相为主的哮鸣音，呼气相延长。

（3）上述症状可以治疗缓解或自行缓解。

（4）症状不典型者（如无明显喘息或体征）应至少具备以下一项试验阳性

1）支气管激发试验或运动试验阳性。

2）支气管舒张试验阳性（FEV_1增加15%以上，且FEV_1增加绝对值>200 mL）。

3）最大呼气流量（PEF）日内变异率或昼夜波动率≥20%。

（5）除外其他疾病所引起的喘息、气急、胸闷和咳嗽。

（二）支气管哮喘的分期

根据临床表现，支气管哮喘可分为急性发作期和缓解期。缓解期系指经过治疗或未经治疗症状、体征消失，肺功能恢复到急性发作前水平，并维持4周以上。

1. 哮喘病情严重度的评估

许多哮喘患者即使没有急性发作，但在相当长的时间内总是不同频度和（或）不同程度地出现症状（喘息、咳嗽、胸闷），因此需要依据就诊前临床表现、肺功能对其病情进行估价，见表4-2。在治疗过程中还应根据症状和肺功能变化重新进行严重度的评估，以便及时调整治疗方案（表4-3）。

表 4-2 治疗前哮喘病情严重程度评估

病情	临床特点
间歇发作	症状 < 每周 1 次 短暂发作 夜间哮喘症状 ≤ 每月 2 次 FEV_1 或 PEF ≥ 80% 预计值 PEF 或 FEV_1 变异率 < 20%
轻度持续	症状 ≥ 每周 1 次，但 < 每天 1 次 发作可能影响活动和睡眠 夜间哮喘症状每月 2 次以上 FEV_1 或 PEF ≥ 80% 预计值 PEF 或 FEV_1 变异率 20%~30%
中度持续	每日有症状 发作可能影响活动和睡眠 夜间哮喘症状 > 每周 1 次 FEV_1 或 PEF 为 60%~80% 预计值 PEF 或 FEV_1 变异率 > 30%
重度持续	每天有症状 频繁发作 经常出现夜间哮喘症状 体力活动受限 FEV_1 或 PEF ≤ 60% 预计值 PEF 或 FEV_1 变异率 > 30%

注：一名患者只要具备某级严重度的一个特点则可将其列入该级之中。

表 4-3 治疗中哮喘严重度的分类

项目	目前治疗用药级别		
	间歇发作用药	轻度持续用药	中度持续用药
治疗中患者的症状和肺功能		严重度	
一级：间歇发作 症状少于每周 1 次 短暂急性发作 夜间症状不多于每月 2 次	间歇发作	轻度持续	中度持续
二级：轻度持续 症状多于每周 1 次，但少于每天 1 次 夜间哮喘多于每月 2 次，但少于每周 1 次 两次发作之间肺功能正常	轻度持续	中度持续	重度持续
三级：中度持续 每天均有症状 急性发作可能影响活动和睡眠 夜间症状至少每周 1 次 60% < FEV_1 < 80% 预计值，或 60% < PEF < 80% 平素最高值	中度持续	重度持续	重度持续
四级：重度持续 每天均有症状 经常发生急性发作 经常出现夜间症状 FEV_1 ≤ 60% 预计值，或 PEF ≤ 80% 平素最高值	重度持续	重度持续	重度持续

2. 哮喘急性发作时严重程度的评价

哮喘急性发作是指气促、咳嗽、胸闷等症状突然发生，常有呼吸困难，以呼气流量降低为其特征，常因接触变应原等刺激物或治疗不当所致。其程度轻重不一，病情加重可在数小时或数天内出现，偶尔可在数分钟内即危及生命，故应对病情作出正确评估，以便给予及时有效的紧急治疗。哮喘急性发作时严重程度的评估，见表4-4。

表4-4　哮喘急性发作时严重程度的评估

临床特点	轻度	中度	重度	危重
气短	步行、上楼时	稍事活动	休息时	
体位	可平卧	喜坐位	端坐呼吸	
讲话方式	连续成句	常有中断	单字	不能讲话
精神状态	可有焦虑，尚安静	时有焦虑或烦躁	常有焦虑、烦躁	嗜睡或意识模糊
出汗	无	有	大汗淋漓	
呼吸频率	轻度增加	增加	常>30次/分	
辅助呼吸肌活动及三凹征	常无	可有	常有	胸腹矛盾运动
哮鸣音	散在，呼吸末期	响亮、弥漫	响亮、弥漫	减弱乃至无
脉率	<100次/分	100~120次/分	>120次/分	脉率变慢或不规则
奇脉	无，<10 mmHg	可有，10~25 mmHg	常有，>25 mmHg	无，提示呼吸肌疲劳
使用β_2受体激动药后PEF占正常预计值或本人平素最高值%	>80%	60%~80%	<60%，或<100 L/min或作用时间<2小时	
PaO_2（吸空气）	正常	>60 mmHg	<60 mmHg	
$PaCO_2$	<45 mmHg	≤45 mmHg	>45 mmHg	
SaO_2（吸空气）	>95%	91%~95%	≤90%	
pH	不变	不变	不变	降低

3. 控制水平的分级

这种分级方法更容易被临床医师掌握，有助于指导临床治疗，以更好地控制哮喘。控制水平的分级，见表4-5。

表4-5　控制水平分级

项目	完全控制（满足以下所有条件）	部分控制（在任何1周内出现以下1~2项特征）	未控制（在任何1周内）
白天症状	无（或≤2次/周）	>2次/周	出现≥3项部分控制特征
活动受限	无	有	
夜间症状/憋醒	无	有	
需要使用缓解药的次数	无（或≤2次/周）	>2次/周	
肺功能（PEF或FEV_1）	正常或≥正常预计值/本人最佳值的80%	<正常预计值（或本人最佳值）的80%	
急性发作	无	≥每年1次	在任何1周内出现1次

六、哮喘的鉴别诊断

哮喘急性发作时，患者都会有不同程度的呼吸困难。呼吸困难的第一个症状就是气促，患者的主诉是胸闷、憋气、胸部压迫感。出现症状常与接触过敏原或激发因素（如冷空气、异味等）有关，也常发生于劳作后，或继发于呼吸道感染（如气管炎）后。但任何原因引起的缺氧也可出现类似症状。由此可见，胸闷、憋气不是哮喘所特有，应该注意区别，以免导致误诊和误治。非哮喘所致的呼吸困难可见于下列几种情况。

1. 慢性支气管炎和COPD

慢性支气管炎常发生于吸烟或接触粉尘及其他刺激性烟雾的人，其中尤以长期吸烟为最常见的病因。因此患者多为中老年人，大多有长期咳嗽、咳痰史，每每在寒冷季节时症状加剧。一个人如果每年持续咳嗽3个月以上，连续2年，并排除其他可引起咳嗽、咳痰的原因，即可诊断为慢性支气管炎。病程较长的慢性支气管炎患者的气道也可造成气流的受限，可并发肺气肿，发生通气功能障碍，而且常易发生急性呼吸道细菌或病毒感染。慢性阻塞性肺疾病（COPD）的患者与哮喘患者一样，运动常引起发作，但两者有区别。COPD患者一般是在运动或劳作后发生喘息和呼吸困难，而哮喘患者通常是在运动过程中症状发作或加重。

2. 心源性哮喘

大多数发生于老年人，特别是原有高血压、冠心病患者，也常见于风湿性心脏病、心肌病的患者。他们的心功能太差，肺循环瘀血。这时，即使肺通气功能正常，也会因肺循环障碍，肺泡与其周围的毛细血管的气体交换不足而缺氧。急性左心功能不全（常见于急性广泛心肌梗死）还可出现喘息症状（医学上称为心源性哮喘），特点为夜间阵发性呼吸困难，不能平卧，咳嗽频数，且有多量血性泡沫痰，与哮喘有别。心源性哮喘是非常严重的病症，如治疗延误，往往危及患者的生命，应紧急诊治。

3. 肺癌

大部分肺癌发生于支气管腔内，肿瘤的生长增大必将导致支气管腔的狭窄，造成通气功能障碍。位于气管腔内的癌症，对气流的影响更为严重，可以引起缺氧，使患者喘息，甚至误诊为哮喘。发生于大气道的肺癌常引起阻塞性肺炎。当感染或肺炎形成以后，患者的气促、咳嗽、喘鸣等症状更加明显，有时还会造成混淆。但是肺癌引起的咳嗽、喘息症状往往是逐渐形成，进行性加重，常有咳血丝痰或少量血痰的现象，平喘药物治疗无效。此外，发生于气管内的正气管癌也可引起呼吸困难，但这时的呼吸困难为吸气性呼吸困难，即空气吸不进肺，而哮喘的呼吸困难是呼气性呼吸困难，即肺里的气体不容易排出。

4. 胸腔积液

胸腔积液常由结核病引起，液体积存于肺外一侧或双侧的胸膜腔内。少量的积液不会引起呼吸困难，但如果积液量较多，就可能使肺受压迫，因而出现通气和换气障碍。患者得不到足够的氧气，从而出现胸闷、气短、憋气等症状。胸腔积液与哮喘的鉴别诊断比较容易，胸部透视或摄胸部X线片就可区分。当然，两者的症状也不同。结核性胸膜炎的患者一般有发热、胸痛的症状，而哮喘患者除非并发感染，通常无发热，除非并发气胸，否则无胸痛。胸腔积液引起的呼吸困难经胸腔穿刺，积液引流以后症状很快缓解，而平喘药无效。

5. 自发性气胸

病程长的哮喘患者，由于肺气肿和肺大疱的形成，偶可在哮喘急性发作时并发气胸，使呼吸困难的症状突然加重。患者和医务人员如果忽略了并发气胸的可能性，误认为是哮喘发作加剧，而反复使用平喘药物，必将延误治疗。并发气胸时的特征是出现胸部重压感，大多为单侧性，吸气性呼吸困难，且平喘药物治疗无效。通过医师仔细的检查，或者胸部X线检查即可及时作出诊断，关键在于不失时机地治疗。

6. 肺栓塞

肺栓塞是肺动脉被某种栓子堵住，以致血流不通的严重病症。肺栓塞的早期症状是显著的胸闷、憋气、呼吸困难，这些症状可使患者坐卧不安，极为难忍。血气分析显示明显的低氧血症，但一般肺部听不到哮鸣音，平喘药无效，这些都是与哮喘明显不同之处。进一步的确诊须借助于核素的肺通气/灌注扫描和肺动脉造影等。

7. 弥漫性肺间质纤维化

这是一组病因极其复杂的疾病综合征，大部分患者病因不清楚，如所谓特发性肺间质纤维化，少数患者的病因较清楚，最常见为系统性红斑狼疮、类风湿关节炎、系统性进行性硬皮病、皮肌炎、干燥综合征等。弥漫性肺间质纤维化患者的病情变化可急可缓，突出症状是进行性呼吸困难，因此多数患者主诉胸闷、憋气，也可表现刺激性干咳。但这些症状一般无季节性，其发作性的特点也不突出，除非并发感染。肺无哮鸣音，但有时肺可听到爆裂音。肺功能检查显示限制性通气功能障碍。这些特点均与哮喘不同。

8. 高通气综合征

这是一组由于通气过度，超过生理代谢所需要的病症，通常可由焦虑和某种应激反应所引起，因此过度通气激发试验也可引起同样的临床症状。过度通气的结果是呼吸性碱中毒，从而表现呼吸深或快、呼吸困难、气短、胸闷、憋气、心悸、头晕、视物模糊、手指麻木等症状。严重者可出现手指甚至上肢强直、口周麻木发紧、晕厥、精神紧张、焦虑、恐惧等症状。这组综合征不同于哮喘，它并不由器质性疾病所引起，因此各种内脏的功能检查一般都正常，也无变应原。症状的发作无季节性，肺无哮鸣音。只有过度通气激发试验才能作出本病的诊断，醋甲胆碱或组胺吸入均不能诱发本病。吸入皮质激素和支气管扩张剂均不是本综合征的适应证。

七、哮喘的并发症

多数哮喘患者的病程是可逆的，但有少数患者由于气道慢性过敏性炎症持续存在，反复发作，造成不可逆的病理变化，肺功能损害严重，或者由于急性严重发作，气道阻塞严重，抢救不及时，或者由于某些药物使用不当等情况，均可引起急性、慢性或治疗性的并发症。

1. 肺气肿和肺心病

哮喘患者因气道过敏性炎症持续存在，并对外界的各种特异或非特异的刺激产生高反应性。这种患者的支气管系统极容易发生收缩，以至痉挛，造成气道阻塞。气流阻塞如果长期得不到控制，肺残气越来越多，结果使肺体积不断增大，肺泡结构受破坏，这就形成肺气肿。其后随着肺气肿的加重，肺泡里聚积的气体造成的肺泡内压力也不断增加，肺泡周围的血管受到压迫，血液流通障碍，从而造成肺循环阻力增高，压力增大，形成慢性肺动脉高压。肺动脉高压的形成使从周围血管来的静脉血回到心脏发生困难，同时使心脏（主要是右心室）负担加重，结果右心室壁肥厚、心室增大。由于长期的超负荷工作，右心室慢慢就发生疲劳，右心功能不全，慢性肺源性心脏病（简称肺心病）。

2. 呼吸衰竭

哮喘并发呼吸衰竭时，与慢性阻塞性肺疾病（COPD）没有区别，一般都属于Ⅱ型呼吸衰竭（有缺氧，而且有动脉血二氧化碳分压的增高）。但哮喘严重发作时的呼吸衰竭一般为Ⅰ型呼吸衰竭（即只有缺氧，没有动脉血二氧化碳分压的升高），而且往往并发过度通气。

3. 呼吸骤停

指哮喘患者的呼吸突然停止的严重并发症。发生这样的并发症前，病情一般并不太重，也没有预兆，大半发生于患者咳嗽或进食时，也可在轻微活动后。大半在家中发生，因此家属应及时救治。如果没有及时进行人工呼吸，常导致在送往医院前就继发心跳停止而死亡。呼吸骤停的原因可能和发病时的神经反射有关。这种并发症发生的机会非常少见，但应警惕再次发生的可能。

4. 气胸和纵隔气肿

这两种情况都是肺结构受到严重的破坏，肺气肿进一步发展为肺大疱的结果。气胸有多种类型，如张力性气胸、交通性气胸和闭合性气胸等。其中最危险者为张力性气胸。因为这时胸膜的破口形成活瓣样，当患者吸气时，由于外界的大气压高于胸腔内的负压，因此外界的空气很容易进入胸腔。而当患者呼气时，胸膜的活瓣将破口关闭，胸腔里的气体不能排出，因此胸腔内的压力猛增，不但很快将同侧肺完全压瘪，而且可把纵隔向对侧推移，引起纵隔摆动，甚至可压迫对侧肺，因此患者可以突然死亡。对于这种情况，应当马上抢救，刻不容缓。对于其他两种类型的气胸和纵隔气肿也应积极治疗，以尽快使肺复张，恢复其肺功能。不管哪一类型的气胸，如果没有及时处理，肺受压的时间过长，都可能使肺复张困难。这就等于进行了没有开胸的“肺切除”。

5. 过敏性支气管肺曲菌病（ABPA）

少数支气管哮喘病例可以并发过敏性支气管肺曲菌病。表现为乏力、消瘦、咳嗽、盗汗、杵状指、痰中出现褐色小块状，真菌培养有烟曲菌生长。胸片显示游走性肺浸润。患者血中对烟曲菌的特异性IgE滴度增高，用烟曲菌抗原给患者作皮肤试验可出现双相反应，即先在15分钟时出现速发反应，继而在6~8小时后出现延迟反应。此并发症在支气管哮喘患者中虽然症状典型的不多，但报道支气管哮喘患者的痰液中出现曲菌菌丝的病例不少，约有10%的患者痰中可找到菌丝。

6. 心律失常和休克

严重哮喘发作本身可因缺氧等而引起心律失常和休克，但平喘药物，尤其是氨茶碱和异丙肾上腺素如果用量过多或注射速度过快也可引起上述不良反应。即使当前应用的选择性 β_2 受体激动药大量静脉给药时也可发生。氨茶碱静脉注射速度太快、量过大会产生血管扩张。哮喘患者发作比较严重的哮喘时，往往丢失较多的水分，造成一定程度的脱水，其血容量相对不足，如果血管明显扩张就容易造成低血容量休克，甚至引起死亡，必须引起高度警惕。为此必须注意：①平喘药物不能过量，尤其老年人或原有心脏病的患者，注射时更要小心，最好先采用吸入疗法。②静脉注射氨茶碱剂量首次应用不超过每千克体重5 mg，注射速度要慢，不少于15分钟，如果已有脱水表现，宜改用静脉滴注。③患者应该吸氧。

7. 闭锁肺综合征

β_2 受体激动剂本来是扩张支气管的平喘药，但如果哮喘患者用药过多，过于频繁，就可能起不到平喘作用，就好像呼吸道和外界隔绝，被“关闭”或“锁”起来一样。发生闭锁肺综合征主要因素是应用异丙肾上腺素过量或在治疗中因心跳过快而不适当地使用了普萘洛尔（心得安）引起。普萘洛尔是一种 β_2 受体阻滞药，阻断 β_2 受体激动药的作用，本身又可使支气管痉挛加剧，造成“闭锁状态”。异丙肾上腺素应用过量，它的代谢产物在体内积聚，也会发生普萘洛尔样的 β_2 受体阻断作用，发生类似的后果。此外，应用利舍平或大量普拉洛尔（心得宁）后也有类似作用。因此哮喘并发冠心病、高血压者应当慎重使用这类药物。

8. 胸廓畸形

哮喘患者尤其是年幼时起病或反复发作者，往往引起胸廓畸形，最常见是桶状胸、鸡胸、肋骨外翻等胸廓畸形。严重者可能对呼吸功能有影响。

9. 生长发育迟缓

有人认为哮喘病儿长期口服皮质激素者可以出现生长迟缓，但吸入糖皮质激素是否引起生长迟缓，目前看法不一。多数认为规范使用适量的吸入皮质激素不会引起发育障碍。

如上所述，哮喘本来是一种可逆的气道疾病，但如果诊断不及时，治疗不恰当，可逆的病变就可能转变为不可逆的病变，而且可以产生各种各样的并发症，甚至导致患者死亡。由此可见哮喘的规范化治疗是极为重要的。

第七节　治疗和预防

一、哮喘治疗常用药物简介

哮喘治疗药物分为控制药物和缓解药物。①控制药物：需要长期使用的药物，主要通过抗炎作用使哮喘维持临床控制，包括吸入糖皮质激素（简称激素）、全身用激素、白三烯调节剂、长效 β_2 受体激动药（LABA，须与吸入激素联合应用）、缓释茶碱、色苷酸钠、抗IgE抗体及其他有助于减少全身激素剂量的药物等。②缓解药物：按需使用的药物，这些药物通过迅速解除支气管痉挛从而缓解哮喘症状，包括速效吸入 β_2 受体激动药、全身用激素、吸入性抗胆碱能药物、短效茶碱及短效口服 β_2 受体激动药等。

1. 激素

激素是最有效的控制气道炎症的药物。给药途径包括吸入、口服和静脉应用等，吸入为首选途径。

（1）吸入给药：吸入激素的局部抗炎作用强，通过吸入给药，药物直接作用于呼吸道，所需剂量较小。通过消化道和呼吸道进入血液的药物大部分被肝脏灭活，因此全身性不良反应较少。吸入激素可有效减轻哮喘症状，提高生活质量，改善肺功能，降低气道高反应性，控制气道炎症，减少哮喘发作的频率和减轻发作的严重程度，降低病死率。多数成人哮喘患者吸入小剂量激素即可较好地控制哮喘。过多增加吸入激素剂量对控制哮喘的获益较小而不良反应增加。由于吸烟可降低激素的效果，故吸烟者须戒烟并给予较高剂量的吸入激素。吸入激素的剂量与预防哮喘严重急性发作的作用之间有非常明确的关系，所以，严重哮喘患者长期大剂量吸入激素是有益的。

吸入激素在口咽部局部的不良反应包括声音嘶哑、咽部不适和念珠菌感染。吸药后及时用清水含漱口咽部，选用干粉吸入剂或加用储雾器可减少上述不良反应。吸入激素的全身不良反应的轻重与药物剂量、药物的生物利用度、在肠道的吸收、肝脏首过代谢率及全身吸收药物的半衰期等因素有关。通常成人哮喘患者每天吸入低至中剂量激素，不会出现明显的全身不良反应。长期大剂量吸入激素后可能出现的全身不良反应包括皮肤瘀斑、肾上腺功能抑制和骨密度降低等。吸入激素可能与白内障和青光眼的发生有关，现无证据表明吸入激素可增加肺部感染（包括肺结核）的发生率，因此伴有活动性肺结核的哮喘患者可以在抗结核治疗的同时给予吸入激素治疗。

气雾剂给药：临床上常用的吸入激素包括二丙酸倍氯米松、布地奈德、丙酸氟替卡松等。一般而言，使用干粉吸入装置比普通定量气雾剂方便，吸入下呼吸道的药物量较多。

溶液给药：布地奈德溶液经以压缩空气为动力的射流装置雾化吸入，对患者吸气配合的要求不高，起效较快，适用于轻中度哮喘急性发作时的治疗。

（2）口服给药：适用于中度哮喘发作、慢性持续哮喘吸入大剂量吸入激素联合治疗无效的患者和作为静脉应用激素治疗后的序贯治疗。一般使用半衰期较短的激素（如泼尼松、泼尼松龙或甲泼尼龙等）。对于激素依赖型哮喘，可采用每天或隔天清晨顿服给药的方式，以减少外源性激素对下丘脑-垂体-肾上腺轴的抑制作用。泼尼松的维持剂量为每天≤10 mg。长期口服激素可引起骨质疏松症、高血压、糖尿病、下丘脑-垂体-肾上腺轴的抑制、肥胖症、白内障、青光眼、皮肤菲薄导致皮纹和瘀斑、肌无力。对于伴有结核病、寄生虫感染、骨质疏松、青光眼、糖尿病、严重抑郁或消化性溃疡的哮喘患者，全身给予激素治疗时应慎重并应密切随访。全身使用激素不是一种经常使用的缓解哮喘症状的方法，但严重的急性哮喘是需要的，可预防哮喘的恶化，减少因哮喘而急诊或住院的机会，预防早期复发，降低病死率。推荐剂量：泼尼松龙 30～50 mg/d，5～10 天。具体使用要根据病情的严重程度，当症状缓解或肺功能已经达到个人最佳值，可以考虑停药或减量。地塞米松因对垂体-肾上腺的抑制作用大，不推荐长期使用。

（3）静脉给药：严重急性哮喘发作时，应经静脉及时给予琥珀酸氢化可的松（400～1 000 mg/d）或甲泼尼龙（80～160 mg/d）。无激素依赖倾向者，可在短期（3～5 天）内停药；有激素依赖倾向者应延长给药时间，控制哮喘症状后改为口服给药，并逐步减少激素用量。

2. β_2 受体激动药

通过对气道平滑肌和肥大细胞等细胞膜表面的 β_2 受体作用，舒张气道平滑肌，减少肥大细胞和嗜碱性粒细胞脱颗粒和介质释放，降低微血管的通透性，增加气道上皮纤毛的摆动等，缓解哮喘症状。此类药物较多，可分为短效（作用维持 4～6 小时）和长效（维持 12 小时）β_2 受体激动药。后者又可分为速效（数分钟起效）和缓慢起效（30 分钟起效）2 种。

（1）短效 β_2 受体激动药（SABA）：常用的药物如沙丁胺醇和特布他林等。

吸入给药：吸入用短效 β_2 受体激动药包括气雾剂、干粉剂和溶液等，通常在数分钟内起效，疗效可维持数小时，是缓解轻至中度急性哮喘症状的首选药物，也可用于运动性哮喘。如每次吸入 100～200 μg 沙丁胺醇或 250～500 μg 特布他林，必要时每 20 分钟重复 1 次。这类药物应按需间歇使用，不宜长期、单一使用，也不宜过量应用，否则可引起骨骼肌震颤、低钾血症、心律失常等不良反应。压力型定量手控气雾剂（pMDI）和干粉吸入装置吸入短效 β_2 受体激动药不适用于重度哮喘发作；其溶液（如沙丁胺醇、特布他林、非诺特罗及其复方制剂）经雾化泵吸入适用于轻至重度哮喘发作。

口服给药：如沙丁胺醇、特布他林、丙卡特罗片等，通常在服药后 15～30 分钟起效，疗效维持 4～6 小时。如沙丁胺醇 2～4 mg，特布他林 1.25～2.5 mg，每天 3 次；丙卡特罗 25～50 μg，每天 2 次。使用虽较方便，但心悸、骨骼肌震颤等不良反应比吸入给药时明显。缓释剂型和控释剂型的平喘作用维持时间可达 12 小时，特布他林的前体药班布特罗的作用可维持 24 小时，可减少用药次数，适用于夜间哮喘患者的预防和治疗。长期、单一应用 β_2 受体激动药可造成细胞膜 β_2 受体的向下调节，表现为临床耐药现象，故应予避免。

贴剂给药：为透皮吸收剂型。妥洛特罗，分为 0.5 mg、1 mg、2 mg 3 种剂量，药物经皮肤吸收，因此可减轻全身不良反应，每天只需贴敷 1 次，效果可维持 24 小时。

（2）长效 β_2 受体激动药（LABA）：舒张支气管平滑肌的作用可维持 12 小时以上。目前常用的吸入型 LABA 有 2 种。沙美特罗：给药后 30 分钟起效，平喘作用维持 12 小时以上。推荐剂量 50 μg，每天 2 次吸入。福莫特罗：给药后 3～5 分钟起效，平喘作用维持 8 小时以上。平喘作用具有一定的剂量依赖性，推荐剂量 4.5～9 μg，每天 2 次吸入。吸入 LABA 适用于哮喘（尤其是夜间哮喘和运动诱发哮喘）的预防和治疗。福莫特罗因起效迅速，可按需用于哮喘急性发作时的治疗。联合吸入激素和 LABA，具有协同的抗炎和平喘作用，可获得相当于（或优于）应用加倍剂量吸入激素时的疗效，并可增加患者的依从性，减少较大剂量吸入激素引起的不良反应，尤其适合于中至重度持续哮喘患者的长期治疗。临床上不推荐长期单独使用 LABA 治疗哮喘，LABA 应该与吸入激素联合使用。

3. 白三烯调节剂

主要是通过对气道平滑肌和其他细胞表面白三烯受体的拮抗，抑制肥大细胞和嗜酸性粒细胞释放出的半胱氨酰白三烯的致喘和致炎作用，产生轻度支气管舒张和减轻变应原、运动和二氧化硫（SO_2）诱发的支气管痉挛等作用，并有一定的抗炎作用。可减轻哮喘症状，改善肺功能，减少哮喘的恶化。但作用不如吸入激素，也不能取代激素。但可减少中至重度哮喘患者每天吸入激素的剂量，并可提高吸入激素治疗的临床疗效，尤适用于阿司匹林哮喘、运动性哮喘和伴有过敏性鼻炎的哮喘患者治疗。扎鲁司特 20 mg，每天 2 次；孟鲁司特钠 10 mg，每天 1 次；异丁司特 10 mg，每天 2 次。

4. 茶碱

具有舒张支气管平滑肌作用，并具有强心、利尿、扩张冠状动脉、兴奋呼吸中枢和呼吸肌等作用。低浓度茶碱具有抗炎和免疫调节作用。可作为症状缓解药。

口服给药：用于轻至中度哮喘发作和维持治疗。剂量为每天 6～10 mg/kg。口服控（缓）释型茶碱后昼夜血药浓度平稳，平喘作用可维持 12～24 小时，尤适用于夜间哮喘症状的控制。联合应用茶碱、激素和抗胆碱药物具有协同作用。但本品与 β_2 受体激动药联合应用时，易出现心率增快和心律失常，应慎用并适当减少剂量。

静脉给药：氨茶碱加入葡萄糖注射液中，缓慢静脉注射［注射速度不宜超过 0.25 mg/（kg·min）］或静脉滴注，适用于哮喘急性发作且近 24 小时内未用过茶碱类药物的患者。负荷剂量为 4～6 mg/kg，维持剂量为 0.6～0.8 mg/（kg·h）。由于茶碱的治疗窗窄，以及茶碱代谢存在较大的个体差异，可引起心律失常、血压下降，甚至死亡，临床上应监测其血药浓度，及时调整浓度和滴速。茶碱有效、安全的血药浓度范围应在 6～15 mg/L。影响茶碱代谢的因素较多，如发热、妊娠，抗结核治疗可以降低茶碱的血药浓度；而肝脏疾患、充血性心力衰竭以及合用西咪替丁或喹诺酮类、大环内酯类等药物均可影响茶碱代谢而使其排泄减慢，增加茶碱的毒性作用，应酌情调整剂量。多索茶碱的作用与氨茶碱相同，但不良反应较轻。双羟丙茶碱的作用较弱，不良反应也较少。

5. 抗胆碱药物

吸入抗胆碱药物，如溴化异丙托品和噻托溴铵等，可阻断节后迷走神经传出支，通过降低迷走神经张力而舒张支气管。现有气雾剂和雾化溶液两种剂型。经 pMDI 吸入溴化异丙托品气雾剂，常用剂量为 20～40 μg，每天 3～4 次；经雾化泵吸入溴化异丙托品溶液的常用剂量为 50～125 μg，每天 3～4 次。噻托溴铵为长效抗胆碱药物，对 M_1 和 M_3 受体具有选择性抑制作用，仅需每天 1 次吸入给药。抗胆碱药物与 β_2 受体激动药联合应用具有协同、互补作用，对有吸烟史的老年哮喘患者较为适宜，但对妊娠早期妇女和患有青光眼或前列腺肥大的患者应慎用。

6. 抗 IgE 治疗

抗 IgE 单克隆抗体可应用于血清 IgE 水平增高的哮喘患者，目前主要用于经过吸入糖皮质激素和 LABA 联合治疗后症状仍未控制的严重哮喘患者。

7. 其他治疗哮喘药物

（1）抗组胺药物：口服第二代抗组胺药物（H_1 受体阻断药）如酮替芬、氯雷他定、阿司咪唑、氮䓬司丁、特非那定等具有抗变态反应作用，在哮喘治疗中的作用较弱。可用于伴有变应性鼻炎哮喘患者的治疗。药物的不良反应主要是嗜睡。阿司咪唑和特非那定可引起严重的心血管不良反应，应谨慎使用。

（2）其他口服抗变态反应药物：如曲尼司特、瑞吡司特等可应用于轻至中度哮喘的治疗。其主要不良反应是嗜睡。

二、哮喘的治疗原则

从理论上讲，支气管哮喘的预防比治疗更重要，但由于哮喘的致病因素和诱发因素都非常复杂，各种因素常互相交错，而且往往是多重性的，再加上绝大多数患者还没有建立“预防为主”的坚定信念，导致预防措施难以起到主导的地位，在这种情况下，哮喘的治疗就显得尤为重要。但笔者认为应当坚持“防中有治，治中有防”的基本原则。

（1）哮喘的治疗必须规范化，任何哮喘治疗方案都应把预防工作放在首位，为此应当尽可能让患者了解“自己”，了解病因，了解药物。

（2）所有患者应尽最大可能地避免接触致病因素和诱发因素，对于特应性哮喘患者，采用脱敏疗法来提高患者对变应原的耐受性，也应作为预防措施来看待。

（3）以吸入肾上腺皮质激素（简称激素）为主的抗感染治疗应是哮喘缓解期的首要治疗原则，以达到控制气道的慢性炎症，预防哮喘急性发作的目的。

（4）哮喘急性发作时，治疗的关键是迅速控制症状，改善通气，纠正低氧血症。

（5）强化对基层医师的培训，对哮喘患者的医学教育是哮喘防治工作的主要环节。

三、哮喘治疗目标

哮喘是一种对患者及其家庭和社会都有明显影响的慢性疾病。气道炎症是所有类型哮喘的共同病理、症状和气道高反应性的基础，它存在于哮喘的所有时段。虽然目前尚无根治办法，但以抑制气道炎症为主的适当治疗通常可以使病情得到控制。哮喘治疗的目标为：①有效控制急性发作症状并维持最轻的症状，甚至无任何症状。②防止哮喘加重。③尽可能使肺功能维持在接近正常水平。④保持正常活动（包括运动）的能力。⑤避免哮喘药物治疗过程发生不良反应。⑥防止发生不可逆的气流受限。⑦防止哮喘死亡，降低哮喘死亡率。

哮喘控制的标准如下：①最少（最好没有）慢性症状，包括夜间症状。②最少（不常）发生哮喘加重。③无须因哮喘而急诊。④基本不需要使用 β_2 受体激动药。⑤没有活动（包括运动）限制。⑥PEF昼夜变异率低于 20%。⑦PEF 正常或接近正常。⑧药物不良反应最少或没有。

四、哮喘治疗方案的组成

哮喘的治疗可以根据采用不同治疗类型的可能性、文化背景，不同的医疗保健系统通过不同途径进行。一般应包括 6 个部分。

（1）患者教育，并使哮喘患者在治疗中与医师建立伙伴关系。

（2）根据临床症状和尽可能的肺功能测定评估和监测哮喘的严重度。

（3）脱离与危险因素的接触。

（4）建立个体化的儿童和成人长期的治疗计划。

（5）建立个体化的控制哮喘加重的治疗计划。

（6）进行定期的随访监护。

五、长期治疗方案的确定

1. 以哮喘的严重程度选择治疗药物

哮喘治疗方案的抉择基于其在治疗人群中的疗效及其安全性。药物治疗可以酌情采取不同的给药途径，包括吸入、口服和肠道外途径（皮下、肌内或静脉注射）。吸入给药的主要优点是可以将高浓度的药物送入气道以提高疗效，而避免或使全身不良反应减少到最低程度。哮喘治疗应以患者的严重程度为基础，并根据病情控制变化增减（升级或降级）的阶梯治疗原则选择治疗药物（表4-6）。

表4-6　哮喘患者长期治疗方案的选择

严重度	每天治疗药物	其他治疗选择
一级 间歇发作哮喘	不必	
二级 轻度持续哮喘	吸入糖皮质激素（≤500 μg BDP或相当剂量）	缓释茶碱，或色甘酸钠，或白三烯调节剂
三级 中度持续哮喘	吸入糖皮质激素（200～1 000 μg BDP或相当剂量），加上长效吸入 β_2 受体激动药	吸入糖皮质激素（500～1 000 μg BDP或相当剂量），加上缓释茶碱；或吸入糖皮质激素（500～1 000 μg BDP或相当剂量），加上长效吸入 β_2 受体激动药；或吸入大剂量糖皮质激素（>1 000 μg BDP或相当剂量）；或吸入糖皮质激素（200～1 000 μg BDP或相当剂量），加上白三烯调节剂
四级 重度持续哮喘	吸入糖皮质激素（>1 000 μg BDP或相当剂量），加上吸入长效 β_2 受体激动药，需要时可再加上一种或一种以上下列药物： 缓释茶碱 白三烯调节剂 长效口服 β_2 受体激动药 口服糖皮质激素	

注：各级治疗中除了规则的每日控制治疗以外，需要时可快速吸入 β_2 受体激动药以缓解症状，但每日吸入次数不应多于3～4次。

其他选择的缓解药包括吸入抗胆碱能药物、短作用口服 β_2 受体激动药、短作用茶碱。

间歇发作哮喘，但发生严重急性加重者，应按中度持续患者处理。

2. 以患者的病情严重程度为基础选择治疗方案

根据控制水平类别选择适当的治疗方案（表4-7）。

哮喘患者长期治疗方案可分为5级。对以往未经规范治疗的初诊哮喘患者可选择第2级治疗方案，哮喘患者症状明显，应直接选择第3级治疗方案。从第2级到第5级的治疗方案中都有不同的哮喘控制药物可供选择。而在每一级中都应按需使用缓解药物，以迅速缓解哮喘症状。如果使用含有福莫特罗和布地奈德单一吸入装置进行联合治疗时，可作为控制和缓解药物应用。如果使用该分级治疗方案不能够使哮喘得到控制，治疗方案应升级直至达到哮喘控制为止。当哮喘控制并维持至少3个月后，治疗方案可考虑降级。建议减量方案：①单独使用中至高剂量吸入激素的患者，将吸入激素剂量减少50%。②单独使用低剂量激素的患者，可改为每天1次用药。③联合吸入激素和LABA的患者，按2010年2月1日美国FDA在长效 β_2 受体激动药治疗哮喘的安全通告中的建议：LABA应该短期应用，一旦哮喘得到有效控制，则应该停止使用LABA。也就是说，如果哮喘患者应用ICS和LABA联合治疗哮喘，哮喘达到完全控制后，就需要降阶梯治疗，应用单一的ICS吸入治疗，而不再继续使用LABA吸入治疗。

表 4-7　根据哮喘病情控制分级制定治疗方案

← 降级　　治疗级别　　升级 →

第 1 级	第 2 级	第 3 级	第 4 级	第 5 级
哮喘教育、环境控制				
按需使用短效 β_2 受体激动药				
控制性药物	选用 1 种 低剂量 ICS 白三烯调节剂	选用 1 种 低剂量 ICS 加 LABA 中高剂量 ICS 低剂量 ICS 加白三烯调节剂 低剂量 ICS 加缓释茶碱	加用 1 种或以上 中高剂量 ICS 加 LABA 白三烯调节剂 缓释茶碱	加用 1 种或 2 种 口服最小剂量的糖皮质激素 抗 IgE 治疗

若患者使用最低剂量控制药物达到哮喘控制 1 年，并且哮喘症状不再发作，可考虑停用药物治疗。上述减量方案尚待进一步验证。通常情况下，患者在初诊后 2～4 周回访，以后每 1～3 个月随访 1 次。出现哮喘发作时应及时就诊，哮喘发作后 2 周至 1 个月内进行回访。

六、哮喘急性发作期的治疗

哮喘急性发作的严重性决定其治疗方案，根据检查时所确定的哮喘急性发作严重度（表 4-4）而制定治疗指南，各类别中的所有特征并不要求齐备。如果患者对起始治疗不满意，或症状恶化很快，或患者存在可能发生死亡的高危因素，应按下一个更为严重的级别治疗（图 4-1）。

（一）哮喘急性发作的一般治疗

一般来说，如果患者突然咳喘、胸闷、气促，而且进行性加重，平时所用的常规平喘药效果不明显时就应该到医院进一步检查，包括肺功能和血气分析等。不失时机进行治疗，以尽快缓解症状，纠正低氧血症，保护肺功能。

哮喘轻度急性发作者，可用沙丁胺醇（舒喘灵）或间羟舒喘宁（喘康速）气雾剂作吸入治疗，每次吸 200 μg（2 揿），通常可在数分钟内起作用，也可口服 β_2 受体激动药，如特布他林（博利康尼）每次 2.5 mg，每天 3 次；通常在服药 15～30 分钟起效，疗效维持 4～6 小时，但心悸、震颤稍多见。如果急性发作或每天用药次数、剂量增加，表示病情加重，就需要合用其他药物，如舒弗美等。此外，在轻度急性发作时禁忌使用镇静药。

中度哮喘急性发作者，气促明显，稍活动即气促加重，喜坐位，有时焦虑或烦躁，出汗，呼吸快，脉率达 120 次/分，喘鸣音响亮。吸支气管舒张剂后，仅部分改善症状，因此往往需要联合使用丙酸倍氯松或布地奈德气雾剂吸入，每次 250 μg（每揿 250 μg），每 12 小时或 8 小时 1 次，有较强的局部抗炎作用。吸入皮质激素的疗效仍不满意者，需改用口服泼尼松每次 10 mg，每天 3 次，一般用 3～4 天，然后停用口服泼尼松改用吸入皮质激素（在完全停用口服泼尼松以前即应开始辅以吸入皮质激素）。

中度哮喘急性发作者常有夜间哮喘发作或症状加剧，因此常需要使用长效缓释型茶碱，如舒弗美 200 mg（1 片），每 12 小时 1 次。也可用控释型 β_2 受体激动药如全特宁每次 4～8 mg，每 12 小时 1 次。此外，长效 β_2 受体激动药，如丙卡特罗（美喘清，普鲁卡地鲁）每次 25 μg（小儿每次每千克体重 1.25 μg），沙美特罗（施立稳）每次吸入 50 μg，也可口服班布特罗，每晚 10 mg，能有效防治夜间哮喘发作和清晨加剧。有时可吸入可必特治疗，尤其是使用压缩空气吸入该药时效果更明显，优于单纯吸入 β_2 受体激动药。

重度急性发作或危重患者，气促更严重，静息时气促也很明显，焦虑烦躁，或嗜睡，大汗淋漓，呼吸困难，呼吸 >30 次/分，脉率 >120 次/分，发绀，用支气管扩张剂效果不明显。此时必须立即送医院。这时吸入 β_2 受体激动药或糖皮质激素的效果均不明显，往往需在医院急诊室观察，并静脉滴注皮质激素和氨茶碱，一般还必须吸氧等。危重患者伴呼吸衰竭还应酌情进行插管，并进行机械通气。

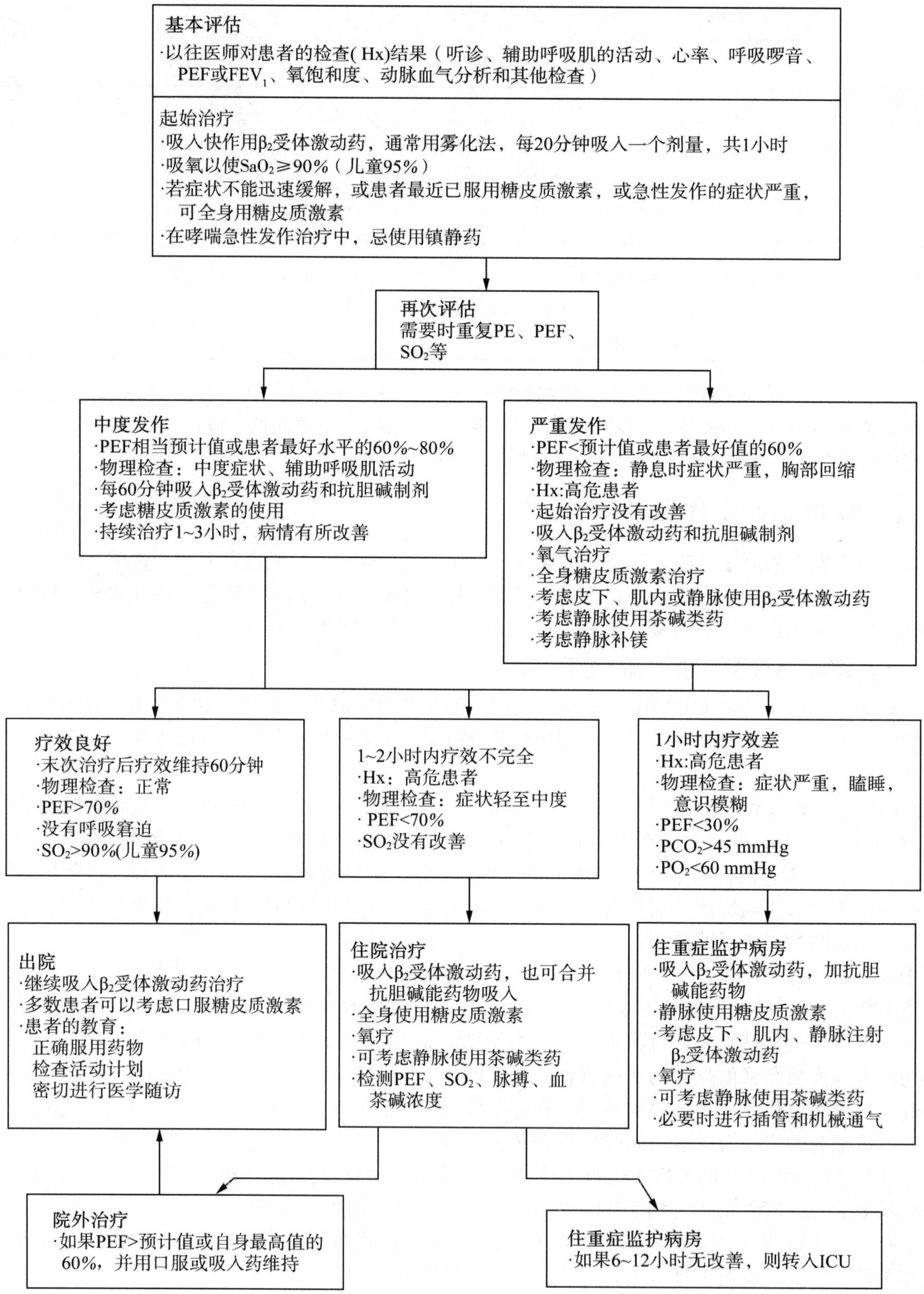

图 4-1 哮喘急性发作的住院治疗

（二）机械通气的适应证

哮喘患者急性重度发作，经支气管扩张剂、激素、碱剂和补液等积极治疗，大部分可得到缓解，但仍有1%~3%病情继续恶化，发生危重急性呼吸衰竭。动脉血气分析提示严重缺氧和二氧化碳潴留伴呼吸性酸中毒，如不及时抢救，会危及生命。这时由于气道阻力很高，胸廓过度膨胀，呼吸肌处于疲劳状态。因此，若注射呼吸兴奋剂（可拉明等），通气量的增加很有限，相反呼吸肌兴奋可能加重呼吸肌疲劳，氧消耗量和二氧化碳的产生也随之增多，不但效果极差，而且会适得其反，加重病情，故只有及时采用机械通气，方能取得满意疗效。

机械通气的指针是：①呼吸心跳停止。②严重低氧血症，$PaO_2 < 7.98$ kPa（60 mmHg）。③$PaCO_2 >$ 6.67 kPa（50 mmHg）。④重度呼吸性酸中毒，动脉血 pH < 7.25。⑤严重意识障碍、谵妄或昏迷。⑥呼吸浅而快，每分钟超过30次，哮鸣音由强变弱或消失，呼吸肌疲劳明显。

危重哮喘患者在机械通气时仍应当强化抗气道炎症的治疗，静脉滴入糖皮质激素是必不可少的，甚至常常需要较大剂量。在这种严重的状态下吸入支气管扩张药往往是无效的，勉强为之，有时还会增加气道阻力，加重呼吸困难。静脉使用氨茶碱是否有效，一直有争议。至于辅助机械通气的方式应根据患者的反应和血气分析的跟踪监测，及时调整。因为这时患者的气道阻力和气道内压和肺泡压显著增高，因此采用控制性低潮气量辅助呼吸（MCHV）或压力支持（PSAV）较为合理。用MCHV时呼吸机参数为：通气频率6~12次/分，潮气量8~12 mL/kg，这些参数约为常规预计量的2/3。也有报道，在机械通气时让患者吸入氦（80%）-氧（20%）混合气，可使气道内压降低，肺泡通气量增加，改善低氧血症，降低$PaCO_2$。呼气末正压（PEEP）的治疗是否合适尚有许多争论。因为严重哮喘发作时已存在内源性呼气末正压（PEEPi），肺泡充气过度，呼气末胸内压增高，小气道陷闭，气道阻力增加，呼气流速减慢，肺泡压增高，呼气末肺泡压可高于大气压。此时若进行气道正压通气（CPAP）或PEEP通气，虽可提高气道内压力，使之超过肺泡压，部分克服气道阻力，减少呼吸功，从而改善通气，但内源性压力和外源性压力的相加必使肺泡进一步膨胀，导致气胸等气压性损伤，因此应用时必须非常慎重。同时，正压通气可能影响静脉血回心，使心排血量减少，血压下降，组织灌注不足，因此在正压通气前应充分补液，扩充血容量。机械通气过程注意气道湿化，防止气道内黏液栓的形成。

（三）防止特异性和非特异性因素的触发

这是一个要时刻注意的问题，即使在哮喘急性发作时也应该让患者脱离过敏原的接触，如治疗药物的选择，病室环境的布置和消毒都应当在详细了解患者的过敏史和哮喘发作诱发因素后周密地安排。除了避免和清除患者所提供的明确的触发因素以外，一般来说，含酒精的药物（如普通的氢化可的松）、来苏消毒液、挥发性杀虫剂均不宜使用。急性发作的哮喘患者更不宜安排在新装修的病室内，也不宜在其病室内摆设花草。

七、脱敏疗法

脱敏疗法是特异性脱敏疗法的简称，是针对引起病变的过敏物质的一种治疗方法，即用过敏原制成的提取液（即为浸出液），定期给对相应过敏原皮肤试验阳性的患者进行注射，以刺激体内产生“封闭”抗体（又名阻断抗体）。“封闭”抗体和特异性IgE抗体一样，也具有识别过敏原的功能。当相同过敏原再次进入体内，“封闭”抗体与肥大细胞表面的IgE竞争和过敏原结合，然后变成复合物而被网状内皮系统清除掉，过敏原和附着于肥大细胞表面的IgE结合少了，哮喘的发作也就得以避免或减轻，但有些患者的病情改善和“封闭”抗体形成没有关系。脱敏疗法的“封闭”抗体学说近年来已发生动摇，有些学者发现“封闭”抗体（主要是IgG）在体外虽证实能和特异性过敏原相结合，但在体内却不能和进入黏膜的过敏原相结合，且血清中“封闭”抗体并不确切反映是来源于局部的“封闭”抗体，而仅提示免疫刺激（注射过敏原）的结果，只是一种免疫伴随现象，与病情改善程度缺乏相关性。因此有人认为脱敏疗法能使患者血清中的IgE生成受到抑制，IgE量减少，肥大细胞不再继续致敏，病情也就减轻。脱敏疗法还可使释放炎性介质细胞的反应性减弱等，从而减少或阻止过敏性疾病的发作，而这种专门配制的脱敏液即为“特异性脱敏抗原”。这种疗法目前主要用于呼吸道疾患，诸如过敏性鼻炎、支气管哮喘等。

脱敏疗法的适应证主要为：①哮喘患者对某些吸入过敏原的皮肤试验阳性和（或）血清特异性 IgE 升高。②皮肤试验虽呈阴性，但病史中强烈提示由某过敏原诱发哮喘，或经抗原激发试验证实，或血清中查到该特异性 IgE，或者特异性嗜碱性粒细胞脱颗粒试验和组胺释放试验均呈阳性。③经一般平喘药物治疗后效果不理想，而当地已证实用某种过敏原提取物作脱敏疗法有效。④对药物、食物过敏的患者，一般用避免方法而不用脱敏疗法，无法避免或不能替代者可考虑用脱敏疗法。

脱敏疗法应用于防治哮喘已历时半个世纪，既往国内外多数学者持肯定态度，认为可减轻再次接触过敏原后的过敏反应，甚至可长期控制哮喘发作。小儿的效果较成人显著，外源性哮喘效果更好。根据国内报道，用脱敏疗法 2～4 年，成人哮喘总有效率达 79.8%，小儿哮喘总有效率为 95%，2 年治愈率为 61.3%。一般经脱敏疗法后，哮喘病情减轻，发作次数减少，平喘药物用量也减少，皮肤敏感性下降，部分患者过敏原的皮肤试验由阳性转变为阴性或反应性降低，引起休克器官的耐受性也提高。特异性 IgE 抗体先上升，以后下降到低于原来水平，特异性 IgG 升高而嗜碱性粒细胞敏感性下降。但脱敏疗法有一定的局限性，因此各国学者的评价不尽相同。有人认为，如果哮喘全年发作，表明气道过敏性炎症持续存在，脱敏疗法不能使之恢复，这时宜选用吸入抗过敏性炎症药物来替代本法。

八、哮喘诊断治疗中的注意事项

（1）哮喘患者就诊时通常有 3 种情况，主诉某些与哮喘有关的症状，但没有经过必要的检查，诊断尚不明确；哮喘急性发作；哮喘经过有效治疗而处于缓解期。对于第一类患者，医师的首要任务是进行胸部 X 线、肺功能、变应原等的系统检查，以确定诊断，并了解肺功能受损情况和哮喘的严重程度，是否具有变应体质，主要变应原是什么。这些基本病情的了解对患者长期治疗方案的制定，对病情变化的随访都是非常重要的。第二类患者首先应给予紧急处理，缓解症状，改善肺功能，不要勉强进行过多的检查。其他必要的检查可等症状缓解以后进行。第三类患者可以进行全面的诊断性检查，但重要的是要仔细分析患者的病情变化，了解导致病情进行性发展的因素及机体对各种药物治疗的反应，调整治疗方案。

（2）在哮喘的诊断依据中，最主要是临床的典型症状、体征和肺功能检查的结果。变应原的确定不是哮喘的主要诊断依据，变应原阳性是哮喘诊断的有利旁证和治疗方案设计的重要根据，但变应原阴性不能否定哮喘的诊断。胸部 X 线检查虽然意义不很大，但也必不可少，因为该检查对于了解肺部的并发症和鉴别诊断非常重要。

（3）哮喘的治疗应当尽量按“哮喘防治指南”规范化进行，而且治疗过程应根据症状和肺功能的变化，适时重新评估，调整治疗方案。

（4）哮喘的治疗药物很多，用药的途径也比较特别。大量的研究证明吸入疗法（包括糖皮质激素和支气管舒张药）既有效，而且全身不良反应少，因此是首选的用药途径。但不应滥用吸入途径，如地塞米松不同于丙酸倍氯米松、布地奈德和氟替卡松，不能作为吸入药物。茶碱类药物也不能用于吸入治疗。

定量雾化吸入器（MDI）便于携带，使用方便，因此在临床上广泛使用。但肺功能很差的体弱和重症患者及其不容易合作的幼儿，往往使用困难，很难真正把药吸到下呼吸道，因此疗效差。对于这些患者，建议使用适当类型的储雾器，使由 MDI 释出的药物暂时漂浮在储雾器内，从容吸入。碟式和干粉制剂不含氟利昂，不对气道产生刺激，也不污染大气，使用也比较方便。哮喘急性发作时，或喘息症状比较明显时，通过以压缩空气或高流量氧为动力的射流式雾化吸入装置吸入 β_2 受体激动药或抗胆碱药可望得到较快的效果。

（5）在哮喘的治疗中，对患者的科普教育，让患者了解什么是哮喘，处方药的作用和可能出现的不良反应，吸入药物及其器械的正确使用都是取得疗效的基本保证。

九、哮喘患者的教育和管理

尽管哮喘尚不能根治，但通过有效的药物治疗和哮喘管理，通常可以实现哮喘控制。成功的哮喘管理目标是：①达到并维持症状的控制。②维持正常活动，包括运动能力。③维持肺功能水平尽量接近正常。④预防哮喘急性加重。⑤避免因哮喘药物治疗导致的不良反应。⑥预防哮喘导致的死亡。

（一）建立医患之间的合作关系

哮喘的显著特点是长期性、反复性、可逆性，多数患者症状的发作有明显的变应原接触史，有明显的刺激性诱因，有明显的季节性和周期性。这些特点患者自己了如指掌，而临床医师往往不了解。所以临床上建立医患之间的合作关系是实现有效的哮喘管理的首要措施。其目的是指导患者自我管理，对治疗目标达成共识，制订个体化的书面管理计划，包括自我监测，对治疗方案和哮喘控制水平周期性评估，在症状和（或）PEF 提示哮喘控制水平变化的情况下，针对控制水平及时调整治疗以达到并维持哮喘控制。患者教育的目标是增加对哮喘的理解，增强吸入治疗的技能，增加疗效满意度，增强战胜疾病的自信心，增加治疗的依从性和自我管理能力，增进健康并减少卫生保健资源使用。

哮喘联谊会或哮喘之家之类的群众性医学教育组织是很好的管理形式。医师把自己的医学知识和经验直接传授给患者，教会患者如何掌握自己疾病的规律，如何合理使用药物，这对于哮喘的预防和及早治疗都是极为重要、极为有效的方法。

在患者的教育和管理方面，让患者养成记哮喘周记是非常有意义的，医生和患者都可以通过哮喘周记了解患者的临床症状变化及其部分诱发因素，最大呼气流速变异率，从而了解病情的稳定性，为药物的增减和调整提供客观依据，使哮喘的治疗由经验治疗变为科学治疗。此外，还可了解患者在一段时间内用于哮喘治疗的经济开支。

（1）教育内容：①通过长期规范治疗能够有效控制哮喘。②避免触发、诱发因素的方法。③哮喘的本质、发病机制。④哮喘长期治疗方法。⑤药物吸入装置及使用方法。⑥自我监测，如何测定、记录、解释哮喘日记内容：症状评分、应用药物、PEF，哮喘控制测试（ACT）变化。⑦哮喘先兆、哮喘发作征象和相应自我处理方法，如何、何时就医。⑧哮喘防治药物知识。⑨如何根据自我监测结果判定控制水平，选择治疗。⑩心理因素在哮喘发病中的作用。

（2）教育方式：①接诊教育。是最重要的基础教育和启蒙教育，是医患合作关系起始的个体化教育，首先应提供患者诊断信息，了解患者对哮喘治疗的期望和可实现的程度。②随访教育。是长期管理方法，随访时应回答患者的疑问，评估最初疗效；定期评价、纠正吸入技术和监测技术；评价书面管理计划，理解实施程度；反复提供更新教育材料。③团队教育。定期开办哮喘学校、学习班、俱乐部、联谊会进行大课教育和集中答疑。④自学教育。通过阅读报纸、杂志、文章，看电视节目，听广播进行。⑤互助学习。举办患者防治哮喘经验交流会。⑥社区教育。与社区卫生单位合作，有计划地开展社区、患者、公众教育。⑦科普教育。调动全社会各阶层力量宣传普及哮喘防治知识。

哮喘患者的教育和管理还应当包括基层的医务人员，对医院、社区、专科医师、全科医师及其他医务人员进行继续教育，通过培训哮喘管理知识，提高与患者的沟通技巧，做好患者及其家属教育。

（二）评估、治疗和监测

哮喘治疗的目标是达到并维持哮喘控制。大多数患者通过药物干预，能够达到这一目标。哮喘控制评估工具如哮喘控制测试（ACT）、哮喘控制问卷（ACQ）、哮喘治疗评估问卷（ATAQ）等，也可用于评估哮喘控制水平。哮喘评估工具 ACT 经国内多中心验证表明，不仅易学易用且适合中国国情。ACT 仅通过回答有关哮喘症状和生活质量的 5 个问题的评分进行综合判定，25 分为控制，20 ~ 24 分为部分控制，19 分以下为未控制，并不需要患者检查肺功能。这些问卷不仅用于临床研究，还可以在临床工作中评估患者的哮喘控制水平，通过长期连续检测维持哮喘控制，尤其适合在基层医疗机构推广，作为肺功能的补充，既适用于医生，也适用于患者自我评估哮喘控制。患者可以在家庭或医院，就诊前或就诊期间完成哮喘控制水平的自我评估。这些问卷有助于改进哮喘控制的评估方法并增进医患双向交流，提供反复使用的客观指标，以便长期监测。

第五章

慢性阻塞性肺疾病

慢性阻塞性肺疾病（COPD）是一种重要的慢性呼吸系统疾病，患者人数多、病死率高。COPD 呈缓慢进行性发展，严重影响患者的劳动能力和生活质量。目前 COPD 在全球已成为居第四位的致死原因，引起了世界各国的重视。在我国 COPD 同样也是一种常见病，严重影响广大人民的身体健康。20 世纪 90 年代对我国北部及中部地区 102 230 成年人调查，COPD 约占 15 岁以上人群的 3%。近年来的流行病学调查表明，我国 40 岁以上人群中 COPD 的患病率为 8.2%，在世界上处于较高的发病率。据统计，在我国死因顺位中，COPD 占第三位，而在农村中，COPD 则占首位。由于我国是农业大国，农村人口占 80%，故对 COPD 预防和治疗更具有十分重要的意义。

我国早在 20 世纪 70 年代起就重视 COPD 的预防和治疗，做了大量的临床和实验室研究。近十余年来美国胸科学会（ATS）、英国胸科学会（BTS）和欧洲呼吸学会（ERS）分别对 COPD 的诊断和治疗提出了各自的指南。但各国医学会制定的 COPD 诊治指南，对 COPD 的认识存在着一定的差异。2001 年 4 月，美国国立心、肺、血液学会（NHLBI）和 WHO 共同发表了“慢性阻塞性肺疾病全球创议”（GOLD），旨在引起全世界对 COPD 足够的重视，降低 COPD 的发病率和死亡率，帮助 COPD 患者逆转疾病发展趋势。GOLD 在现有各国医学会 COPD 指南的基础上，结合 COPD 近年研究新进展，提出了意见一致的研究报告，即 COPD 诊断、处理和预防的全球创议。由于 COPD 临床诊断和治疗的进展，GOLD 每年都在不断更新。参考 GOLD，中华医学会呼吸分会（CSRD）在 2002 年也制定了慢性阻塞性肺疾病诊治指南，2007 年又重新修订、发表了慢性阻塞性肺疾病诊治指南（2007 年修订版）。

第一节　定义、病因和发病机制

一、定义

1. COPD 的定义

COPD 是一种可以预防、可以治疗的疾病，伴有一些显著的肺外效应，这些肺外效应与患者疾病的严重性相关。肺部病变的特点为不完全可逆性气流受限，这种气流受限通常进行性发展，与肺部对有害颗粒或气体的异常炎症反应有关。

COPD 的定义强调了 COPD 是可以预防和可以治疗的，其目的是给患者呈现一个积极的前景，并鼓励医疗卫生工作者在 COPD 防治中勇于探索，克服对 COPD 的消极、悲观情绪，提倡采取乐观的应对态度。当患者有咳嗽、咳痰或呼吸困难症状，及（或）有疾病危险因素接触史时，应考虑 COPD。慢性咳嗽、咳痰常先于气流受限许多年存在，但不是所有有咳嗽、咳痰症状的患者均会发展为 COPD。

肺功能检查可明确诊断 COPD，即在应用支气管扩张剂后，FEV_1 占预计值% < 80%，同时 FEV_1/FVC < 70% 表明存在气流受限，并且不能完全逆转。为改进 COPD 的诊断，应努力提供标准化的肺功能检查。

在 COPD 的定义中采用了“气流受限”这一概念，而未用“气道阻塞”这一旧名称，是因为单纯肺气肿时，气道并无器质性阻塞性病变，但由于肺泡组织的弹性降低，因而肺泡压降低，使气流流速减慢、受阻。此外，细支气管上均附着有肺泡组织，当其弹性降低时，作用在细支气管壁上的牵拉力量也降低，使细支气管变窄，因而使流速减慢。在这种情况下，如果仍然称作“气道阻塞”，显然易误解为气道内存在器质性阻塞性病变，故使用“气流受限”这一名称较为合理。

2. 慢性支气管炎

是指除外慢性咳嗽的其他各种原因后，患者每年慢性咳嗽、咳痰 3 个月以上，并连续 2 年，不一定伴有气流受限。由此可见，慢性支气管炎的定义是以症状学为基础的，具有这些症状的患者，其中一部分伴有气流受限，或者暂时没有出现气流受限，但是经过若干年后病情可以发展，从而出现气流受限。然而，另外一部分患者虽具有慢性咳嗽、咳痰症状，但始终不出现气流受限，此时，只能诊断为慢性支气管炎，而不能诊断为 COPD。与 COPD 有关的慢性支气管炎，只是指伴有气流受限的慢性支气管炎。

3. 肺气肿

肺部远端的气室到末端的细支气管出现异常持久的扩张，并伴有肺泡壁和细支气管的破坏而无明显的纤维化。“破坏”是指呼吸性气室扩大且形态缺乏均匀一致，肺泡及其组成部分的正常形态被破坏和丧失。

这里需指出：慢性支气管炎的定义属于临床范畴，而肺气肿的定义为病理解剖术语。

4. COPD 与慢性支气管炎、肺气肿、支气管哮喘等之间的关系

COPD 与慢性支气管炎和肺气肿关系密切，但临床上患者有咳嗽、咳痰等症状时，并不能立即可诊断 COPD。如患者只有“慢性支气管炎”和（或）“肺气肿”，而无气流受限，则不能诊断为 COPD，患者仅可诊断为单纯的“慢性支气管炎”和（或）“肺气肿”。虽然在各种类型的支气管哮喘中，许多特殊因素均可造成气流受限。但是根据支气管哮喘的定义，这种气流受限是可逆性的。所以如果支气管哮喘患者的气流受限能完全逆转，则患者没有并发 COPD。实际上在许多病例中，某些支气管哮喘患者并发的气流受限并不能完全逆转；而某些 COPD 患者却伴有气流受限的部分逆转，且并发气道高反应性，此时很难将这两类患者区分开。慢性支气管炎和肺气肿并发气流受限常同时存在，某些患者在患支气管哮喘的同时也可以并发这两种疾病：即慢性支气管炎和肺气肿。如果支气管哮喘患者经常暴露在刺激性物质中，如吸烟，也会发生咳嗽和咳痰，而咳嗽和咳痰是慢性支气管炎的一项重要特征。这类患者可诊断为“哮喘型支气管炎”或“COPD 的哮喘类型”。此外，已知病因或具有特异病理表现并有气流受限的一些疾病，如囊性纤维化、弥漫性泛细支气管炎或闭塞性细支气管炎等不包括在 COPD 内。

二、病因

COPD 的发病因素很多，迄今有许多发病因素还不够明确，尚待研究。近年来认为，COPD 有关发病因素包括个体易感因素以及环境因素两个方面，这两者相互影响。现在认为比较明确的个体易感因素为 α_1 抗胰蛋白酶缺乏，最主要的环境因素是吸烟，以及接触职业粉尘和化学物质（烟雾、过敏原、工业废气和室内空气污染等）。在我国农村，COPD 的危险因素还与烹调时产生的大量油烟和燃料产生的烟尘有关。

（一）个体因素

1. 遗传因素

某些遗传因素可增加 COPD 发病的危险性。常见遗传危险因素是 α_1 抗胰蛋白酶的缺乏。目前认为 α_1 抗胰蛋白酶的重度缺乏与非吸烟者的肺气肿形成有关。

2. 气道高反应性

支气管哮喘和气道高反应性被认为是发展成为 COPD 的重要危险因素，与某些基因因素和环境因素等相关的复杂发病因素有关。气道高反应性可能与吸烟或暴露于其他的环境因素相关。

（二）环境因素

1. 吸烟

现今公认吸烟为 COPD 重要发病因素，吸烟能使支气管上皮纤毛变短、不规则，纤毛运动发生障

碍，降低局部抵抗力，削弱肺泡吞噬细胞的吞噬、灭菌作用，又能引起支气管痉挛，增加气道阻力。吸烟者肺功能的异常率较高，并多有呼吸道症状，FEV_1 的年下降率较快，吸烟者死于 COPD 的人数较非吸烟者为多。但并不是所有的吸烟者都可能发展为 COPD，这表明遗传因素可能起了一定的作用。被动吸烟也可能导致呼吸道症状以及 COPD 的发生。

2. 职业粉尘和化学物质

当职业粉尘及化学物质（烟雾、过敏原、工业废气及室内空气污染等）的浓度过大或接触职业粉尘以及化学物质的时间过久，均可导致与吸烟无关的 COPD 的发生。接触某些特殊的物质、刺激性物质、有机粉尘及过敏原能够使气道反应性增加，尤其当气道已接触其他的有害物质、吸烟或并发哮喘时更易并发 COPD。

3. 大气污染

化学气体如氯、氧化氮、二氧化硫等烟雾，对支气管黏膜有刺激和细胞毒性作用。空气中的烟尘或二氧化硫明显增加时，慢性支气管炎的急性发作就显著增多。其他粉尘如二氧化硅、煤尘、棉屑、蔗尘等也刺激支气管黏膜，使气道清除功能遭受损害，为细菌入侵创造条件。城市重度的空气污染对于存在心肺疾患的患者来说极其有害。燃料燃烧不完全及烹调时的油烟引起的室内空气污染也是 COPD 的危险因素。

4. 感染

呼吸道感染是 COPD 发病和加剧的另一个重要因素，目前认为肺炎球菌和流感嗜血杆菌，可能为 COPD 急性发作的最主要病原菌。病毒也对 COPD 的发生和发展起重要作用，肺炎衣原体和肺炎支原体与 COPD 发病的直接关系仍有待于进一步阐明。儿童期的重度呼吸道感染和成年时的肺功能降低及呼吸系统症状的发生有关。此外，低出生体重也与 COPD 的发生有关。

5. 社会经济地位

COPD 的发病与患者社会经济地位相关。这也许与室内外空气污染的不同程度、营养状况或其他和社会经济地位有关的因素等有一定的内在联系。

6. 其他

除上述因素外，气候变化，特别是寒冷空气能引起呼吸道黏液分泌物增加，支气管纤毛运动减弱。在冬季，COPD 患者的病情波动与温度和温差有明显关系。迷走神经功能失调，也可能是本病的一个内因，大多数患者有迷走神经功能失调现象。部分患者的副交感神经功能亢进，气道反应性较正常人增强。

三、发病机制

当前 COPD 的发病学研究有很大进展，现在比较流行的发病机制如下。

（一）细胞机制

吸烟和其他吸入刺激物能诱发周围气道和肺实质内的炎性反应，并激活巨噬细胞。巨噬细胞在 COPD 的炎性过程中起了重要作用，被激活的巨噬细胞、上皮细胞和 $CD8^+$ T 淋巴细胞可释放出中性粒细胞趋化因子，巨噬细胞还能生成蛋白分解酶。COPD 患者的支气管肺泡灌洗液中巨噬细胞数目比正常可增加 5～10 倍，巨噬细胞主要集中在肺气肿最为显著的中心腺泡带。此外，肺泡壁上巨噬细胞和 T 淋巴细胞的数目与肺实质破坏的程度呈正相关。通过释放出中性粒细胞蛋白酶和其他蛋白酶，巨噬细胞在肺气肿蛋白持续分解的过程中起了重要作用，并进一步造成肺实质的破坏和刺激气道内黏液的过度分泌。白介素 8（IL-8）对中性粒细胞有选择性的吸附作用，在 COPD 患者的诱生痰液中存在高浓度的 IL-8。巨噬细胞、中性粒细胞和气道上皮细胞均可分泌 IL-8。COPD 发病过程中，IL-8 在中性粒细胞所致的炎症中起了相当重要的作用。IL-8 的水平与中性粒细胞数量相关，并与气流受限的程度相匹配。COPD 患者的痰液中存在着高浓度的肿瘤坏死因子 α（TNF-α），可起动核因子 κB（NF-κB）的转录，随之又转向 IL-8 基因的转录。

气道内的白三烯 B_4（LTB_4）同样是一种重要的中性粒细胞趋化因子。α_1 抗胰蛋白酶（α_1-AT）缺乏的患者，其肺泡巨噬细胞可分泌大量的 LTB_4。T 淋巴细胞在 COPD 中的作用尚不清楚。优势的 $CD8^+$

T淋巴细胞（抑制T细胞），通过释放多种酶，如颗粒酶和穿透因子，诱发肺实质细胞的凋亡。吸烟者仅少数发生肺气肿，其原因与肺内的抗蛋白酶水平有关，而抗蛋白酶水平由抗蛋白酶基因突变所决定（基因多态现象）。例如，约10%肺气肿患者可发生基因突变。突变位于基因的调节部位，提示 α_1-AT产生的调节具有防御功能，尤其是在急性感染期。

（二）蛋白酶-抗蛋白酶系统失衡

肺气肿是由于蛋白酶-抗蛋白酶系统失衡所致。蛋白酶可以消化弹性蛋白和肺泡壁上的其他蛋白结构，其中有中性粒细胞弹性酶（NE）、组织蛋白酶、基质金属蛋白酶（MMPs）、颗粒酶、穿透因子。抗蛋白酶系统能对抗蛋白酶的作用，其中最重要的有 α_1-AT、分泌型白细胞蛋白酶抑制剂（SLPI）、基质金属蛋白酶组织抑制剂（TIMPs）等。NE为一种中性丝氨酸蛋白酶，是肺内促弹性组织离解活动的主要成分。NE可消化连接组织和蛋白聚糖，从而造成肺气肿的形成。NE除能使肺组织基质分解外，还可造成气道扩张、纤毛上皮变形和黏液腺增生以及纤毛摆动消失。NE也有潜在的刺激黏液分泌的功能，并能从上皮细胞内诱发释放IL-8，故可促使气道炎症的发生，形成慢性支气管炎。在 α_1-AT缺乏的患者中，NE在调节弹性组织离解中起主要作用。但是在吸烟所致的COPD患者中，NE并不起主要的弹性组织离解酶作用。与吸烟相关的COPD中，吸烟所产生的氧化剂则起了重要作用。吸烟可造成肺泡内巨噬细胞的激活和中性粒细胞的募集，同时释放出中性粒细胞趋化因子，产生更多的炎症介质，并降价弹性蛋白和胶原。此外，吸烟也通过 α_1-AT的氧化失活与NE的结合率降低而造成肺组织的损伤。

蛋白酶3为另一种中性粒细胞的中性丝氨酸蛋白酶，参与这些细胞的弹性组织离解活动。组织蛋白酶G为中性粒细胞的半胱氨酸蛋白酶，也参与弹性组织离解活动，组织蛋白酶B、L和S由巨噬细胞释放。MMPs是一组20个相似的肽链内切酶，能降解肺实质所有细胞外基质成分，包括弹性蛋白、胶原、蛋白多糖、层黏素和纤维结合素。MMPs由中性粒细胞、肺泡巨噬细胞和气道上皮细胞所生成。肺气肿时支气管肺泡灌洗液中的胶原酶（MM-1）和明胶酶（MM-9）的水平增加。肺气肿患者肺泡灌洗液中，巨噬细胞内MM-9和MMP1的表达也高于正常人。肺泡巨噬细胞也能表达特有的MMP1。

对抗和平衡这些蛋白酶的物质是一组抗蛋白酶。其中较为重要的有 α_1-AT，也称为 α_1 蛋白酶抑制剂，是一种肺实质内的主要抗蛋白酶，在肝内合成，再从血浆内分泌出去。遗传性的纯合子 α_1-AT缺乏可能发生严重的肺气肿，尤其是吸烟者，但在COPD病例中这种基因型疾病少于1%。α_1-AT为对抗NE的主要成分，但不是唯一的抗蛋白酶成分。此外还有 α_1 抗糜蛋白酶，该酶主要存在于肺内，纯合子个体其水平较低，患COPD的危险性也增加。SLPI为气道中最重要的保护物质，来自气道上皮细胞，为气道提供局部防御机制。TIMPs可对抗基质金属蛋白酶的效应。

（三）氧化剂的作用

氧化剂在COPD的病理生理过程中起了重要作用。香烟中存在有大量的氧化剂，活化的炎症细胞也能产生内源性氧化剂，这些炎症细胞包括中性粒细胞和肺泡巨噬细胞。COPD患者呼出气中的凝集水内过氧化氢（H_2O_2）增加，在急性加重期尤为明显，可说明内源性氧化剂生成增加。氧化剂以下列几种方式参与COPD的病理过程，包括损害血清蛋白酶抑制剂，加强弹性酶的活性和增加黏液的分泌。此外，氧化剂能活化转录NF-κB，NF-κB可协助转录其他许多炎症因子，包括IL-8、TNF-α、诱导型一氧化氮（NO）合成酶和诱导型环氧化酶。氧化剂通过直接氧化作用于花生四烯酸，而产生异前列腺素。COPD患者中异前列腺素是增加的，对气道产生多种效应，包括支气管缩窄，增加血浆漏出和黏液过度分泌。

（四）感染

下呼吸道细菌感染和慢性炎症加剧了肺损伤，造成支气管纤毛清除系统的破坏，寄生于上呼吸道的细菌移生至下呼吸道。细菌首先附着在黏膜内皮细胞上，一方面释放细菌产物，造成气道内皮细胞损伤；另一方面，炎症细胞释放各种细胞因子和蛋白酶，破坏蛋白酶-抗蛋白酶系统平衡，从而促进COPD的进展。肺炎衣原体慢性感染在COPD的发病中起了重要作用，COPD患者在肺炎衣原体感染后，所产生的免疫反应与机体因素有着密切的关系，如吸烟、慢性疾病、长期应用糖皮质激素、老年及某些基因因素等，均参与免疫反应的调节及所产生 Th2 类型的免疫反应。如需清除细胞内感染的肺炎衣原体，则需要强有力的 Th1 免疫反应。细胞内持续寄殖的肺炎衣原体必然会引起机体的免疫反应，吸烟所致的炎症加重了肺炎衣原体产生的慢性感染，吸烟和肺炎衣原体的协同效应共同参与气道阻塞的病理过程。

（五）黏液过度分泌和小气道阻塞

吸烟和吸入某些刺激性气体可使气道内分泌物增加。其机制涉及气道感觉神经末梢反射性增加了黏液分泌，并直接刺激某些酶的生成，如 NE。长期刺激可造成黏膜下腺体的过度增生和杯状细胞增殖，也能导致黏蛋白基因（MUC）的上调。目前已认识到人类至少有 9 种 MUC 基因，但尚不清何种基因在慢性支气管气时呈过度表达。黏液的过度分泌为气流阻塞的危险因素。因各种刺激物诱发的慢性气道炎症过程，其特征为中性粒细胞浸润，导致各种趋化因子释放，如巨噬细胞释放出 IL-8 和 LTB_4，从而导致周围气道的阻塞。进一步使纤维生成介质分泌，偶可造成周围气道纤维化，及周围气道的慢性炎症和结构重组。

（六）血管的病理改变

COPD 时，因长期慢性缺氧可导致肺血管广泛收缩和肺动脉高压，常伴有血管内膜增生，使原来缺乏血管平滑肌的血管出现血管平滑肌，某些血管发生纤维化和闭塞，造成肺循环的结构改变，少数 COPD 患者可发生肺心病。肺血管结构重组的过程中可能涉及血管上皮生长因子、成纤维生成因子以及内皮素-1（ET-1）。慢性缺氧所致的肺动脉高压患者中，肺血管内皮的 ET-1 表达显著增加，COPD 患者尿中的 ET-1 分泌也明显升高。ET-1 通过 ETA 受体诱发肺血管平滑肌的纤维化和增生，在 COPD 后期产生的肺动脉高压中起了一定的作用。

四、病理和病理生理

1. 病理

常见病理改变有支气管黏液腺增生、浆液腺管的黏液腺化生、腺管扩张杯状细胞增生、灶状鳞状细胞化生和气道平滑肌肥大。慢性支气管炎黏液腺扩大为非特异性。

呼吸性细支气管显示明显的单核细胞炎症。膜性细支气管（直径 <2 mm）有不同程度的黏液栓，杯状细胞化生、炎症；平滑肌增生及纤维化管腔狭窄而扭曲。以上改变以及因肺气肿而引起的气道外部附着的肺泡丧失使气道横切面减小。

COPD 并发肺气肿时有三种类型：①中心型肺气肿，从呼吸性细支气管开始并向周围扩展，在肺上部明显。②全小叶肺气肿，均匀影响全部肺泡，在肺下部明显，通常在纯合子 α_1 抗胰蛋白酶缺乏症见到。③第三种为远端腺泡性肺气肿或旁间隔肺气肿，有远端气道、肺泡管与肺泡囊受损，位于邻近纤维隔或胸膜。

小气道病变是气流阻塞的主要原因。早期病变是呼吸性细支气管单核细胞炎症。炎症性纤维化、杯状细胞化生黏液栓或黏液脓栓以及终末支气管平滑肌肥大是重要原因。气流阻塞的另一原因是支气管及细支气管痉挛收缩。

2. 病理生理

COPD 肺部病理学改变导致相应的疾病特征性的生理学改变，包括黏液高分泌、纤毛功能失调、气流受限、肺过度充气、气体交换异常、肺动脉高压和肺心病。黏液高分泌和纤毛功能失调导致慢性咳嗽及多痰，这些症状可出现在其他症状和病理生理异常发生之前。呼气气流受限，是 COPD 病理生理改变的标志，是疾病诊断的关键，主要是由气道固定性阻塞及随之发生的气道阻力的增加所致。肺泡附着的破坏，使小气道维持开放的能力受损，在气流受限中所起的作用较小。

COPD 进展时，外周气道阻塞、肺实质破坏及肺血管的异常减少肺气体交换容量，产生低氧血症，以后出现高碳酸血症。在 COPD 晚期（Ⅲ级：重度 COPD）出现的肺动脉高压是 COPD 重要的心血管并发症，与肺心病的形成有关，提示预后不良。

第二节 临床表现和实验室检查

一、临床表现

1. 病史

COPD 患病过程应有以下特征：①患者多有长期较大量吸烟史。②职业性或环境有害物质接触史，如较长期粉尘、烟雾、有害颗粒或有害气体接触史。③家族史，COPD 有家族聚集倾向。④发病年龄及好发季节，多于中年以后发病，好发于秋冬寒冷季节，常有反复呼吸道感染及急性加重史，随病情进展，急性加重愈渐频繁。⑤COPD 后期可出现低氧血症和（或）高碳酸血症，并发慢性肺源性心脏病（肺心病）和右心衰竭。

2. 症状

每个 COPD 患者的临床病情取决于症状严重程度（特别是呼吸困难和运动能力的降低）、全身效应和患者患有的各种并发症，而并不是仅仅与气流受限程度相关。COPD 的常见症状：①慢性咳嗽，通常为首发症状，初起咳嗽呈间歇性，早晨较重，以后早晚或整日均有咳嗽，但夜间咳嗽并不显著，少数病例咳嗽不伴咳痰，也有少数病例虽有明显气流受限但无咳嗽症状。②咳痰，咳嗽后通常咳少量黏液性痰，部分患者在清晨较多，并发感染时痰量增多，常有脓性痰，并发感染时可咳血痰或咯血。③气短或呼吸困难，是 COPD 的标志性症状，是患者焦虑不安的主要原因，早期仅于劳力时出现，后逐渐加重，以致日常活动甚至休息时也感气短。④喘息和胸闷，可为 COPD 的症状，但无特异性，部分患者特别是重度患者有喘息，胸部紧闷感通常于劳力后发生，与呼吸费力、肋间肌等容性收缩有关。⑤COPD 的肺外效应（全身效应），其中体重下降、营养不良和骨骼肌功能障碍等常见，还有食欲减退、精神抑郁和（或）焦虑等。COPD 的并存疾病很常见，并发存在的疾病常使 COPD 的治疗变得复杂，COPD 患者发生心肌梗死、心绞痛、骨质疏松、呼吸道感染、骨折、抑郁、糖尿病、睡眠障碍、贫血、青光眼、肺癌的危险性增加。

3. 体征

COPD 早期体征可不明显，随疾病进展，常有以下体征：①视诊及触诊胸廓形态异常，包括胸部过度膨胀、前后径增大、剑突下胸骨下角（腹上角）增宽及腹部膨凸等，常见呼吸变浅、频率增快，辅助呼吸肌如斜角肌及胸锁乳突肌参加呼吸运动，重症可见胸腹矛盾运动，患者不时采用缩唇呼吸以增加呼出气量，呼吸困难加重时常采取前倾坐位，低氧血症者可出现黏膜及皮肤发绀，伴右心衰者可见下肢水肿、肝脏增大。②叩诊，由于肺过度充气使心浊音界缩小，肺肝界降低，肺叩诊可呈过清音。③听诊两肺呼吸音可减低，呼气延长，平静呼吸时可闻及干啰音，两肺底或其他肺野可闻及湿啰音；心音遥远，剑突部心音较清晰响亮。

4. COPD 急性加重期的临床表现

COPD 急性加重是指 COPD 患者“急性起病，患者的呼吸困难、咳嗽和（或）咳痰症状变化超过了正常的日间变异，须改变原有治疗方案的一种临床情况”。COPD 急性加重的最常见原因是气管-支气管感染，主要是病毒、细菌感染所致。但约 1/3COPD 患者出现急性加重不能发现原因。

COPD 急性加重的主要症状是气促加重，伴有喘息、胸闷、咳嗽加剧、痰量增加、痰液颜色和（或）黏度的改变及发热等，还可出现全身不适、失眠、嗜睡、疲乏、抑郁和精神紊乱等症状。与急性加重期前的病史、症状、体格检查、肺功能测定、血气等实验指标比较，对判断 COPD 严重程度甚为重要。对重症 COPD 患者，神志变化是病情恶化的最重要指标。COPD 急性加重期的实验室检查如下：①肺功能测定，对于加重期患者，难以满意地进行肺功能检查，通常 $FEV_1 < 1$ L 提示严重发作。②动脉血气分析，呼吸室内空气下，$PaO_2 < 8$ kPa（60 mmHg）和（或）$SaO_2 < 90\%$，提示呼吸衰竭；如 $PaO_2 < 6.67$ kPa（50 mmHg），$PaCO_2 > 9.33$ kPa（70 mmHg），pH < 7.30，提示病情危重，需加严密监护或住 ICU 治疗。③X 线胸片和心电图（ECG），X 线胸片有助于 COPD 加重与其他具有类似症状疾病的鉴别；

ECG 对右心室肥厚、心律失常及心肌缺血诊断有帮助；螺旋 CT 扫描和血管造影，或辅以血浆 D-二聚体检测是诊断 COPD 并发肺栓塞的主要手段，但核素通气-血流灌注扫描在此几无诊断价值，低血压和（或）高流量吸氧后 PaO_2 不能升至 8 kPa（60 mmHg）以上也提示肺栓塞诊断。如果高度怀疑并发肺栓塞，临床上需同时处理 COPD 加重和肺栓塞。④其他实验室检查，血红细胞计数及血细胞比容有助于识别红细胞增多症或出血，血白细胞计数通常意义不大，部分患者可增高和（或）出现中性粒细胞核左移。COPD 加重出现脓性痰是应用抗生素的指征，肺炎链球菌、流感嗜血杆菌以及卡他莫拉菌是 COPD 加重最常见的病原菌，因感染而加重的病例若对最初选择的抗生素反应欠佳，应及时根据痰培养及抗生素敏感试验指导临床治疗。血液生化检查有助于明确引起 COPD 加重的其他因素，如电解质紊乱（低钠血症、低钾血症和低氯血症等）、糖尿病危象或营养不良（低白蛋白）等，并可以了解并发存在的代谢性酸碱失衡。

二、实验室检查及临床评估

1. 肺功能检查

肺功能检查是判断气流受限且重复性好的客观指标，临床常用于 COPD 严重程度和治疗效果的肺功能指标有：时间肺活量（FEV）、深吸气量（IC）、呼气峰流速（PEFR）、呼气中期最大流速（MMFR）、气道阻力和弥散功能等。

（1）时间肺活量：目前气流受限的常用肺功能指标是时间肺活量（图 5-1），即以第一秒用力呼气容积（FEV_1）和 FEV_1 与用力肺活量（FVC）之比（FEV_1/FVC）降低来确定。时间肺活量对 COPD 的诊断、严重度评价、疾病进展、预后及治疗反应等均有重要意义。FEV_1/FVC 是 COPD 的一项敏感指标，可检出轻度气流受限。FEV_1 占预计值的百分比是中、重度气流受限的良好指标，变异性小，易于操作，应作为 COPD 肺功能检查的基本项目。吸入支气管扩张剂后 FEV_1 <80% 预计值且 FEV_1/FVC% <70% 者，可确定为不能完全可逆的气流受限。

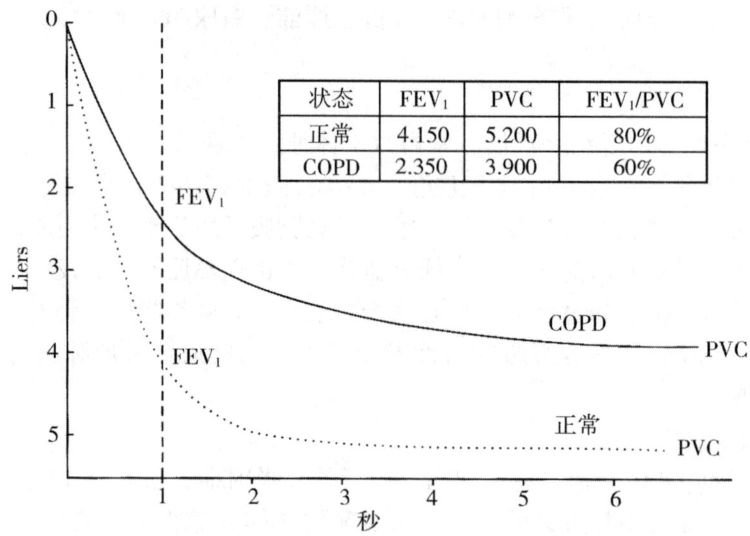

图 5-1 正常人和 COPD 患者的第一秒用力呼气容积（FEV_1）

FEV_1 是临床上评估 COPD 严重程度和支气管扩张药物疗效最重要的指标，同样也是肺通气功能指标，最常用为 FEV_1、FVC 及 FEV_1/FVC。其中，FEV_1 由于检测结果稳定，可重复性好、分辨率高，应用最为广泛。临床上常以应用支气管扩张剂后，FEV_1 改善的最大程度来显示支气管扩张剂的即时效应，这有多种表达方式，如：FEV_1 改善值占基础 FEV_1 的百分数；占患者预计值的百分数；FEV_1 改善的绝对值等。上述表述方法各有其优缺点，相互之间并无优劣差别。COPD 患者 FEV_1 增高多少才有临床意义，患者才能感受到呼吸困难的缓解呢？美国胸科协会（ATS）及 GOLD 的专家认为，用药后 FEV_1 增加值占基础值的 12%，同时绝对值增加 200 mL 以上才表明患者对支气管扩张剂有反应。

FEV_1 应用虽然广泛，但也有局限性。由于 COPD 主要是小气道疾病，FEV_1 并不能敏感地反映小气道阻塞，同时其结果还与患者用力程度有关；而且 FEV_1 与患者平静呼吸及吹蜡烛或打喷嚏等日常生理活动也无关系；最重要的是，FEV_1 与 COPD 患者的一些临床指标，如呼吸困难及一些长期的预后指标，如死亡率或医疗诊治费用等相关性也不强。

第一秒用力呼气容积/肺活量（FEV_1/FVC）也常被用作观测气流阻塞性疾病患者长期疗效的指标，与 FEV_1 不同的是，这一指标与患者的年龄、性别、身高以及肺容量无关。FEV_1/FVC% 被认为是反映早期气流受限的敏感指标。因为 COPD 早期 FVC 可无明显变化，而 FEV_1 即可出现下降。故只要 FEV_1 有轻微下降，其比值就会有下降，能首先确定是否存在气流受限。只要 FEV_1/FVC% <70% 即可诊断 COPD，所以目前可以说 FEV_1/FVC% <70% 是 COPD 临床诊断的肺功能重要指标，也是所谓的“金标准”。

（2）深吸气量（IC）：肺功能检查中另一有意义的肺量计检测指标是深吸气量（IC）。很多 COPD 患者在使用支气管扩张剂后虽然有明显效果，但其 FEV_1 却无显著改善，即所谓的“容量反映者”。在这些患者中，支气管扩张剂的应用导致患者肺容积下降，因而用药后进行肺量计检测时患者起始肺容积小于用药前。由于呼气流速与肺绝对容积正相关，肺容积下降后，仍采用传统肺通气功能指标如 FEV_1，则可能会忽视支气管扩张剂的疗效。当然，如果在检测 FEV_1 的同时也检测肺绝对容积，有助于明确避免这一误差，但这在实际工作中却不易实施。此时，如果采用深吸气量的指标，则可能避免这一误差。由于 FRC 下降，患者 IC 可有显著改善。IC 的检测相对比较容易，而且，IC 增加 0.3 L 则与患者呼吸困难的改善及活动耐力提高显著相关。但是，IC 检测的意义还需要更深入的研究。肺容积下降时，COPD 患者可在更低、更舒适的肺容积基础状态下呼吸，因而有助于减轻呼吸困难。为了更为准确地评测 COPD 患者使用支气管扩张剂疗效，应常规检测 FEV_1 及深吸气量（图 5-2）。

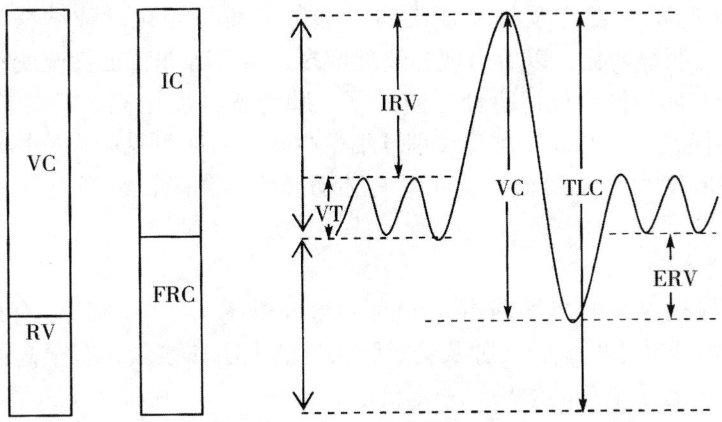

图 5-2　肺容量组成和 IC（深吸气量）

VC：肺活量；RV：残气量；IC：深吸气量；FRC：功能残气量；IRV：补吸气容积；VT：潮气容积；TLC：肺总量；ERV：补呼气容积

IC 同样是反映呼吸肌力特别是膈肌肌力的良好指标。COPD 是一种全身性疾病，重症 COPD 患者常有肌肉受累。如果全身肌肉重量下降达 30%，则膈肌的重量同样可明显下降。肺功能指标与呼吸肌群张力有关，肺过度充气越严重，膈肌越低平，IC 越小。

吸气分数（深吸气量/肺总量，IC/TLC）也是一项有用的 COPD 严重程度的评估指标。近年研究表明，静态过度充气也能反映 COPD 的严重性，由于静态过度充气可能是动态过度充气的前体，在 COPD 症状产生中起重要作用。

（3）肺容量变化：COPD 患者在有效治疗后功能残气量和动态过度充气可出现改变。吸入支气管舒张剂后，COPD 患者活动耐力和呼吸困难有较明显的改善，这种改善与肺容量的降低有明显的关系，肺容量的降低表现为功能残气量（FRC）和肺动态过度充气的降低。肺容量增加对呼吸动力学有非常显著的不利影响，一方面降低吸气功能，动态过度充气改变了吸气肌的初长和形态，降低了吸气肌的收缩力和工作效率；另一方面增加呼吸做功和呼吸困难程度，COPD 患者产生内源性呼气末正压（PEEPi），患者必须首先产生足够的压力克服 PEEPi，使肺泡内压力低于大气压才能产生吸气气流，因此，胸腔内压下降幅度增加，吸气做功也相应增加。肺容量改变具有重要的生理学意义，肺容量的变化可能比通气功能（即 FEV_1）变化更敏感，可为 COPD 疗效评价的重要指标。

（4）其他指标：呼气峰流速（PEF）及最大呼气流量-容积曲线（MEFV）也可作为气流受限的参考指标，但 COPD 时 PEF 与 FEV_1 的相关性不够强，PEF 有可能低估气流阻塞的程度。气流受限也可导致肺过度充气，使肺总量（TLC）、功能残气量（FRC）和残气容量（RV）增高，肺活量（VC）减低。TLC 增加不及 RV 增加的程度大，故 RV/TLC 增高。肺泡隔破坏及肺毛细血管床丧失可使弥散功能受损，一氧化碳弥散量（DLCo）降低，DLCo 与肺泡通气量（VA）之比（DLCo/VA）比单纯 DLCo 更敏感。

（5）关于支气管扩张试验：支气管扩张试验作为辅助检查有一定临床价值，结合临床可以协助区分 COPD 与支气管哮喘，也可获知患者应用支气管扩张剂后能达到的最佳肺功能状态。目前对支气管舒张试验有了新评价：我国 COPD 诊治指南（2007 年修订版）指出："作为辅助检查，不论是用支气管舒张剂还是口服糖皮质激素进行支气管舒张试验，都不能预测疾病的进展。用药后 FEV_1 改善较少，也不能可靠预测患者对治疗的反应。患者在不同的时间进行支气管舒张试验，其结果也可能不同"。

现在 GOLD 也不再建议仅仅根据气流受限的可逆程度（如使用支气管舒张剂或糖皮质激素后的 FEV_1 改变值）来鉴别 COPD 与哮喘，以及预计患者对支气管舒张剂或糖皮质激素长期治疗的反应。因为 COPD 可与哮喘并存，长期哮喘本身也可导致固定的气流受限。

2. 胸部 X 线片

胸部 X 线片对确定肺部并发症及与其他疾病（如肺间质纤维化、肺结核等）鉴别有重要意义。COPD 早期 X 线胸片可无明显变化，以后出现肺纹理增多、紊乱等非特征性改变；主要 X 线征为肺过度充气：肺容积增大，胸腔前后径增长，肋骨走向变平，肺野透亮度增高，横膈位置低平，心脏悬垂狭长，肺门血管纹理呈残根状，肺野外周血管纹理纤细稀少等，有时可见肺大疱形成。并发肺动脉高压和肺源性心脏病时，除右心增大的 X 线征外，还可有肺动脉圆锥膨隆，肺门血管影扩大及右下肺动脉增宽等。

3. 胸部 CT

CT 一般不作为常规检查，但当诊断有疑问时，高分辨率 CT（HRCT）有助于鉴别诊断。另外，HRCT 对辨别小叶中心型或全小叶型肺气肿及确定肺大疱的大小和数量，有很高的敏感性和特异性，对预计肺大疱切除或外科减容手术等的效果有一定价值。

此外，由于胸部 CT 能除外肺外结构的影像重叠，故可以反映肺组织的实际状况，定量显示早期的肺气肿并准确分级。目前认为 CT 检查可早于肺通气功能检查发现肺解剖结构的异常，定量 CT 检查与肺组织学检查的结果相关性很好，是替代肺组织学检查最好的方法。运用计算机自动分级方法，CT 评分与 COPD 患者肺通气容量相关性很好，但与气流检查及血气检查结果相关性较差。定量 CT 在评价支气管炎气道病理解剖时用处有限，但是将来随着高分辨率 CT 技术的发展，则可以定量检测气道的直/内径、气道壁的厚度。

4. 血气分析

血气分析对晚期 COPD 患者十分重要。$FEV_1 < 40\%$ 预计值及具有呼吸衰竭或右心衰竭临床征象者，均应做血气检查。血气异常首先表现为轻、中度低氧血症。随疾病进展，低氧血症逐渐加重，并出现高碳酸血症。呼吸衰竭的血气诊断标准为海平面吸空气时动脉血氧分压（PaO_2）< 60 mmHg（1 mmHg = 0.133 kPa）伴或不伴动脉血二氧化碳分压（$PaCO_2$）> 50 mmHg。

5. 其他检查

低氧血症，即 $PaO_2 < 7.32$ kPa 时，血红蛋白及红细胞可增高，血细胞比容 $> 55\%$ 可诊断为红细胞增多症。并发感染时，痰涂片可见大量中性白细胞，痰培养可检出各种病原菌，如肺炎链球菌、流感嗜血杆菌、卡他摩拉菌、肺炎克雷白杆菌等。

6. 多因素分级系统（BODE）

虽然 FEV_1% 预计值对反映 COPD 严重程度、健康状况及病死率有用，但 FEV_1 并不能完全反映 COPD 复杂的严重情况，除 FEV_1 以外，已证明体重指数（BMI）和呼吸困难分级在预测 COPD 生存率等方面有意义。近年来新推出的多因素分级系统（BODE），被认为可更全面的比 FEV_1 更好地反映 COPD 预后的标准（表 5-1）。

如果将 FEV_1 作为反映气流阻塞的指标，呼吸困难分级作为症状的指标，BMI 作为反映营养状况的指标，再加上 6 分钟步行试验（6MWT）作为运动耐力的指标，将这 4 方面综合起来建立一个多因素分级系统（BODE）。

BMI 等于体重（以 kg 为单位）除以身高的平方（以 m^2 为单位），BMI < 21 kg/m^2 的 COPD 患者病死率增加。

功能性呼吸困难分级：可用呼吸困难量表来评价。0 级：除非剧烈活动，无明显呼吸困难；1 级：当快走或上缓坡时有气短；2 级：由于呼吸困难比同龄人步行得慢，或者以自己的速度在平地上行走时需要停下来呼吸；3 级：在平地上步行 100 m 或数分钟后需要停下来呼吸；4 级：明显的呼吸困难而不能离开房屋或者当穿脱衣服时气短。

表 5-1　BODE 评分细则

评分指标	BODE 评分的分值（各项累加，0~10 分）			
	0	1	2	3
FEV_1%	≥65	50~64	36~49	≤35
6MWT（m）	≥350	250~349	150~249	≤149
MMRC	0~1	2	3	4
BMI	>21	≤21		

三、临床类型

COPD 可分为两种典型的类型，一种以慢性支气管炎为主要表现，另一种以肺气肿为主要表现，但大多数 COPD 患者，兼有这两种类型的基本临床特点和肺功能特点（表 5-2，表 5-3）。

表 5-2　COPD 慢性支气管炎型与肺气肿型的临床特点比较（1 mmHg = 0.133 kPa）

临床表现	慢性支气管炎型（BB 型）	肺气肿型（PP 型）
一般表现	肥胖，体重超重，肢体温热	消瘦、憔悴，缩唇呼吸，主要应用辅助呼吸肌呼吸，肢体冷
年龄（岁）	40~55	50~75
发绀	明显	轻度或无
气短	轻	重
咳痰	多	少
呼吸音	中度减弱	显著减弱
支气管感染	频繁	少
呼吸衰竭	反复出现	少
肺源性心脏病和右心衰竭	常见	仅在呼吸系统感染期间发生或在临终时发生
胸部 X 线片	肺纹理增重，心脏大	肺透光度增加、肺大疱，心界小，横膈扁平
PaO_2（mmHg）	<60	>60
$PaCO_2$（mmHg）	50	<45
血细胞比容	增高	正常
肺心病	常见	少见或终末期表现
气道阻力	高	正常至轻度
弥散能力	正常	降低

表 5-3 COPD 慢性支气管炎型与肺气肿型的肺功能特点比较

项目	慢性支气管炎型（BB 型）	肺气肿型（PP 型）
FEV_1/VC	降低	降低
FRC	轻度增加	显著增加
TLC	正常或轻度增加	明显增加
RV	中度增加	显著增加
肺顺应性	正常或降低	正常或降低
肺泡弹性回缩力	正常或增加	降低
MVV	中度降低	显著降低
气道阻力	增加	正常或稍有增加
弥散功能	正常或降低	降低
SaO_2	中至重度降低	轻至中度降低
动脉血高碳酸血症	无或者轻度	仅在急性感染时发生
肺动脉压力	一般增加	正常或轻度增加

注：TLC，肺总量；RV，残气量；MVV，最大通气量。

1. 支气管炎型（发绀臃肿型，BB 型）

支气管病变较重，黏膜肿胀，黏液腺增生，而肺气肿病变较轻。患者常常有多年的吸烟史及慢性咳嗽、咳痰史。体格检查可发现患者较为肥胖，发绀，颈静脉怒张，下肢水肿，双肺底可闻及啰音。胸部 X 线检查有肺充血，肺纹理增粗，未见明显的肺气肿征。肺功能检查示通气功能明显损害，气体分布不均匀，功能残气及肺总量增加，弥散功能正常，PaO_2 降低，$PaCO_2$ 增加，血细胞比容增高，易发展为呼吸衰竭和（或）右心衰竭。

2. 肺气肿型（粉喘型，PP 型）

肺气肿较为严重，多见于老年患者，体格消瘦，呼吸困难明显，通常无发绀。患者常采取特殊的体位，如两肩高耸、双臂扶床，呼气时两颊鼓起和缩唇。X 线片示双肺透明度增加。通气功能虽有损害，但不如 BB 型严重，残气占肺总量的比值增大，肺泡通气量正常甚至过度通气，故 PaO_2 降低不明显，$PaCO_2$ 正常或降低。

第三节 诊断及鉴别诊断

一、诊断

1. 全面采集病史进行评估

诊断 COPD 时，首先应全面采集病史，包括症状、既往史和系统回顾、接触史。症状包括慢性咳嗽、咳痰、气短。既往史和系统回顾应注意：童年时期有无哮喘、变态反应性疾病、感染及其他呼吸道疾病如结核；COPD 和呼吸系统疾病家族史；COPD 急性加重和住院治疗病史；有相同危险因素（吸烟）的其他疾病，如心脏病、外周血管病和神经系统疾病；不能解释的体重下降；其他非特异性症状，如喘息、胸闷、胸痛和晨起头痛；要注意吸烟史（以包/年计算）及职业、环境有害物质接触史等。

2009 年“慢性阻塞性肺疾病全球创议，GOLD”修订版提出 COPD 诊断的主要线索如下：年龄大于 40 岁，出现以下任何症状，应考虑 COPD 的可能性，进行肺功能检查。临床症状本身不能诊断 COPD，但提示 COPD 的可能性。①呼吸困难：进行性（随时间恶化），活动后加剧，持续性（每天都发生），患者诉说喘气费劲、呼吸用力、气不够用。②慢性咳嗽：可为间断性，伴有多痰。③慢性咳痰：任何痰量增多可能表明 COPD。④危险因素的接触史：吸烟、职业粉尘和化学物品、厨房烟尘和燃料等。

2. 诊断

COPD 的诊断应根据临床表现、危险因素接触史、体征及实验室检查等资料，综合分析确定。考虑 COPD 诊断的关键症状为慢性咳嗽，咳痰，呼吸困难及危险因素接触史，存在不完全可逆性气流受限是诊断 COPD 的必备条件。肺功能检查是诊断 COPD 的金标准。用支气管扩张剂后 $FEV_1<80\%$ 预计值及 $FEV_1/FVC<70\%$ 可确定为不完全可逆性气流受限。凡具有吸烟史，及（或）环境职业污染接触史，及（或）咳嗽、咳痰或呼吸困难史者，均应进行肺功能检查。COPD 早期轻度气流受限时可有或无临床症状。胸部 X 线检查有助于确定肺过度充气的程度及与其他肺部疾病鉴别。

2009 年 WHO 在新修定的 GOLD 中，对 COPD 给出了新的定义，并制定了诊断 COPD 的新标准。GOLD 提出在诊断 COPD 时应该注意：①COPD 的诊断基础是患者有明显的危险因素接触史，以及有气流阻塞且不能完全逆转的实验室检查证据，可伴有或不伴有临床症状。②如果患者有咳嗽和多痰的症状，并且有危险因素接触史，无论有无呼吸困难均应进行气流限制的测定，即肺功能检查。③诊断和评估 COPD 病情时，应用肺活量仪测定肺功能可作为一项“金”标准，其重复性强、标准化，能客观测定气流阻塞的程度。④在诊断和治疗 COPD 患者时应该使用肺活量仪。⑤所有 FEV_1 占预计值% <40% 或临床症状提示有呼吸衰竭或右心衰竭时，均应做动脉血气分析。

二、COPD 严重程度分级

COPD 严重程度分级是基于气流受限的程度。气流受限是诊断 COPD 的主要指标，反映了病理改变的严重度。由于 FEV_1 下降与气流受限有很好的相关性，故 FEV_1 的变化是严重度分级的主要依据。此外，还应考虑临床症状及并发症的程度。COPD 严重程度分为 4 级（表 5-4）。

Ⅰ级：轻度 COPD，特征为轻度气流受限（$FEV_1/FVC<70\%$，但 $FEV_1\%$ 预计值≥80%），通常可伴或不伴咳嗽、咳痰。此时，患者本人可能还未认识到自己的肺功能是异常的。

Ⅱ级：中度 COPD，特征为气流受限进一步恶化（50%≤$FEV_1\%$ 预计值<80%）并有症状进展和气短，运动后气短更为明显。此时，由于呼吸困难或疾病的加重，患者常去医院就诊。

Ⅲ级：重度 COPD，特征为气流受限进一步恶化（30%≤$FEV_1\%$ 预计值<50%），气短加剧，并且反复出现急性加重，影响患者的生活质量。

Ⅳ级：极重度 COPD，为严重的气流受限（$FEV_1\%$ 预计值<30%）或者并发有慢性呼吸衰竭。此时，患者的生活质量明显下降，如果出现急性加重则可能有生命危险。

表 5-4 COPD 病情严重程度分级

分级	特征
Ⅰ级：轻度 COPD	• $FEV_1/FVC<70\%$ • $FEV_1\%$ 预计值≥80%
Ⅱ级：中度 COPD	• $FEV_1/FVC<70\%$ • 50%≤$FEV_1\%$ 预计值<80%
Ⅲ级：重度 COPD	• $FEV_1/FVC<70\%$ • 30%≤$FEV_1\%$ 预计值<50%
Ⅳ级：极重度 COPD	• $FEV_1/FVC<70\%$ • $FEV_1\%$ 预计值<30% 或 $FEV_1\%$ 预计值<50% 并发慢性呼吸衰竭

注：$FEV_1\%$ 预计值为 FEV_1 占预计值的百分比。

COPD 病程可分为急性加重期与稳定期。COPD 急性加重期是指在疾病过程中，患者短期内咳嗽、咳痰、气短和（或）喘息加重，痰量增多，呈脓性或黏脓性，可伴发热等炎症明显加重的表现。稳定期则指患者咳嗽、咳痰、气短等症状稳定或症状轻微。

三、鉴别诊断

慢性阻塞性肺疾病全球创议（GOLD）强调指出，COPD 应与支气管哮喘、支气管扩张症、充血性心力衰竭、肺结核等鉴别（表5-5）。

表5-5　COPD的鉴别诊断

诊断	鉴别诊断要点
COPD	中年发病，症状缓慢进展，长期吸烟史，活动后气促，大部分为气流不可逆性受限
支气管哮喘	早年发病（通常在儿童期），每日症状变化快，夜间和清晨症状明显，也可有过敏史、鼻炎和（或）湿疹，多有哮喘家族史，气流阻塞大部分可逆
充血性心力衰竭	听诊肺基底部可闻及湿啰音，胸部X线片示心脏扩大、肺水肿，肺功能测定示限制性通气障碍（而非气流受限）
支气管扩张	大量脓痰，常伴有细菌感染，粗湿啰音、杵状指，X线胸片或CT示支气管扩张、管壁增厚
结核病	所有年龄均可发病，X线胸片示肺浸润性病灶或结节状阴影，微生物检查可确诊，流行地区高发
闭塞性细支气管炎	发病年龄较轻且不吸烟，可能有类风湿关节炎病史或烟雾接触史、CT在呼气相显示低密度影
弥漫性泛细支气管炎	大多数为男性非吸烟者，几乎所有患者均有慢性鼻窦炎，胸部X线片和HRCT显示弥漫性小叶中央结节影和过度充气征

（一）支气管哮喘

COPD主要应与支气管哮喘进行鉴别诊断。一般认为COPD患者有重度的吸烟史，影像学上有肺气肿的证据，肺弥散功能降低，慢性低氧血症等支持COPD的诊断。而支气管哮喘则与上述4项特征相反，且应用支气管扩张剂或皮质激素后肺功能显著改善则支持哮喘的诊断。但在目前影像学和生理测定技术的情况下，对某些慢性哮喘与COPD作出明确的鉴别是不可能的。此时COPD的治疗与支气管哮喘是相似的。

1. COPD与支气管哮喘发病机制的差异

COPD的炎症过程与支气管哮喘有着本质上的差别，当然少数患者可同时患有这两种疾病，具有这两种疾病的临床和病理生理特征。甚至有时鉴别COPD和支气管哮喘相当困难。几乎所有支气管哮喘患者周围血中的嗜酸性粒细胞均有普遍增加，而COPD急性加重期也可有嗜酸性粒细胞的增多。重症哮喘患者则在气道中有中性粒细胞的炎症过程，这与COPD相似。

但是，COPD与支气管哮喘的病因、病程中所涉及的炎症细胞、所产生的炎症介质均不同且对皮质激素治疗的效果也不一样（表5-6）。COPD炎症过程中，涉及的炎症细胞主要有中性粒细胞、$CD8^+$细胞、较多的巨噬细胞；而哮喘炎症时参与的炎症细胞主要是肥大细胞、嗜酸性粒细胞、$CD4^+$细胞，少许巨噬细胞。COPD的主要炎症介质有LTB_4，TNF-α，IL-8和较多的氧化剂作用参与；而哮喘炎症介质主要有白三烯D_4（LTD_4）、组胺、IL-4、IL-5、IL-13和少许氧化剂作用参与。COPD患者中，炎症效应主要作用于周围气道，气道高反应性不明显，常伴有气道上皮化生和中度纤维化，有肺实质的破坏和较多的黏液分泌；而支气管哮喘患者中，炎症效应作用于所有气道，具有显著的气道高反应性，常伴有气道上皮细胞脱落，通常不累及肺实质，黏液分泌不多。

表5-6　慢性阻塞性肺疾病和支气管哮喘在炎症过程中的差别

炎症过程	COPD	支气管哮喘
炎症细胞		肥大细胞
	中性粒细胞	嗜酸性粒细胞
	$CD8^+$细胞	$CD4^+$细胞
	巨噬细胞＋＋	巨噬细胞＋
炎症调节介质	LTB_4	LTD_4、组胺
	TNF-α	白介素（IL-4、IL-5、IL-13）
	IL-8，CRO-α	Eotaxin，BANTES
	氧化剂作用＋＋＋	氧化剂作用＋
炎症效应	周围气道	所有气道

续表

炎症过程	COPD	支气管哮喘
	气道高反应性 + -	气道高反应性 + + +
	上皮细胞化生	上皮细胞脱落
	纤维化 + +	纤维化 +
	肺实质破坏	不累及肺实质
	黏液分泌 + + +	黏液分泌 +
对激素治疗的反应	+ -	+ + +

注：RANTES（regulated on normal T-cells expressed and secreted），对正常 T 细胞表达和分化的调节。

2. COPD 与支气管哮喘的临床鉴别诊断

虽然 COPD 与支气管哮喘的鉴别诊断有时存在一定的困难，但临床上仍可依据以下几点鉴别诊断 COPD 与支气管哮喘（表 5-7）。COPD 多于中年后起病，哮喘则多在儿童或青少年期起病；COPD 症状缓慢进展，逐渐加重，严重时并发肺源性心脏病；支气管哮喘则症状起伏大，极少并发肺源性心脏病；COPD 多有长期吸烟史和（或）有害气体、颗粒接触史，支气管哮喘患者则常伴过敏体质、过敏性鼻炎和（或）湿疹等，部分患者有哮喘家族史；COPD 时气流受限基本为不可逆性，哮喘时则多为可逆性。然而，部分病程较长的哮喘患者已发生气道重塑，气流受限不能完全逆转；而少数 COPD 患者伴有气道高反应性，气流受限部分可逆。此时应根据临床及实验室所见全面分析，必要时作支气管激发试验、支气管扩张试验和（或）最大呼气流量（PEF）昼夜变异率来进行鉴别。在少部分患者中，两种疾病可重叠存在。

此外，COPD 与支气管哮喘鉴别，病史很重要，支气管哮喘常有过敏史，常因某些刺激而发生阵发性的哮喘发作或加重，又可经治疗或不经治疗而自然缓解，这些特点在 COPD 是不具备的。肺功能能协助区别 COPD 和哮喘，二者均可有 FEV_1 的降低，但吸入支气管扩张剂后，哮喘的 FEV_1 改善率大于 COPD，一般以吸入支气管扩张剂后 FEV_1 改善≥12% 为判断标准。如果患者吸入支气管扩张剂之后，FEV_1 改善≥12% 则有助于哮喘的诊断。现在不再建议仅仅根据气流受限的可逆程度（如使用支气管舒张剂的 FEV_1 改变值）来鉴别 COPD 与哮喘，在实际鉴别诊断时应综合评价，把病史、体征、X 线检查与肺功能检查等结合起来判断才比较可靠。因有一部分 COPD 患者经支气管扩张剂或吸入糖皮质激素治疗，FEV_1 的改善率也可能≥12%。

表 5-7　慢性阻塞性肺疾病（COPD）和支气管哮喘的区别

项目	COPD	支气管哮喘
发病时间	多于中年后起病	多在儿童或青少年期起病
病史特点	多有长期吸烟史和（或）有害气体、颗粒接触史	常伴有过敏体质、过敏性鼻炎和（或）湿疹等，部分有哮喘家族史
症状	逐渐进展	间断发作
体征	严重时并发肺源性心脏病	极少有肺源性心脏病
对支气管扩张剂的效应	<12%	>12%
PEF 变异程度	<12%	>12%
对糖皮质激素的效应	<12%	>12%
炎性细胞	中性粒细胞	嗜酸性粒细胞

注：PEF（peak expiratory flow），呼出气峰流速。

COPD 的炎症过程与支气管哮喘有着本质上的差别，当然少数患者可同时患有这两种疾病，具有这两种疾病的临床和病理生理特征（图 5-3）。甚至有时鉴别 COPD 和哮喘相当困难。几乎所有哮喘患者周围血中的嗜酸性粒细胞均有普遍增加，而 COPD 急性加重期也可有嗜酸性粒细胞的增多。重症哮喘患者则在气道中有中性粒细胞的炎症过程，这与 COPD 相似。临床实际工作中，有时 COPD 与支气管哮喘很难区别，典型的支气管哮喘容易诊断，如以喘息为首发症状，有过敏史，发作间期症状消失，肺功能恢复正常。典型的 COPD 也容易诊断，如老年吸烟者，长年咳嗽、咳痰伴肺气肿，无过敏史，肺功能持续减退。但在这两个极端之间，常有一些患者出现重叠症状，即所谓慢性喘息性支气管炎。这些患者常先有多年的吸烟、咳嗽、咳痰，而后出现哮喘，于病情加重时，肺部出现广泛的哮鸣音，经治疗后哮鸣音有不同程度的减少，甚至完全消失；许多患者也有过敏表现与血 IgE、嗜酸性粒细胞增高，这类患者的诊断最为困难，他们实际上是慢性支气管炎并发了支气管哮喘。对在慢性支气管炎的基础上发生了具有上述支气管哮喘发作特点的哮鸣可诊断为慢性支气管炎并发支气管哮喘，而且许多慢性支气管炎并发支气管哮喘的患者，其气道阻塞最终发展为不可逆，因此将慢性支气管炎并发支气管哮喘归入 COPD 的范畴是可以的。

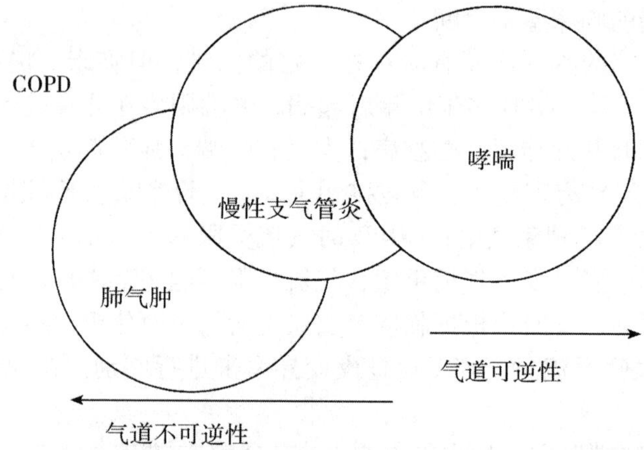

图 5-3　图示支气管哮喘和 COPD 的关系和重叠

3. COPD 与支气管哮喘的实验室区别辅助方法

COPD 与支气管哮喘的鉴别有时比较困难，支气管扩张试验可分这两种疾病。虽然 COPD 与支气管哮喘患者均可有 FEV_1 的下降，但这两种疾病气流受限的可逆程度并不相同，因而结合临床能区分 COPD 与支气管哮喘。方法如下。

（1）试验前患者应处于临床稳定期，无呼吸道感染。试验前 6 小时、12 小时分别停用短效与长效 β_2 受体激动药，试验前 24 小时停用长效茶碱制剂。

（2）试验前休息 15 分钟，然后测定 FEV_1，共 3 次，取其最高值，吸入 β_2 受体激动药 400 μg，或者 160 μg 以上抗胆碱药物，或二者联合使用。吸入短效支气管扩张剂 10～15 分钟后再测定 FEV_1 3 次，取其最高值。

（3）计算 FEV_1 改善值。

$$\frac{\text{吸药后 } FEV_1 - \text{吸药前 } FEV_1}{\text{吸药前 } FEV_1} \times 100\% \geqslant 12\%$$

如果 FEV_1 改善值≥12%，而且 FEV_1 绝对值在吸入支气管扩张剂后增加 200 mL 以上，为支气管扩张试验阳性，表示气流受限可逆性较大。结合临床可以协助诊断支气管哮喘，如吸入支气管扩张剂后，FEV_1 改善率 <12%，则有 COPD 的可能性。

必须指出，10%～20% 的 COPD 患者支气管扩张试验或皮质激素可逆试验也可出现阳性，故单纯根据这一项检查来鉴别 COPD 或支气管哮喘是不可取的，应该结合临床表现及其他实验室检查结果，进行综合判断才比较可靠。

（二）充血性心力衰竭

COPD 的重要临床表现之一是呼吸困难，而呼吸困难是心功能不全（充血性心力衰竭）的重要症状之一，有时临床上 COPD 需要与充血性心力衰竭相鉴别。

充血性心力衰竭产生呼吸困难的主要原因是：①长期肺瘀血，导致肺泡弹性减退和限制性通气功能障碍。②心排血量减少与血流速度减慢，换气功能障碍，可导致低氧血症与二氧化碳潴留。③肺循环压力增高，导致反射性呼吸中枢兴奋性增高。

充血性心力衰竭的主要症状为呼吸困难、端坐呼吸、发绀、咳嗽、咳血性痰、衰弱、乏力等。痰中有大量的心力衰竭细胞。体检发现左心增大、心前区器质性杂音、肺动脉瓣第二音亢进、奔马律、双肺底湿啰音等。臂-舌循环时间延长。

充血性心力衰竭所致呼吸困难的临床特点可概括如下：①患者有重症心脏病存在，如高血压心脏病、二尖瓣膜病、主动脉瓣膜病、冠状动脉粥样硬化性心脏病等。②呼吸困难在坐位或立位减轻，卧位加重。③肺底部出现中小湿啰音。④X 线检查心影有异常改变，肺门及其附近充血或兼有肺水肿征。⑤静脉压正常或升高，臂-舌循环时间延长。

急性右心衰竭见于肺栓塞所致的急性肺源性心脏病，主要表现为突然出现的呼吸困难、发绀、心动过速、静脉压升高、肝肿大与压痛、肝颈回流征等。严重病例（如巨大肺栓塞）迅速出现休克。

COPD 并发肺源性心脏病时，临床上需与反复发生肺血栓栓塞所致的慢性肺源性心脏病相鉴别。但两者一般较容易区别，COPD 患者往往有长期咳喘病史，而肺血栓栓塞所致的肺源性心脏病则有深静脉血栓病史；COPD 患者有肺气肿体征，听诊可闻及哮鸣音或干啰音，胸部 X 线检查显示肺部过度充气等，肺功能检查可发现气流受限。而肺血栓栓塞所致肺源性心脏病则缺乏这些特点。

（三）支气管扩张

支气管扩张患者有时可并发气流受限，以往曾经将支气管扩张归入 COPD，目前已将支气管扩张与 COPD 分开。GOLD 特别指出 COPD 应该与支气管扩张相鉴别。支气管扩张多数有肺炎病史，特别是麻疹、百日咳、流感等所继发的支气管性肺炎。咯血是支气管扩张的常见症状，90% 患者有不同程度的咯血，并可作为诊断的线索。咯血可在童年开始，支气管扩张的咯血有两种不同表现。

1. 小量咯血

在经常有慢性咳嗽、脓痰较多情况下，同时有小量咯血；有时在咯血前先有一段咳嗽较重的感染阶段。因感染、支气管内肉芽组织充血及损伤小血管而导致咯血。

2. 大咯血

由于支气管有炎性病变，血管弹性纤维被破坏，管壁厚薄不匀或形成假血管瘤，加以炎症影响，易破裂引起大咯血。血量每次达 300 ~ 500 mL，色鲜红，常骤然止血（因此种出血常来自支气管动脉系统，压力高，而动脉血管壁弹性好，收缩力强，故可较快止血）。

患者病程虽长，但全身情况比较良好。咳嗽和咳痰也为常有的症状，咳嗽可轻微，也可相当剧烈；咳嗽和咳痰常与体位改变有关，如在晨起或卧床后咳嗽可加剧，咳痰增多。痰量可为大量，每天达数百毫升（湿性型）。痰液静置后可分为 3 层：上层为泡沫状黏液，中层为较清的浆液，下层为脓液及细胞碎屑沉渣。有些患者痰量甚少（干性型），如并发感染，痰量随之增多，并有发热、咯血等。

支气管扩张的好发部位是下肺，左下叶比右下叶为多见，最多累及下叶基底支。病变部位出现呼吸音减弱和湿性啰音，位置相当固定，体征所在的范围常能提示病变范围的大小。常有杵状指（趾）。

胸片检查不易确诊支气管扩张，但可排除慢性肺脓肿及慢性纤维空洞型肺结核。如患者有支气管扩张的临床表现，胸片又显示一侧或双侧下肺纹理增粗、紊乱及蜂窝状小透明区，或见有液平面则支气管扩张的可能性最大，支气管造影检查可确定诊断，并对明确病变部位及决定治疗方案有重要意义。在进行支气管造影前，应做痰结核菌检查，以除外结核性支气管扩张。

胸部 HRCT 可用于支气管扩张的诊断，HRCT 诊断支气管扩张的敏感性为 63.9% ~ 97%，特异性为 93% ~ 100%。HRCT 可显示 2 mm 支气管，增强影像清晰度。支气管扩张的 CT 表现有：①柱状支气管扩张，如伴发黏液栓时，呈柱状或结节状高密度阴影，当支气管管腔内无内容物时，表现为支气管管腔较伴随的肺动脉内径明显增大，管壁增厚，呈现为环状或管状阴影，肺野外带见到较多的支气管影像。②囊状支气管扩张，常表现为分布集中，壁内、外面光滑的空腔，有时可见液平面。③支气管扭曲及并拢，因肺部病变牵拉导致支气管扩张时，常并发支气管扭曲及并拢。

（四）肺结核

与 COPD 不同，肺结核患者以青壮年占大多数，常以咯血为初发症状而就诊。咯血后常有发热，是由于病灶播散及病情发展所致。患者常同时出现疲乏、食欲减退、体重减轻、午后潮热、盗汗、脉快和心悸等全身中毒症状。

咯血是肺结核患者常见的症状，且常为提示此病诊断的线索。咯血量可多可少，多者一次可达 500 mL，少则仅为痰中带血，血色鲜红。咯血与结核病变的类型有一定的关系，多见于浸润型肺结核、慢性纤维空洞型肺结核和结核性肺炎，而少见于原发性综合征和急性血行播散性肺结核。咯血程度并不一定与病灶大小成比例，小的病灶可有较多的咯血，而病灶广泛的反可无咯血。出血量常和血管损害程度有关。血管壁渗透性增高所致的咯血，出血量少，但持续时间较长，而小血管的破裂则多引起小量出血，这多由于慢性活动性肺结核所致。大咯血多为肺动脉分支破损所致，其中以空洞内形成的动脉瘤破裂所致的大咯血为多。

肺结核的诊断主要依靠症状、体征、X 线检查和痰结核菌检查。如在青壮年患者一侧肺尖部经常听到湿啰音，又有上述全身性中毒症状，则支持活动性肺结核的诊断。胸片检查通常能确定病灶的存在、性质及范围。因此，定期进行胸片检查能及时发现早期病灶，并有助于早期治疗。有下列表现应考虑肺结核的可能：①咳嗽、咳痰 3 周或以上，可伴有咯血、胸痛、呼吸困难等症状。②发热（常午后低热），可伴盗汗、乏力、食欲降低、体重减轻、月经失调。③结核变态反应引起的过敏表现，如结节性红斑、泡性结膜炎和结核风湿症等。④结核菌素皮肤试验。我国是结核病高流行国家，儿童普种卡介苗，试验阳性对诊断结核病意义不大，但对未种卡介苗儿童则提示已受结核分枝杆菌（简称结核菌）感染或体内有活动性结核病，当呈现强阳性时表示机体处于超过敏状态，发病概率高，可作为临床诊断结核病的参考指征。⑤患肺结核时，肺部体征常不明显。肺部病变较广泛时可有相应体征，有明显空洞或并发支气管扩张时可闻及中小水泡音。

临床上细菌学检查是肺结核诊断的确切依据，但并非所有的肺结核都可得到细菌学证实。胸片检查常是重要的，肺结核胸部 X 线表现有：①多发生在肺上叶尖后段、肺下叶背段、后底段。②病变可局限也可多肺段侵犯。③X 线影像可呈多形态表现（即同时呈现渗出、增殖、纤维和干酪性病变），也可伴有钙化。④易并发空洞。⑤可伴有支气管播散灶。⑥可伴胸腔积液、胸膜增厚与粘连。⑦呈球形病灶时（结核球）直径多在 3 cm 以内，周围可有卫星病灶，内侧端可有引流支气管征。⑧病变吸收慢（1 个月以内变化较小）。

痰结核菌检查阳性可确诊为肺结核，且可肯定病灶为活动性。但痰菌阴性并不能否定肺结核的存在，对可疑病例须反复多次痰液涂片检查，如有需要，可采取浓集法、培养法、PCR 法、BACTEC 法。在咯血前后，常有干酪性坏死物脱落，其中痰菌阳性率较高。

（五）闭塞性细支气管炎

闭塞性细支气管炎是一种小气道疾病，患者可能有类风湿关节炎病史或烟雾接触史，发病年龄通常较轻且不吸烟。临床表现为快速进行性呼吸困难，肺部可闻及高调的吸气中期干鸣音；胸片提示肺过度充气，但无浸润阴影，CT 在呼气相显示低密度影。肺功能显示阻塞性通气功能障碍，而一氧化碳弥散功能正常。肺活检显示直径为 1～6 mm 的小支气管和细支气管的瘢痕狭窄和闭塞，管腔内无肉芽组织息肉，而且肺泡管和肺泡正常。闭塞性细支气管炎对皮质激素治疗反应差，患者常常预后不良。

（六）弥漫性泛细支气管炎

弥漫性泛细支气管炎（DPB）是一种鼻窦-支气管综合征，其特征为慢性鼻窦炎和支气管炎症。主要表现为慢性咳嗽、咳痰，伴有气流受限和活动后呼吸困难，并可导致呼吸功能障碍。常有反复发作的肺部感染，并可诱发呼吸衰竭。DPB 是以肺部呼吸性细支气管为主要病变区域的特发性、弥漫性、炎性和阻塞性气道疾病。DPB 与 COPD 在临床症状有相似之处，但 DPB 具有特殊的病理学和影像学表现。目前国内临床医师对 DPB 仍认识不足，DPB 可被误诊为 COPD、支气管扩张和肺间质纤维化等。

1. 临床表现

DPB 通常隐袭缓慢发病，常见症状为咳嗽，咳痰及活动时气短。几乎所有患者都有慢性鼻窦炎的病史，通常发生于20～40岁，男性多于女性。肺部听诊可闻及湿啰音、干啰音或高调的喘鸣音。早期可出现低氧血症，伴有发绀及轻度杵状指。慢性鼻窦炎症状有鼻塞，流脓性鼻涕，嗅觉减退等。

2. 影像学检查

X 线胸片表现为含气量增加所致的肺透亮度增强和两肺野弥漫性小结节状和粟粒样阴影。结节直径 2～5 mm，边缘不清，形状不规整，主要分布于双肺底部。这种小结节的存在有别于 COPD。轻度的支气管扩张常可发生于中叶和舌叶，表现于双轨征。随着病情进展，有些病例可有囊性病变或弥漫性支气管扩张。

CT 显示小结节或粟粒样阴影的特点，表现如下。①弥漫性小结节影和线状阴影：小叶中心性小颗粒状，肺小动脉逐渐分支变细，在其前端或其邻近可见小结节，宛如“小雪团挂在树枝上”的影像，而且与胸壁有少许间隔是其特点，CT 上的圆形影常散在分布于胸膜至支气管和血管分支的末端以及肺叶中部区域。②小支气管和细支气管扩张：细支气管扩张表现为双轨状或小环形，多数病例以两肺下叶最明显，多呈弥漫性，在其近端的细支气管常有扩张和肥厚。③支气管壁增厚。④另一特点是常易并发中叶和舌叶肺不张。

3. 肺功能测定

表现为阻塞性损害，FEV_1 降低，某些进展性的病例中，在阻塞性肺功能损害的基础上可伴有限制性通气障碍。但肺顺应性和弥散功能多在正常范围，血气分析显示早期低氧血症，晚期伴有高碳酸血症。残气量（RV）和残气量与肺总量（RV/TLC）之比通常是增加的。如肺泡通气不足加重，可出现高碳酸血症，病程较长者可并发肺动脉高压和肺源性心脏病，最终将演变为慢性呼吸衰竭。

诊断 DPB 的最低条件为：慢性鼻窦炎、慢性咳嗽、多痰和活动性呼吸困难；X 线上表现为弥漫结节影，其边缘不清，肺功能为阻塞性障碍；冷凝集试验呈持续性增加。通常在其疾病过程中，大部分患者有这些临床特点。

DPB 和 COPD 虽均表现为阻塞性通气功能障碍，但 COPD 患者的胸片缺乏结节状阴影，病理学检查有助于对本病的确诊。DPB 的病理诊断标准如下：①淋巴组织增生（淋巴滤泡的肥大、增生），淋巴细胞和浆细胞浸润。②脂肪吞噬细胞（泡沫细胞）的聚集。③胶原纤维化（纤维化）。上述 1、2、3 项的改变中至少有 2 项者，可诊断 DPB。

弥漫性泛细支气管炎是一种慢性和进展性疾病，预后较差。疾病的进展依赖于炎症部位的范围和严重程度，以及慢性气道感染的并发症。长期、低剂量红霉素疗法，使 DPB 患者的预后得到了显著改善。

第四节　治疗

一、COPD 稳定期的治疗

慢性阻塞性肺疾病（COPD）稳定期治疗目的主要是减轻症状，阻止 COPD 病情发展；同时缓解或阻止肺功能下降；并且改善 COPD 患者的活动能力，提高其生活质量；达到降低死亡率的目标。

1. 教育与管理

通过教育与管理可以提高患者及有关人员对 COPD 的认识和自身处理疾病的能力，更好地配合治疗和预防措施，减少反复加重，维持病情稳定，提高生活质量。主要内容包括：①教育与督促患者戒烟。②使患者了解 COPD 的病理生理与临床基础知识。③掌握一般和某些特殊的治疗方法。④学会自我控制病情的技巧，如腹式呼吸及缩唇呼吸锻炼等。⑤了解赴医院就诊的时机。⑥社区医生定期随访管理。

2. 控制职业性或环境污染

避免或防止粉尘、烟雾及有害气体吸入。

二、药物治疗、氧疗与康复治疗

药物治疗用于预防和控制症状，减少急性加重的频率和严重程度，提高运动耐力和生活质量。

1. 支气管舒张剂

支气管舒张剂可松弛支气管平滑肌、扩张支气管、缓解气流受限，是控制 COPD 症状的主要治疗措施。短期按需应用可缓解症状，长期规则应用可预防和减轻症状，增加运动耐力。但不能使所有患者的 FEV_1 得到改善。

主要的支气管舒张剂有 β_2 受体激动药、抗胆碱药及甲基黄嘌呤类，根据药物的作用及患者的治疗反应选用。定期用短效支气管舒张剂较为便宜，但不如长效支气管舒张剂方便。不同作用机制与作用时间的药物联合可增强支气管扩张作用、减少不良反应。短效 β_2 受体激动药与抗胆碱药异丙托溴铵联合应用与各自单用相比可使 FEV_1 获得较大与较持久的改善；β_2 受体激动药、抗胆碱药物和（或）茶碱联合应用，肺功能与健康状况亦可获进一步改善。

（1）β_2 受体激动药：β_2 受体是一种广泛分布于呼吸道平滑肌、上皮细胞和内皮细胞膜上的跨膜受体，尤以小气道和肺泡中的数量居多。β_2 受体激动药主要作用于呼吸道平滑肌细胞中的 β_2 受体，以舒张支气管。同时 β_2 受体激动药还能抑制气道的胆碱能神经递质传递，减少血浆蛋白的渗出和细胞因子的分泌，增加气道的排痰作用，改善心血管的血流动力学，降低肺动脉高压，改善膈肌的耐力和收缩力，对减轻气道炎症和预防 COPD 病情恶化有重要意义。

β_2 受体激动药可通过吸入或口服应用，临床常用的口服制剂有丙卡特罗和特布他林等。丙卡特罗为第三代高度选择性支气管 β_2 受体激动药，对心脏的作用要明显弱于特布他林。该药在舒张支气管平滑肌的同时，还具有较强抗过敏和促进呼吸道纤毛运动的作用，因此还具有祛痰和镇咳作用。上述口服制剂均可有心悸、手颤等不良反应，临床应用受到一定限制。

临床上稳定期以吸入制剂为主，常用短效制剂主要有沙丁胺醇、间羟舒喘宁等，为短效定量雾化吸入剂，由支气管吸收迅速，数分钟内开始起效，15～30 分钟达到峰值，持续疗效 4～5 小时，每次剂量 100～200 μg（每喷 100 μg），24 小时不超过 8～12 喷。主要用于缓解症状，按需使用。沙美特罗与福莫特罗为长效支气管舒张剂，通过定量吸入装置吸入，起效快，且不良反应少。福莫特罗可于 3～5 分钟起效。沙美特罗在 30 分钟内起效，作用持续 12 小时以上。沙美特罗 50 μg，每日两次可改善 COPD 健康状况。

（2）抗胆碱药：COPD 患者的迷走神经张力较高，而支气管基础口径是由迷走神经张力决定的，迷走神经张力愈高，则支气管基础口径愈窄，此外各种刺激均能刺激迷走神经末梢，反射性地引起支气管痉挛，抗胆碱能药物可与迷走神经末梢释放的乙酰胆碱竞争性地与平滑肌细胞表面的胆碱能受体相结合，因而可阻断乙酰胆碱所致的支气管平滑肌收缩。随着药物研究的发展，尤其是异丙托溴铵季胺结构类药物的发现使抗胆碱类药物已成为安全有效的支气管扩张剂，选择性、长效胆碱能受体阻断剂的临床应用，使其扩张支气管作用明显增加，在气流阻塞性疾病尤其是 COPD 治疗中占据重要地位。抗胆碱能药物在 COPD 的很多阶段都被提倡使用，能提高患者肺功能、和健康相关的生活质量及运动耐力，降低急性发作和死亡率。目前临床上用于 COPD 治疗的抗胆碱药物主要有以下几种：①短效抗胆碱能药物，如异丙托溴铵、氧托溴铵。②长效抗胆碱能药物，如噻托溴铵。③短效 β_2 受体激动药和抗胆碱能药物联合制剂，如沙丁胺醇/异丙托溴铵。

1）异丙托溴铵：异丙托溴铵属于水溶性的阿托品季胺类衍生物，经胃肠道黏膜吸收很少，不易被全身吸收，不能透过血-脑屏障，从而可避免吸入后出现类似阿托品的一些不良反应，在 COPD 治疗中发挥着重要作用。异丙托溴铵为非亚型选择性的抗胆碱药物，同时阻断 M_1、M_2、M_3 受体，而阻断 M_2 受体会导致更多的乙酰胆碱释放，降低其扩张支气管的作用。目前临床常用短效抗胆碱药物主要为异丙托溴铵，起效 30～90 分钟，作用持续时间 3～6 小时，较 β_2 受体起效慢但激动药长，尤其适用于需立即缓解症状，而不能耐受 β_2 受体激动药的患者。

异丙托溴铵用定量吸入器（MDI）每日喷 3～4 次，每次 2 喷，每喷 20 μg，必要时每次可喷 40～80 μg，剂量愈大则作用时间愈长。水溶液用雾化吸入（用雾化器）每次剂量可用至 0.5 mg。定量吸入时，开始作用时间比沙丁胺醇等短效 β_2 受体激动药慢，但持续时间长，30～90 分钟达最大效果，维持 6～8 小时。由于此药不良反应少，可长期吸入。据最近资料，早期 COPD 患者吸入异丙托品每天 3 次，每次 40 μg，经 5 年观察，未发现耐药与明显的不良反应。而抗胆碱能制剂（溴化异丙托品）有效持久的支气管扩张效应，长期使用抗胆碱能药物能改善基础肺功能，并可增加气道气流和改善 COPD 患者健康状况。

2）噻托溴铵：是一种长效季胺类抗胆碱能药物，选择性结合 M 受体，能较快从 M_2 受体解离，而与 M_1、M_3 受体结合时间较长，尤其与 M_3 受体结合时间长达 34.7 小时，支气管扩张作用 1～3 小时达峰，持续时间 >24 小时，每天 1 次给药，疗效持久时间长，支气管扩张效果明显。该药作为一种选择性和长效的抗胆碱能药物，与 M 受体的结合力大约是异丙托溴铵的 10 倍，支气管扩张作用更强。使用方便，提高了患者的治疗依从性，在 COPD 的治疗中具有特异、强大的抗胆碱能作用。噻托溴铵 18 μg，每天 1 次吸入治疗，支气管扩张作用优于异丙托溴铵每天 4 次。噻托溴铵能显著缓解呼吸困难临床症状，提高 COPD 患者活动耐力，降低 COPD 急性发作的频率和严重程度，持续显著改善肺功能。噻托溴铵像异丙托溴铵一样，不易被胃肠道吸收，安全性较好，全身不良反应小，主要的不良反应是口干，发生率为 10%～16%，且能较易耐受。研究表明，噻托溴铵可以有效改善 COPD 患者的肺功能，改善健康相关的生活质量，降低急性加重和相关住院风险，降低死亡率。目前还没有发现其对支气管扩张作用有耐受性。

3）抗胆碱能药物和 β_2 受体激动药的联合应用：二者具有不同的作用机制，为联合应用提供了理论依据。当单独使用药物吸入治疗不能很好控制 COPD 患者临床症状时，可以推荐联合用药，尤其吸入性抗胆碱能药物和 β_2 受体激动药联合，能更好缓解症状，提高肺功能。噻托溴铵的支气管扩张作用大于 24 小时，联合长效 β_2 受体激动药（LABA），达到更快的支气管平滑肌的松弛。研究显示：噻托溴铵联合福莫特罗较噻托溴铵单用，显著提高 FEV_1，更好缓解呼吸困难症状，减轻 COPD 急性加重。严重气流受限、反复急性加重、持续呼吸困难的 COPD 患者，推荐抗胆碱能药物和 β_2 受体激动药以及糖皮质激素联合吸入治疗，可以使支气管达到最大程度的扩张。

（3）茶碱类药物：可解除气道平滑肌痉挛，在 COPD 应用广泛。另外，还有改善心搏血量、扩张全身和肺血管，增加水盐排出，兴奋中枢神经系统，改善呼吸肌功能以及某些抗炎作用等。但总的来看，在一般治疗血浓度下，茶碱的其他多方面作用不很突出。缓释型或控释型茶碱每天 1 次或 2 次口服可达稳定的血浆浓度，对 COPD 有一定的效果。茶碱血浓度监测对估计疗效和不良反应有一定的意义。血茶碱浓度大于 5 μg/mL，即有治疗作用；茶碱在较高的血清水平时，有一种剂量-治疗效应的相应关系。但是当茶碱水平上升到一定的水平后，药物的治疗作用就不再增加。在茶碱的血清水平达到 15 μg/mL之后，FEV_1 就变得平坦，症状也不再改善，然而茶碱的不良反应却会显著增加，甚至于在治疗水平范围内也会发生。故大于 15 μg/mL 时不良反应明显增加。吸烟，饮酒，服用抗惊厥药、利福平等可引起肝脏酶受损并减少茶碱半衰期，老人、持续发热、心力衰竭和肝功能明显障碍者，同时应用西咪替丁、大环内酯类药物（红霉素等）、氟喹诺酮类药物（环丙沙星等）和口服避孕药等都可使茶碱血浓度增加。

茶碱在治疗 COPD 中有多系统效应。

1）茶碱对呼吸系统的效应：茶碱能使严重的 COPD 患者通气改善，使陷闭气体的容量减少。茶碱能增加呼吸肌的强度和效能，并能增加膈肌血流，故能预防和减轻 COPD 患者的膈肌疲劳。COPD 患者经茶碱治疗后，其肺功能的改进与呼吸肌功能的改善密切相关。茶碱也能增加气道内黏液的清除，通过降低气道对刺激物的反应性，能减轻气道的炎症反应和分泌物的量，从而缓解支气管痉挛。

2）茶碱对心血管系统的效应：茶碱也是一种肺血管扩张剂，可增加心肌收缩力，所以能改善右心室功能，因而可使 COPD 患者的运动能力提高和改善 COPD 患者的生活质量。

3）茶碱对中枢通气驱动力的效应：茶碱类药物也是一种呼吸兴奋剂，能在中枢中起到增加中枢通气驱动力的作用。

临床上应用茶碱治疗 COPD 时应注意以下几方面：①开始使用茶碱治疗时，应使用相对较低的剂量（如在中等身材的成年 COPD 患者中，可选用缓释制剂）。②通过几天对患者的观察，如治疗效应不明显，可适当增加剂量。③如有不良反应出现，则应测定血清茶碱水平，并根据所测结果重新调整茶碱剂量。④如果有低氧血症、发热、充血性心力衰竭或肝功能不全等，茶碱的清除率下降，则应暂时减少茶碱的剂量。⑤加用其他药物时应该慎重，因为可能影响茶碱的清除率或发生中毒，必要时应测定茶碱的血清浓度，西咪替丁、喹诺酮应尤小心，因为二药可迅速增加血清茶碱的水平。⑥无论患者或医师发现有茶碱的不良反应表现时，应立即测定茶碱的血浓度，并相应地减少茶碱剂量。

2. 糖皮质激素

糖皮质激素对支气管哮喘的治疗效果较好，但对 COPD 的效果目前尚不清楚，一般来说，只有 10%~15% 的患者对皮质激素治疗有效。故对于皮质激素在 COPD 治疗中的应用，仍有不同的意见。所以 COPD 患者应用糖皮质激素应取谨慎态度。在 COPD 急性加重期，可考虑口服或静脉滴注糖皮质激素，但要尽量避免大剂量长期应用。通常皮质激素可通过 3 种途径给药：静脉、口服和吸入。急性加重期可口服或静脉给药，一般试用泼尼龙 30~40 mg/d，7~10 天；但是这种全身给药的方法，有皮质激素的不良反应，如肥胖、肌无力、高血压、心理障碍、糖尿病、骨质疏松、皮肤变薄等。10 天后，如无疗效，则停用；如有效，则改为吸入疗法。吸入疗法具有无或很少发生全身不良反应等优点，但对其疗效仍有争议。现有研究表明 COPD 稳定期应用糖皮质激素吸入治疗并不能阻止其 FEV_1 的降低。吸入激素的长期规律治疗只适用于具有症状且治疗后肺功能有改善者。目前有关长期吸入激素治疗 COPD 的效果和安全性尚无结论。对稳定期 COPD 患者，不推荐长期口服糖皮质激素治疗。

（1）糖皮质激素在 COPD 稳定期的应用：COPD 稳定期治疗原则是根据病情采用个性化治疗方案，目标为提高生活质量，减少症状和并发症。目前认为 $FEV_1<50\%$ 预计值并有症状的 COPD 患者（Ⅲ、Ⅳ期）或反复加重的患者规律性吸入糖皮质激素治疗（ICS），可减少恶化次数，改善健康状态，降低死亡率。ICS 作为 COPD 稳定期吸入用药，属于局部给药，与全身用药相比具有以下优点：①局部靶区域可达到较高的药物浓度，充分利用了药物剂量反应曲线的顶部。②较少的剂量进入全身，极大地减少不良反应的发生，增加药物的安全性。研究发现 ICS（布地奈德 800 μg/d 或丙酸氟替卡松 1 mg/d）能使稳定期 COPD 患者急性发作频率、就诊率降低，改善健康生活质量，降低气道高反应。

（2）联合用药：ICS 联合长效 $β_2$ 受体激动药（LABA）在 COPD 稳定期的疗效已明确。ICS 和 LABA 有相互促进作用，糖皮质激素可提高 $β_2$ 肾上腺受体的表达，而 LABA 可加速激素受体核转位，促进诱导基因的转录和表达，增强糖皮质激素的抗炎效应。吸入氟替卡松，每次 500 μg，每日 2 次，联合吸入沙美特罗，每次 50 μg，每日 2 次可大幅减少气道炎症细胞，尤其是 CD_8^+ T 细胞和巨噬细胞（CD_{68}^+），对中性粒细胞有一定影响。两者在气道细胞内相互补充的这种生物效应在临床上产生协同效应，因此在气道平滑肌细胞和上皮细胞代谢，炎症介质释放及对呼吸道黏膜的保护作用等方面，两药联用的疗效比单用一种要好。中重度 COPD 患者应用氟替卡松/沙莫特罗 8 周，可减少急性发作，改善健康状态，其效果明显优于单一用药，肺功能也有一定程度的改善。TORCH 研究证明联合吸入治疗后可改善 COPD 患者的呼吸困难评分、6 分钟步行距离、生活质量评分等指标，并减少急性加重次数和住院次数，表明联合用药对 COPD 的治疗有相当优越性。目前临床上可用长效 $β_2$ 受体激动药和糖皮质激素联合制剂有：福莫特罗/布地奈德、沙美特罗/氟替卡松。2006 年德国上市的倍氯米松/福莫特罗，以及投入市场的环索奈德/福莫特罗、莫米松/茚达特罗、卡莫特罗/布地奈德均是以每日 1 次应用剂型为主。

临床上对于严重气流受限、反复急性加重、持续症状的 COPD 患者，抗胆碱能药物和 $β_2$ 受体激动药以及糖皮质激素联合使用，使支气管达到最大程度的扩张。噻托溴铵 + 沙美特罗 + 氟替卡松 3 个药物联合应用吸入治疗 COPD，在住院次数、健康相关生活质量方面等疗效方面显示相当明显的疗效。

3. 其他药物

（1）祛痰药（黏液溶解剂）：COPD 气道内可产生大量黏液分泌物，可促使继发感染，并影响气道通畅，应用祛痰药似有利于气道引流通畅，改善通气，但除少数有黏痰患者获效外，总的来说效果并不十分确切。常用药物有盐酸氨溴索、乙酰半胱氨酸等。

（2）抗氧化剂：COPD 气道炎症使氧化负荷加重，促使 COPD 的病理、生理变化。应用抗氧化剂如 N-乙酰半胱氨酸可降低疾病反复加重的频率，但目前尚缺乏长期、多中心临床研究结果，有待今后进行严格的临床研究考证。

（3）免疫调节剂：对降低 COPD 急性加重严重程度可能具有一定的作用，但尚未得到确证，不推荐常规使用。

（4）疫苗：流感疫苗可减少 COPD 患者的严重程度和死亡，可每年给予 1 次（秋季）或 2 次（秋、冬）。它含有杀死的或活的、无活性病毒，应每年根据预测的病毒种类制备。肺炎球菌疫苗含有 23 种肺炎球菌荚膜多糖，已在 COPD 患者应用，但尚缺乏有力的临床观察资料。

（5）中医治疗：辨证施治是中医治疗的原则，对 COPD 的治疗亦应据此原则进行。实践中体验到某些中药具有祛痰、舒张支气管、调节免疫等作用，值得深入研究。

4. 戒烟药物

大部分 COPD 患者发病与吸烟有关，目前戒烟在这些患者中是减缓 COPD 进展最有效的措施。现在常用的有尼古丁替代疗法及抗抑郁药物，两者效果差，患者复吸率高。随着对尼古丁成瘾的神经机制研究逐渐明确，多种新型戒烟药物将应用于临床。伐尼克兰为 α_4-β_2 尼古丁受体部分拮抗药，通过减轻或阻断尼古丁对人体的作用，帮助吸烟者戒烟。恶心是最常见的不良反应，其他还包括头痛、呕吐、肠胃胀气、失眠、多梦和味觉障碍。利莫那班是首个大麻脂（CB1）受体拮抗药，通过作用于大脑与脂肪组织中的大麻脂受体来减少食物和烟草的摄取，达到戒烟及减肥的效果。

5. 氧疗

COPD 稳定期进行长期家庭氧疗（LTOT）对具有慢性呼吸衰竭的患者可提高生存率。对血流动力学、血液学特征、运动能力、肺生理和精神状态都会产生有益的影响。LTOT 应在Ⅲ级重度 COPD 患者应用，具体指征是：①$PaO_2 < 7.33$ kPa（55 mmHg）或 $SaO_2 < 88\%$，有或没有高碳酸血症。②PaO_2 7.33～9.33 kPa（55～70 mmHg），或 $SaO_2 < 89\%$，并有肺动脉高压、心力衰竭水肿或红细胞增多症（血细胞比容 >55%）。LTOT 一般是经鼻导管吸入氧气，流量 1.0～2.0 L/min，吸氧持续时间 >15 h/d。长期氧疗的目的是使患者在海平面水平，静息状态下，$PaO_2 > 8$ kPa（60 mmHg）和（或）使 SaO_2 升至 90%，这样才可维持重要器官的功能，保证周围组织的氧供。

6. 康复治疗

康复治疗可以使进行性气流阻塞、严重呼吸困难而很少活动的患者改善活动能力、提高生活质量，是 COPD 稳定期患者一项重要的治疗措施。它包括呼吸生理治疗、肌肉训练、营养支持、精神治疗与教育等多方面措施。在呼吸生理治疗方面包括帮助患者咳嗽，用力呼气以促进分泌物清除；使患者放松，进行缩唇呼吸以及避免快速浅表的呼吸以帮助克服急性呼吸困难等措施。在肌肉训练方面有全身性运动与呼吸肌锻炼，前者包括步行、登楼梯、骑脚踏车等，后者有腹式呼吸锻炼等。在营养支持方面，应要求达到理想的体重；同时避免过高碳水化合物饮食和过高热卡摄入，以免产生过多二氧化碳。

三、夜间无创机械通气

无创通气在稳定期 COPD 中的应用存在争议，缺乏足够证据。临床上对明显 CO_2 潴留［$PaCO_2 \geq$ 6.93 kPa（52 mmHg）］的患者，尤其是夜间存在缺氧和睡眠障碍的患者，无创通气获益最大。而对 CO_2 潴留不明显者，尽管其气流受限很明显，但由于患者呼吸肌疲劳问题不突出，因而无创通气的效果并不明显。

理论上 COPD 患者夜间无创机械通气可使呼吸肌群得到休息，改善通气，纠正夜间低氧血症，并降低睡眠时的 $PaCO_2$。同时改善睡眠质量，而且可使白天的 PaO_2 和 $PaCO_2$ 也得到明显改善。部分严重夜间低氧血症的 COPD 患者能够从夜间无创机械通气受益，目前常用的方法如下。

1. 经鼻持续气道正压通气（CPAP）

COPD 患者在睡眠中上气道阻力可有显著的增加。CPAP 通过对上气道的作用，使上气道的阻力降低，并降低睡眠时吸气肌群的作用。CPAP 可使用较低的压力，0.49～0.78 kPa（5～8 cmH_2O）。研究证明，经鼻 CPAP 应用 7 天后，COPD 患者的最大吸气压力可得到显著改善。夜间 CPAP 治疗也能减少内源性 PEEP（PEEPi），尤其在 REM 时期，CPAP 可有效地对抗 PEEPi。

2. 经鼻间歇正压通气（IPPV）

经鼻 IPPV 能治疗 COPD 所致的慢性呼吸衰竭，并缓解呼吸肌疲劳，可通过改善肺部顺应性来消除微小肺不张，也能使呼吸中枢得到休息，最终纠正夜间低氧血症。因而可应用于 COPD 所致的夜间严重的气体交换异常。COPD 患者如使用 CPAP 效果欠佳，可考虑使用 IPPV。

3. 经鼻/面罩双水平气道正压通气（BiPAP）

BiPAP 应用时，同时设定气道内吸气正压水平（IPAP）和气道内呼气正压水平（EPAP）。IPAP 通常为 0.49～1.96 kPa（5～20 cmH_2O），而 EPAP 尽可能保持在较低水平。IPAP 的设定数值增加，可改善肺泡通气，增加每分钟通气量，以纠正低通气，使 $PaCO_2$ 下降。而 EPAP 数值增加可使上气道维持开放状态，以克服阻塞性通气障碍。BiPAP 可用于 COPD 患者的夜间通气治疗。BiPAP 与经鼻 CPAP 相比，BiPAP 能提供吸气辅助，把患者的潮气量“放大”，因而可对微弱的呼吸肌群提供辅助。而 CPAP 不能提供吸气辅助。此外，CPAP 由于有时不能有效地改善通气，因而可在睡眠时导致 CO_2 潴留；但 BiPAP 能改善通气而避免 CO_2 潴留。

四、外科治疗

1. 肺容量减容术

肺容量减容术（LVRS）为近年来新发展的手术治疗 COPD 并发重症肺气肿的方法。即通过手术切除部分肺组织，以缓解 COPD 患者的临床症状，改善肺功能。其治疗机制为：①多个楔形切除严重肺气肿组织可恢复肺的弹性回缩力，使邻近相对正常的肺组织扩张，在呼气时维持气道的扩张，使气道阻力下降。②由于 LVRS 降低肺容量，因而可改变原先膈肌过度变平的状态，改善膈肌收缩力。③切除病变的肺气肿组织后，使相对正常的肺组织复张，恢复通气，改善通气/血流比例及动脉血氧合。④部分肺组织切除后也可缓解对组织血管的压迫作用，使总血管阻力降低和肺动脉内压力降低，改善右心功能。

LVRS 的指征有：COPD 患者有明显的呼吸困难、活动受限，影像学检查提示肺脏过度充气，通气/血流扫描出现肺气肿组织分布不均，有明显的肺气肿区。肺功能检查：$FEV_1<35\%$ 预计值、$RV>250\%$ 预计值，肺总量 >125% 预计值等。心功能正常，年龄 <75 岁。总之，LVRS 为 COPD 并发重症肺气肿的患者提供了一个有效的治疗方式，但是其适应证、疗效、手术方法都有待于进一步评估。

2. 微创肺减容术

由于 LVRS 手术创伤较大，对手术条件有一定要求，且存在一定的围手术期死亡率，目前正在探索一些不需开胸的微创 LVRS 技术。主要包括：内镜下单向活瓣的放置、内镜下肺气肿局部注射聚合体使其不张、支气管肺开窗增加呼气流量、胸腔镜下压缩肺气肿部位等方法。其中，通过支气管镜在肺气肿最严重的部位气管内放置单向活瓣，导致局部肺不张，可以达到类似 LVRS 的效果，此项研究较多。

3. 肺大疱切除术

在有指征的患者，术后可减轻患者呼吸困难的程度并使肺功能得到改善。术前胸部 CT 检查、动脉血气分析及全面评价呼吸功能对于决定是否手术是非常重要的。

4. 肺移植术

对于选择合适的 COPD 晚期患者，肺移植术可改善生活质量，改善肺功能，但技术要求高、花费大，很难推广应用。

总之，稳定期 COPD 的处理原则根据病情的严重程度不同，选择的治疗方法也有所不同，关于 COPD 分级治疗问题，表 5-8 可供参考。

表 5-8　稳定期 COPD 的分级治疗方案

Ⅰ级（轻度）	Ⅱ级（中度）	Ⅲ级（重度）	Ⅳ级（极重度）
避免危险因素，接种流感疫苗；按需使用短效支气管舒张剂 →			
	规律应用一种或多种长效支气管舒张剂；辅以康复治疗 →		
		反复急性加重，可吸入糖皮质激素 →	
			出现呼吸衰竭，应长期氧疗，可考虑外科手术治疗

注：短效支气管舒张剂指短效 β_2 受体激动剂、短效抗胆碱药及氨茶碱；长效支气管舒张剂指长效 β_2 受体激动剂、长效抗胆碱药和缓释茶碱；建议首选吸入型支气管舒张治疗。

五、COPD 的预防

COPD 的预防应包括预防 COPD 的发生和防止慢性支气管炎、肺气肿患者进展为气流阻塞。主要措施包括以下几个方面：①戒烟，吸烟者应立即戒烟。②避免或减少有害粉尘、烟雾或气体吸入。③预防呼吸道感染，包括病毒、支原体、衣原体或细菌感染，流感疫苗和肺炎球菌疫苗等对于预防易受到流感病毒或肺炎球菌感染的易感者可能有一定的意义，但目前难于广泛应用。④对慢性支气管炎患者监测肺通气功能（FEV_1、FEV_1/FVC 及 $FEV_1\%$），及早发现慢性支气管炎气流阻塞发生以便及时采取措施也有重要意义。此外，提高患者的生活水平，避免环境污染，加强卫生宣教和改善工作条件与卫生习惯等对 COPD 防治都有重要的意义。

六、COPD 治疗展望

近年来随着 COPD 研究的进展，COPD 的治疗也有了不少新的方法，这些新疗法能预防气流阻塞的加重，改善 COPD 患者的预后。

（一）新型支气管扩张药

目前认为，支气管扩张药在控制 COPD 症状方面起了关键作用，是治疗 COPD 的首选药物，研究长效支气管扩张药成为新的课题。

1. 新型抗胆碱能制剂

在 COPD 的治疗方面，抗胆碱能制剂是较好的支气管扩张药物，比 β 受体激动药疗效为佳。目前对蕈毒碱受体的药理学研究已有很大进展，认识到气道上有多种蕈毒碱受体，具有不同的生理功能。故应用选择性的蕈毒碱受体拮抗药比非选择性的药物（如溴化异丙托品）更有优越性。M_1 受体位于副交感神经节，阻断这些受体可以缓解支气管痉挛作用。乙酰胆碱的支气管痉挛作用主要通过 M_1 受体起作用。相反 M_2 受体位于胆碱能神经的末梢，能抑制乙酰胆碱的释放。非选择性的抗胆碱能制剂同时阻断 M_1 和 M_2 受体，然而，阻断 M_2 受体可增加乙酰胆碱释放，使支气管扩张效应减弱。噻托溴铵（思力华）可迅速与 M_2 受体解离，而与 M_1 和 M_3 受体解离缓慢。该药最重要的特征是作用时间长，在气道平滑肌上对蕈毒碱受体产生长时间的阻断作用。噻托溴铵是长效吸入性抗胆碱能药物成为 COPD 治疗中重要的里程碑。

新型长效抗胆碱能制剂，如阿地溴铵（LAS34273），LAS35201，GSK656398（TD5742），GSK233705，格隆溴铵（NVA237，glycopyrrolate）和 OrM3、CHF5407、QAI370 正在研究之中。和噻托溴铵和异丙托溴铵相比，阿地溴铵具有抗胆碱能活性，较噻托溴铵起效更快，较异丙托溴铵作用时间更久，具有 24 小时持续活性。NVA237 作用与噻托溴铵相似，但对心血管影响较小。OrM3 是 4-乙酰胺哌啶衍生物，不同于 M_2 受体，对 M_3 受体具有高度选择性，同时能口服给药，尤其适用于顺应性差及不能吸入给药的患者。CHF5407 对 M_3 受体结合持续时间与噻托溴铵相似，但与 M_2 受体作用时间更短。GSK233705，通过吸入给药应用于动物模型，作用时间长，每天 1 次给药对 COPD 起到扩张支气管作用。

临床上使用包含多种支气管扩张药的吸入器将简化用药，对治疗起有利作用。临床试验结果显示，LABA 和噻托溴铵联合明显扩张支气管，改善 COPD 症状，作用大于单独使用及 LABA + ICS 联合。福莫

特罗 + 噻托溴铵联合吸入治疗及沙美特罗 + 噻托溴铵联合吸入治疗目前正在进行临床试验，Carmoterol + 噻托溴铵，茚达特罗 + NVA237，GSK159797 + CSK233705 也都在研究之中。

2. 长效 β_2 受体激动药

每日使用一次的新型吸入型长效 β_2 受体激动药，如茚达特罗和卡莫特罗现正处于临床开发阶段。茚达特罗是一种非常有效的小气道扩张药，对 COPD 患者的支气管扩张作用超过 24 小时，起效迅速，且未出现明显不良反应或患者耐药现象。茚达特罗和卡莫特罗均为新型超长效 β_2 受体激动药（VLABA），可迅速起效，疗效持续 24 小时。临床试验显示卡莫特罗可使 FEV_1 改善 30 小时以上，布地奈德和卡莫特罗合用可增加疗效，很可能制作成一种联合剂型。茚达特罗在游离支气管中表现出高度的内在拟交感活性，在中重度哮喘患者可保持 24 小时扩张支气管的疗效，200 mg 的剂量可保证安全有效，有可能单独或与其他药物合用。超长效 β 受体激动药可以简化治疗，使患者应用更便利，依从性增高，最终改善疾病的预后。如与长效抗胆碱能药物合用可以起到疗效协同作用。

阿福特罗为福莫特罗一种新的变构体，阿福特罗可减少小气道上皮细胞在受到抗原刺激后 IL-8 的释放。其吸入制剂和雾化剂型在美国已经获得批准并将投入临床，可用于维持治疗 COPD 引起的支气管收缩。该药起效快，主要疗效持续时间不足 24 小时，通常每天应用 2 次。临床试验显示，患者吸入较高剂量后，$FEV_1\%$ 在 24 小时后仍可改善 15%，因此在某些情况下可每日 1 次。

（二）抗感染治疗

COPD 的特征为气道炎症、支气管灌洗液中有中性粒细胞数量的增加。COPD 患者的痰液中有中性粒细胞数量的增加。COPD 患者的痰液中有 TNF-α 的增加。LTB_4 为气道中的化学介质，在 COPD 的痰液中浓度显著增加。目前已有多种药物用于抑制 COPD 患者的气道炎症。

1. 化学激动因子抑制剂

COPD 痰液中 IL-8 有显著升高，阻断 IL-8 的抗体可抑制中性粒细胞炎症。转录因子 NF-κB 可诱发 IL-8，抑制 NF-κB 则能抑制 IL-8。TNF-α 也能增加气道中的 IL-8。目前人类 TNF 抗体已被用于临床治疗，对某些慢性炎症性疾病，如类风湿关节炎和克罗恩病有效。可溶性的 TNF 受体能结合释放出来的 TNF，目前已在临床试用，未来也许能用于 COPD 的治疗。

2. 磷酸二酯酶抑制剂

抑制磷酸二酯酶（PDE）可增加中性粒细胞中的环腺苷酸（cAMP）含量，降低其化学趋化性、活性、脱颗粒和黏附作用。其主要同工酶为 PDE_4，现在临床上正在试用几种 PDE_4 抑制剂治疗哮喘。第一代 PDE_4 抑制剂由于存在某种不良反应，如恶心，而限制了其临床应用。第二代 PDE_4 抑制剂不良反应较少。既往常用的茶碱制剂作用较弱，并且是一种非选择性 PDE 抑制剂。而 PDE_4 抑制剂不仅能抑制从肺泡巨噬细胞中释放出化学趋化因子，而且对中性粒细胞产生直接作用。PDE_4 为人体内肺泡巨噬细胞内 PDE 的主要亚型。罗氟司特是一种选择性 PDE_4 抑制剂，在吸烟小鼠 COPD 模型中，罗氟司特能抑制肺内炎症和肺气肿。COPD 患者口服罗氟司特 4 周以上可明显减少痰内中性粒细胞数量和 CXCL8（即 IL-8）浓度。在临床研究中，服用罗氟司特 6 个月或 12 个月以上可轻度改善 COPD 患者肺功能。

3. TGF-β 抑制剂

小气道纤维化是 COPD 患者 FEV_1 和活动能力进行性下降的主要原因之一，转化生长因子 TGF-β 可能在其中起关键作用。在氧化应激状态下或患者吸烟时，TGF-β 可被激活。COPD 患者小气道内 TGF-β 相关基因表达上调。TGF-β 受体酪氨酸激酶（激动素受体样激酶 5）的小分子抑制剂如 SD-280 已经问世。并且一种哮喘模型已显示 SD-280 能抑制气道纤维化。然而，对于长期的 TGF-β 抑制尚存顾虑。TGF-β 对维持调节型 T 淋巴细胞水平有重要作用。TGF-β 的很多功能是通过结缔组织生长因子介导的，因此抑制该因子或其受体可能在将来是一条更有吸引力的途径。

4. NF-κB 抑制剂

核因子 NF-κB 调节 CXCL8 和其他趋化因子、TNF-α 和其他炎症细胞因子及 MMP9 表达。COPD 患者巨噬细胞和上皮细胞中 NF-κB 处于被激活状态，COPD 急性加重的患者尤为明显。在多条可能抑制 NF-κB 的途径中，NF-κB 激酶（IKK）2 的小分子抑制物可能是最有前景的。

5. p38 MAP 激酶抑制剂

有丝分裂原激活的蛋白激酶（MAPK）在慢性炎症中发挥重要作用，p38 MAPK 通路就是其中一种，在细胞应激状态下被激活，调控炎症因子表达。COPD 患者肺泡巨噬细胞中，p38 MAPK 处于激活状态。已开发出几种 p38 MAPK 小分子抑制剂。SD-282 是 p38-α 亚型的一种强效抑制剂，在体外能有效抑制肺巨噬细胞释放TNF-α,并能有效抑制吸烟 COPD 小鼠模型的炎症。

（三）表面活性物质

表面活性物质的重要功能是防止气道关闭，且有免疫调节效应和黏液清除作用。吸烟使表面活性物质生成减少，对气道产生不良作用。外源性的表面活性物质疗法，可能对 COPD 治疗有效，但代价昂贵。

（四）抗蛋白酶制剂

COPD 患者存在消化弹性蛋白酶和对抗消化弹性蛋白酶失衡，故抑制这种蛋白溶解酶或者增加抗蛋白酶，理论上都能预防 COPD 患者气道阻塞的加重。

1. 中性粒细胞弹性蛋白酶抑制剂

中性粒细胞弹性蛋白酶是肺强力蛋白溶解活性的主要成分，能刺激黏液分泌，此外还能使上皮细胞释放出 IL-8，造成炎症状态。中性粒细胞弹性蛋白酶的多种肽抑制剂如 ICI 200355 和非多肽类抑制剂，如 ONO-5046，能抑制中性粒细胞弹性蛋白酶诱导的肺损伤和黏液分泌。但目前还没有在 COPD 患者应用此类抑制剂的研究报道。

2. α_1 抗胰蛋白酶制剂

α_1 抗胰蛋白酶制剂（α_1-AT）缺乏与肺气肿有关，提示这种内源性中性粒细胞蛋白酶抑制剂可能对 COPD 有治疗作用。虽然人类 α_1-AT 已能应用于 α_1-AT 缺乏的患者和严重的肺气肿患者治疗，但目前只发现 α_1-AT 对 FEV_1 的改善有边缘效应，没有证据表明α_1-AT 能阻断 COPD 患者病程的进展。

（五）抗氧化制剂

氧化剂参与 COPD 的病理过程。氧化剂有损伤作用，可加强弹性蛋白酶的活性和增加黏液的分泌，此外还能活化许多炎性因子，如 IL-8 和诱导型一氧化氮（NO）合成酶。这些均提示抗氧化剂可用于 COPD 的治疗。N-乙酰半胱氨酸（NAC）在体内外有抗氧化作用，能抑制内毒素诱发的中性粒细胞炎症，在 COPD 患者中可减慢 FEV_1 的下降速度，并且缓解重症 COPD 患者的病情。将来可能有更有效的抗氧化制剂应用于临床。

（六）黏液调节制剂

COPD 患者的气道内黏液分泌增多与 FEV_1 的迅速下降有着密切关系。这提示临床上应有药物能抑制黏液的过度分泌，而且又不影响纤毛的清除功能以及腺体的正常分泌功能。

1. 速激肽拮抗剂

速激肽为一种有效的刺激黏膜下腺体和杯状细胞分泌的物质，速激肽受体拮抗剂能显著抑制黏液分泌，也许能成为 COPD 患者黏液过度分泌的一种调节制剂。临床试验表明，对 COPD 患者能有效地减少黏液生成和缓解咳嗽症状。

2. 感觉神经多肽释放抑制剂

阻断速激肽的调节效应，抑制感觉神经末端释放出速激肽，也是减少黏液分泌的一种途径。吗啡能作用于感觉神经而抑制黏液分泌，但由于吗啡能成瘾而不能用于临床治疗。然而，周围作用的阿片，如 BW443，不能透过血-脑屏障，临床上有一定的应用前途。

3. 黏液溶解制剂

已有多种药物能降低黏液的黏稠度，使之容易从呼吸道中被清除，包括半胱氨酸衍生物，如 N-乙酰半胱氨酸、甲基半胱氨酸能有效降低黏液的黏稠度。DNA 酶也能降低痰的黏稠度，尤其是感染性的痰液。

（七）肺血管扩张药物

血管活性肠肽（VIP）有抗炎、扩张血管和支气管的作用，因此有可能治疗 COPD。COPD 患者雾化吸入 VIP 3 个月，6 分钟步行试验显示行走距离明显增加，生活质量改善，且无严重的不良反应。初步证实 VIP 可改善 COPD 患者的运动能力及生活质量。

七、COPD 加重期的治疗

（一）COPD 急性加重的诱因

COPD 急性加重（AECOPD）的最常见原因是气管-支气管感染，主要是病毒、细菌感染。部分病例加重的原因尚难以确定。肺炎、充血性心力衰竭、气胸、胸腔积液、肺血栓栓塞和心律失常等可以引起与 AECOPD 类似的症状，需加以鉴别。

AECOPD 的主要症状是气促加重，常伴有喘息、胸闷、咳嗽加剧、痰量增加、痰液颜色和（或）黏度的改变及发热等，此外亦可出现全身不适、失眠、嗜睡、疲乏、抑郁和精神紊乱等症状。当患者出现运动耐力下降、发热和（或）胸部 X 线影像异常时可能为 AECOPD 的征兆。痰量增加及出现脓性痰常提示细菌感染。

与加重前的病史、症状、体格检查、肺功能测定、动脉血气检测和其他实验检查指标进行比较，对判断 AECOPD 的严重性甚为重要。应注意了解本次病情加重或新症状出现的时间，气促、咳嗽的严重程度和频度，痰量和颜色，日常活动的受限程度，是否出现水肿及持续时间，既往加重情况和是否曾住院治疗，以及目前的治疗方案等。本次加重期肺功能和动脉血气结果与既往对比可提供非常重要的信息，这些指标的急性改变较其绝对值更为重要。对于严重 COPD 患者，神志变化是病情恶化的最重要指标，一旦出现需及时送医院诊治。是否出现辅助呼吸肌参与呼吸运动、胸腔矛盾呼吸、发绀、外周水肿、右心衰竭、血流动力学不稳定等征象亦有助于判定 COPD 加重的严重程度。

（二）AECOPD 的评估

1. 肺功能测定

对于加重期患者，难以满意的进行肺功能检查。通常 FEV_1 <1 L 提示严重发作。

2. 动脉血气分析

呼吸室内空气条件下，PaO_2 <8 kPa（60 mmHg）和（或）SaO_2 <90%，提示呼吸衰竭。如 PaO_2 <6.67 kPa（50 mmHg），$PaCO_2$ >9.33 kPa（70 mmHg），pH <7.30，提示病情危重，需加严密监护或住 ICU 治疗。

3. X 线胸片和心电图（ECG）

X 线胸片有助于 COPD 加重与其他具有类似症状疾病的鉴别。ECG 对右心室肥厚、心律失常及心肌缺血诊断有帮助。螺旋 CT 扫描和血管造影，或辅以血浆 D-二聚体检测是诊断 COPD 并发肺栓塞的主要手段，D-二聚体不升高是排除肺栓塞的指标之一。但核素通气-血流灌注扫描在此几乎无诊断价值。低血压和（或）高流量吸氧后 PaO_2 不能升至 8 kPa（60 mmHg）以上也提示肺栓塞诊断。如果高度怀疑并发肺栓塞，临床上需同时处理 COPD 加重和肺栓塞。

4. 其他实验室检查

血红细胞计数及血细胞比容异常有助于识别红细胞增多症或出血。血白细胞计数通常意义不大。部分患者可增高和（或）出现中性粒细胞核左移。COPD 加重出现脓性痰是应用抗生素的指征。肺炎链球菌、流感嗜血杆菌以及卡他莫拉菌是 COPD 加重最常见的病原菌。因感染而加重的病例若对最初选择的抗生素反应欠佳，应及时根据痰培养及抗生素敏感试验指导临床治疗。血生化检查有助于明确引起 COPD 加重的其他因素，如电解质紊乱（低钠血症、低钾血症和低氯血症等）、糖尿病危象或营养不良（低白蛋白）等，并可以了解并发存在的代谢性酸碱失衡。

（三）AECOPD 的治疗

1. 门诊治疗

对于 COPD 加重早期、病情较轻的患者可以在门诊治疗，但需特别注意病情变化，及时决定送医院治疗的时机。COPD 加重期的院外治疗包括适当增加以往所用支气管舒张药的量及频度。若未曾使用抗胆碱药物，可以加用，直至病情缓解。对更严重的病例，可以使用数天较大剂量的雾化治疗。如沙丁胺醇2 500 μg、异丙托溴铵500 μg或沙丁胺醇1 000 μg加异丙托溴铵250~500 μg，用生理盐水稀释后雾化吸入。

全身使用糖皮质激素对加重期治疗有益，可能加快病情缓解和肺功能恢复。如果患者的基础 FEV_1 < 50%预计值，除支气管舒张剂外可考虑加用糖皮质激素如给予泼尼松龙每天30~40 mg，连用10天。

COPD症状加重、特别是有痰量增加并呈脓性时应用抗生素治疗。抗生素的选用需依据患者所在地常见病原菌类型及药物敏感情况决定。

2. 住院治疗

COPD急性加重且病情严重者需住院治疗。COPD急性加重期住院患者的处理方案：①根据症状、血气分析、胸片等评估病情的严重程度。②控制性氧疗并于30分钟后复查血气。③应用支气管扩张药，增加剂量或频度；联合应用 β_2 受体激动药和抗胆碱能药物，使用贮雾器或气动雾化器，考虑静脉加用茶碱类药物。④口服或静脉加用糖皮质激素。⑤细菌感染是COPD急性加重的重要原因，应密切观察细菌感染征象，积极、合理地使用抗生素。⑥考虑应用无创性机械通气。⑦整个治疗过程中应注意水和电解质平衡和营养状态，识别和处理可能发生的并发症（如心力衰竭、心律失常等），对患者情况进行密切监测。此外，鉴于近来血栓栓塞病例增多的趋势，在COPD治疗中应对本病给予注意，必要时考虑皮下注入低分子肝素进行预防。

COPD加重期主要的治疗方法包括如下几种。

（1）控制性氧疗：氧疗是COPD加重期患者住院的基础治疗。无严重并发症的COPD加重期患者氧疗后较容易达到满意的氧合水平［PaO_2 > 8 kPa（60 mmHg）或 SaO_2 > 90%］，但有可能发生潜在的 CO_2 潴留。给氧途径包括鼻导管或Venturi面罩，其中Venturi面罩更能精确地调节吸入氧浓度。氧疗30分钟后应复查动脉血气以确认氧合满意而未引起 CO_2 潴留或酸中毒。

（2）抗生素：当患者呼吸困难加重，咳嗽伴有痰量增加及脓性痰时，应根据患者所在地常见病原菌类型及药物敏感情况积极选用抗生素。由于多数COPD急性加重由细菌感染诱发，故抗感染治疗在COPD加重治疗中具有重要地位。COPD患者多有支气管-肺部感染反复发作及反复应用抗生素的病史，且部分患者并发有支气管扩张，因此这些患者感染的细菌耐药情况较一般肺部感染患者更为严重。长期应用广谱抗生素和糖皮质激素者易导致真菌感染，宜采取预防和抗真菌措施。

（3）支气管舒张剂：短效 β_2 受体激动药较适用于COPD加重期治疗。若疗效不显著，建议加用抗胆碱药物。对于较为严重的COPD加重者，可考虑静脉滴注茶碱类药物，监测血茶碱浓度对估计疗效和不良反应有一定意义。

（4）糖皮质激素：COPD加重期住院患者宜在应用支气管扩张剂基础上加服或静脉使用糖皮质激素。皮质激素的剂量要权衡疗效及安全性，建议口服泼尼松龙30~40 mg/d，连用7~10天。也可静脉给予甲泼尼龙。延长给药时间不能增加疗效，相反使不良反应增加。

（5）无创性机械通气：COPD急性加重期患者应用无创性间断正压通气（NIPPV）可以降低 $PaCO_2$，减轻呼吸困难，从而降低气管插管和有创机械通气的使用，缩短住院天数，降低患者的病死率。使用NIPPV要注意掌握应用指征和合理的操作方法，避免漏气，从低压力开始逐渐增加辅助吸气压和采用有利于降低 $PaCO_2$ 的方法，从而提高NIPPV的效果。

第六章

呼吸衰竭

第一节　概述

呼吸衰竭是指各种原因引起的肺通气和（或）换气功能严重障碍，以致在静息状态下亦不能维持足够的气体交换，导致低氧血症伴（或不伴）高碳酸血症，进而引起一系列病理生理改变和代谢紊乱，并有相应临床表现的综合征。其临床表现缺乏特异性，明确诊断有赖于动脉血气分析，在海平面、静息状态、呼吸空气条件下，动脉血氧分压（PaO_2）<60 mmHg，伴或不伴动脉血二氧化碳分压（$PaCO_2$）>50 mmHg，并排除心内解剖分流和原发于心排出量降低等因素，可诊为呼吸衰竭。

一、病因

完整的呼吸过程由相互衔接并同时进行的外呼吸、气体运输和内呼吸 3 个环节来完成。参与外呼吸即肺通气和肺换气的任何一个环节的严重病变，都可导致呼吸衰竭。

（一）气道阻塞性病变

气管-支气管的炎症、痉挛、肿瘤、异物、纤维化瘢痕，如慢性阻塞性肺疾病（慢阻肺）、重症哮喘等引起气道阻塞和肺通气不足，或伴有通气/血流比例失调，导致缺氧和 CO_2 潴留，发生呼吸衰竭。

（二）肺组织病变

各种累及肺泡和（或）肺间质的病变，如肺炎、肺气肿、严重肺结核、弥漫性肺纤维化、肺水肿、硅沉着肺等，均致肺泡减少、有效弥散面积减少、肺顺应性减低、通气/血流比例失调，导致缺氧或并发 CO_2 潴留。

（三）肺血管疾病

肺栓塞、肺血管炎等可引起通气/血流比例失调，或部分静脉血未经过氧合直接流入肺静脉，导致呼吸衰竭。

（四）胸廓与胸膜病变

胸部外伤造成连枷胸、严重的自发性或外伤性气胸、脊柱畸形、大量胸腔积液或伴有胸膜肥厚与粘连、强直性脊柱炎、类风湿脊柱炎等，均可影响胸廓活动和肺脏扩张，造成通气减少及吸入气体分布不均，导致呼吸衰竭。

（五）神经肌肉疾病

脑血管疾病、颅脑外伤、脑炎以及镇静催眠剂中毒，可直接或间接抑制呼吸中枢。脊髓颈段或高位胸段损伤（肿瘤或外伤）、脊髓灰质炎、多发性神经炎、重症肌无力、有机磷中毒、破伤风以及严重的钾代谢紊乱，均可累及呼吸肌，造成呼吸肌无力、疲劳、麻痹，导致呼吸动力下降而引起肺通气不足。

二、分类

在临床实践中，通常按动脉血气分析、发病急缓及病理生理的改变对呼吸衰竭进行分类。

（一）按照动脉血气分析分类

1. Ⅰ型呼吸衰竭

即低氧性呼吸衰竭，血气分析特点是 $PaO_2<60$ mmHg，$PaCO_2$ 降低或正常。主要见于肺换气障碍（通气/血流比例失调、弥散功能损害和肺动-静脉分流）疾病，如严重肺部感染性疾病、间质性肺疾病、急性肺栓塞等。

2. Ⅱ型呼吸衰竭

即高碳酸性呼吸衰竭，血气分析特点是 $PaO_2<60$ mmHg，同时伴有 $PaCO_2>50$ mmHg。系肺泡通气不足所致。单纯通气不足，低氧血症和高碳酸血症的程度是平行的，若伴有换气功能障碍，则低氧血症更为严重，如慢性阻塞性肺疾病。

吸氧条件下，若 $PaCO_2>50$ mmHg，$PaO_2>60$ mmHg，可判断为吸氧条件下Ⅱ型呼吸衰竭；若 $PaCO_2<50$ mmHg，$PaO_2>60$ mmHg，可计算氧合指数，氧合指数 = PaO_2/FiO_2，若 <300 mmHg，提示呼吸衰竭。

也有学者将手术后肺不张所致呼吸衰竭称为Ⅲ型呼吸衰竭，将休克状态下呼吸肌灌注障碍所致呼吸衰竭称为Ⅳ型呼吸衰竭。关于血气标准，有学者以 $PaCO_2>45$ mmHg 作为高碳酸性呼吸衰竭的标准，以吸氧浓度大于60%而 $PaO_2<55$ mmHg 作为低氧性呼吸衰竭的标准。

（二）按照发病急缓分类

1. 急性呼吸衰竭

由于某些突发的致病因素，如严重肺疾患、创伤、休克、电击、急性气道阻塞等，使肺通气和（或）换气功能迅速出现严重障碍，在数分钟至数小时内引起呼吸衰竭。因机体不能很快代偿，若不及时抢救，会危及患者生命。

2. 慢性呼吸衰竭

指一些慢性疾病，如慢性阻塞性肺疾病、肺结核、间质性肺疾病、神经肌肉病变等。慢性阻塞性肺疾病最常见，造成呼吸功能的损害逐渐加重，经过数天或更长时间发展为呼吸衰竭。早期虽有低氧血症或伴高碳酸血症，但机体通过代偿适应，生理功能障碍和代谢紊乱较轻，仍保持一定的生活活动能力，动脉血气分析 pH 在正常范围（7.35～7.45）。另一种临床较常见的情况是在慢性呼吸衰竭的基础上，因并发呼吸系统感染、气道痉挛或并发气胸等使病情急性加重，在短时间内出现 PaO_2 显著下降和 $PaCO_2$ 显著升高，仍称为急性呼吸衰竭，其病理生理学改变和临床情况兼有慢性呼吸衰竭的特点。

（三）按照发病机制分类

可分为通气性呼吸衰竭和换气性呼吸衰竭，也可分为泵衰竭和肺衰竭。驱动或制约呼吸运动的中枢神经系统、外周神经系统、神经肌肉组织（包括神经-肌肉接头和呼吸肌）以及胸廓统称为呼吸泵，这些部位的功能障碍引起的呼吸衰竭称为泵衰竭。通常泵衰竭主要引起通气功能障碍，表现为Ⅱ型呼吸衰竭。肺组织、气道阻塞和肺血管病变造成的呼吸衰竭，称为肺衰竭。肺组织和肺血管病变常引起换气功能障碍，表现为Ⅰ型呼吸衰竭。严重的气道阻塞性疾病（如慢性阻塞性肺疾病）影响通气功能，造成Ⅱ型呼吸衰竭。

三、低氧血症和高碳酸血症的发生机制

各种病因通过引起肺泡通气不足、弥散障碍、肺泡通气/血流比例失调、肺内动-静脉解剖分流增加和氧耗量增加5个主要机制，使通气和（或）换气过程发生障碍，导致呼吸衰竭。临床上单一机制引起的呼吸衰竭很少见，往往是多种机制并存或随着病情的发展先后参与发挥作用。

（一）肺通气不足

正常成人在静息状态下有效肺泡通气量约为4 L/min，才能维持正常的肺泡氧分压（P_AO_2）和二氧化碳分压（P_ACO_2）。肺泡通气量减少会引起 P_AO_2 下降和 P_ACO_2 上升，从而引起缺氧和 CO_2 潴留。呼

吸空气条件下，P_ACO_2 与肺泡通气量（V_A）和 CO_2 产生量（VCO_2）的关系可用下列公式反映：$P_ACO_2 = 0.863 \times VCO_2/V_A$。若 VCO_2 是常数，V_A 与 P_ACO_2 成反比关系。

（二）弥散障碍

弥散障碍指 O_2、CO_2 等气体通过肺泡膜进行交换的物理弥散过程发生障碍。气体弥散的速度取决于肺泡膜两侧气体分压差，气体弥散系数，肺泡膜的弥散面积、厚度和通透性，同时气体弥散量还受血液与肺泡接触时间以及心排出量、血红蛋白含量、通气/血流比例的影响。静息状态时，流经肺泡壁毛细血管的血液与肺泡接触的时间约为 0.27 秒，而 O_2 完成气体交换的时间为 0.25～0.3 秒，CO_2 则只需 0.13 秒，并且 O_2 的弥散能力仅为 CO_2 的 1/20，故弥散障碍者通常以低氧血症为主。

（三）通气/血流比例失调

血液流经肺泡时，能否保证得到充足的 O_2 和充分地排出 CO_2，使血液动脉化，除需有正常的肺通气功能和良好的肺泡膜弥散功能外，还取决于肺泡通气量与血流量之间的正常比例。正常成人静息状态下，通气/血流比值约为 0.8。肺泡通气/血流比值失调有下述两种主要形式：①部分肺泡通气不足，肺部病变如肺泡萎陷、肺炎、肺不张、肺水肿等引起病变部位的肺泡通气不足，通气/血流比值减小，部分未经氧合或未经充分氧合的静脉血（肺动脉血）通过肺泡的毛细血管或短路流入动脉血（肺静脉血）中，故又称肺动-静脉样分流或功能性分流。②部分肺泡血流不足，肺血管病变如肺栓塞引起栓塞部位血流减少，通气/血流比值增大，肺泡通气不能被充分利用，又称为无效腔样通气。通气/血流比例失调通常仅导致低氧血症，而无 CO_2 潴留。其原因主要是：①动脉与混合静脉血的氧分压差为 59 mmHg，比 CO_2 分压差 5.9 mmHg 大 10 倍。②氧离曲线呈 S 形，正常肺泡毛细血管血氧饱和度已处于曲线的平台段，无法携带更多的氧以代偿低 PaO_2 区的血氧含量下降。而 CO_2 解离曲线在生理范围内呈直线，有利于通气良好区对通气不足区的代偿，排出足够的 CO_2，不至出现 CO_2 潴留。然而，严重的通气/血流比例失调亦可导致 CO_2 潴留。

（四）肺内动-静脉解剖分流增加

肺动脉内的静脉血未经氧合直接流入肺静脉，导致 PaO_2 降低，是通气/血流比例失调的特例。在这种情况下，提高吸氧浓度并不能提高分流静脉血的血氧分压。分流量越大，吸氧后提高动脉血氧分压的效果越差；若分流量超过 30%，吸氧并不能明显提高 PaO_2。常见于肺动-静脉瘘。

（五）氧耗量增加

发热、寒战、呼吸困难和抽搐均增加氧耗量。寒战时耗氧量可达 500 mL/min；严重哮喘时，随着呼吸功的增加，用于呼吸的氧耗量可达到正常的十几倍。氧耗量增加，肺泡氧分压下降，正常人借助增加通气量以防止缺氧。故对于氧耗量增加的患者，若同时伴有通气功能障碍，会出现严重的低氧血症。

四、低氧血症和高碳酸血症对机体的影响

呼吸衰竭时发生的低氧血症和高碳酸血症能够影响全身各系统器官的代谢、功能甚至使组织结构发生变化。通常先引起各系统器官的功能和代谢发生一系列代偿适应反应，以改善组织供氧，调节酸碱平衡和适应改变了的内环境。当呼吸衰竭进入严重阶段时，则出现代偿不全，表现为各系统器官严重的功能和代谢紊乱直至衰竭。

（一）对中枢神经系统的影响

脑组织耗氧量大，占全身耗氧量的 1/5～1/4。中枢皮质神经元细胞对缺氧最为敏感，通常完全停止供氧 4～5 分钟即可引起不可逆的脑损害。对中枢神经系统影响的程度与缺氧的程度和发生速度有关。当 PaO_2 降至 60 mmHg 时，可以出现注意力不集中、智力和视力轻度减退；当 PaO_2 迅速降至 40～50 mmHg 以下时，会引起一系列神经精神症状，如头痛、不安、定向与记忆力障碍、精神错乱、嗜睡；低于 30 mmHg 时，神志丧失乃至昏迷；PaO_2 低于 20 mmHg 时，只需数分钟即可造成神经细胞不可逆性损伤。

CO_2 潴留使脑脊液 H^+ 浓度增加，影响脑细胞代谢，降低脑细胞兴奋性，抑制皮质活动；但轻度的 CO_2 增加，对皮质下层刺激加强，间接引起皮质兴奋。CO_2 潴留可引起头痛、头晕、烦躁不安、言语不清、精神错乱、扑翼样震颤、嗜睡、昏迷、抽搐和呼吸抑制，这种由缺氧和 CO_2 潴留导致的神经精神障碍综合征称为肺性脑病，又称 CO_2 麻醉。肺性脑病早期，往往有失眠、兴奋、烦躁不安等症状。除上述神经精神症状外，患者还可表现出木僵、视力障碍、球结膜水肿及发绀等。肺性脑病的发病机制尚未完全阐明，但目前认为低氧血症、CO_2 潴留和酸中毒 3 个因素共同损伤脑血管和脑细胞是最根本的发病机制。

缺氧和 CO_2 潴留均会使脑血管扩张，血流阻力降低，血流量增加以代偿脑缺氧。缺氧和酸中毒还能损伤血管内皮细胞使其通透性增高，导致脑间质水肿；缺氧使红细胞 ATP 生成减少，造成 Na^+-K^+ 泵功能障碍，引起细胞内 Na^+ 及水增多，形成脑细胞水肿。以上情况均可引起脑组织充血、水肿和颅内压增高，压迫脑血管，进一步加重脑缺血、缺氧，形成恶性循环，严重时出现脑疝。另外，神经细胞内的酸中毒可引起抑制性神经递质 γ-氨基丁酸生成增多，加重中枢神经系统的功能和代谢障碍，也成为肺性脑病以及缺氧、休克等病理生理改变难以恢复的原因。

（二）对循环系统的影响

一定程度的 PaO_2 降低和 $PaCO_2$ 升高，可以引起反射性心率加快、心肌收缩力增强，使心排出量增加；缺氧和 CO_2 潴留时，交感神经兴奋引起皮肤和腹腔器官血管收缩，而冠状动脉主要受局部代谢产物的影响而扩张，血流量增加。严重的缺氧和 CO_2 潴留可直接抑制心血管中枢，造成心脏活动受抑制和血管扩张、血压下降和心律失常等严重后果。心肌对缺氧十分敏感，早期轻度缺氧即在心电图上显示出来。急性严重缺氧可导致心室颤动或心脏骤停。长期慢性缺氧可导致心肌纤维化、心肌硬化。在呼吸衰竭的发病过程中，缺氧、肺动脉高压以及心肌受损等多种病理变化导致肺源性心脏病。

（三）对呼吸系统的影响

呼吸衰竭患者的呼吸变化受到 PaO_2 降低和 $PaCO_2$ 升高所引起的反射活动及原发疾病的影响，因此实际的呼吸活动需要视诸多因素综合而定。

低氧血症对呼吸的影响远小于 CO_2 潴留的影响。低 PaO_2（<60 mmHg）作用于颈动脉窦和主动脉体化学感受器，可反射性兴奋呼吸中枢，增强呼吸运动，甚至出现呼吸窘迫。当缺氧程度缓慢加重时，这种反射性兴奋呼吸中枢的作用迟钝。缺氧对呼吸中枢的直接作用是抑制作用，当 $PaO_2<30$ mmHg 时，此作用可大于反射性兴奋作用而使呼吸抑制。

CO_2 是强有力的呼吸中枢兴奋剂，$PaCO_2$ 急骤升高，呼吸加深加快；长时间严重的 CO_2 潴留，会造成中枢化学感受器对 CO_2 的刺激作用发生适应；当 $PaCO_2>80$ mmHg 时，会对呼吸中枢产生抑制和麻醉效应，此时呼吸运动主要靠 PaO_2 降低对外周化学感受器的刺激作用得以维持。因此对这种患者进行氧疗时，如吸入高浓度氧，由于解除了低氧对呼吸的刺激作用，可造成呼吸抑制，应注意避免。

（四）对肾功能的影响

呼吸衰竭的患者常常并发肾功能不全，若及时治疗，随着外呼吸功能的好转，肾功能可以恢复。

（五）对消化系统的影响

呼吸衰竭患者常并发消化道功能障碍，表现为消化不良、食欲缺乏，甚至出现胃肠黏膜糜烂、坏死、溃疡和出血。缺氧可直接或间接损害肝细胞，使丙氨酸氨基转移酶上升，若缺氧能够得到及时纠正，肝功能可逐渐恢复正常。

（六）呼吸性酸中毒及电解质紊乱

肺通气、弥散和肺循环功能障碍引起肺泡换气减少，血 $PaCO_2$ 增高（>45 mmHg），pH 下降（<7.35），H^+ 浓度升高（>45 mmol/L），导致呼吸性酸中毒。早期可出现血压增高，中枢神经系统受累，出现躁动、嗜睡、精神错乱、扑翼样震颤等表现。由于 pH 取决于 HCO_3^- 与 H_2CO_3 的比值，前者靠肾脏调节（需 1～3 天），而 H_2CO_3 的调节靠呼吸（仅需数小时），因此急性呼吸衰竭时 CO_2 潴留可使 pH 迅速下降。在缺氧持续或严重的患者体内，组织细胞能量代谢的中间过程如三羧酸循环、氧化磷酸化作用和有关酶的活动受到抑制，能量生成减少，导致体内乳酸和无机磷产生增多而引起代谢性酸中毒（实际碳酸氢盐 AB <22 mmol/L）。此时患者出现呼吸性酸中毒并发代谢性酸中毒，可引起意识障碍、血压下降、心律失常，乃至心脏骤停。由于能量不足，体内转运离子的钠泵功能障碍，使细胞内 K^+ 转移至血液中，而 Na^+ 和 H^+ 进入细胞，造成细胞内酸中毒和高钾血症。

慢性呼吸衰竭时因 CO_2 潴留发展缓慢，肾减少 HCO_3^- 排出以维持 pH 恒定。但当体内 CO_2 长期增高时，HCO_3^- 也持续维持在较高水平，导致呼吸性酸中毒并发代谢性碱中毒。此时 pH 可处于正常范围，称为代偿性呼吸性酸中毒并发代谢性碱中毒。因血中主要阴离子 HCO_3^- 和 Cl^- 之和相对恒定（电中性原理），当 HCO_3^- 持续增加时血中 Cl^- 相应降低，产生低氯血症。当呼吸衰竭恶化，CO_2 潴留进一步加重时，HCO_3^- 已不能代偿，pH <7.35 则呈现失代偿性呼吸性酸中毒并发代谢性碱中毒。

第二节　急性呼吸衰竭

急性呼吸衰竭是指原有呼吸功能正常，由于各种突发的致病因素，在短时间内（数分钟至数小时）内发生的肺通气和（或）换气功能障碍，不能进行有效的气体交换，导致缺氧伴（或不伴）高碳酸血症，引起一系列的生理功能障碍和代谢紊乱的临床综合征。

一、病因

（一）急性Ⅰ型呼吸衰竭

主要由各种导致急性换气功能障碍的疾病所致，包括各种病原微生物以及误吸所致急性重症肺炎、心源性肺水肿、急性呼吸窘迫综合征、急性高原病、急性肺栓塞、大量胸腔积液、张力性气胸、胸外伤等。

（二）急性Ⅱ型呼吸衰竭

主要由通气功能障碍所致。呼吸道感染、呼吸道灼伤、气道异物、喉头水肿引起呼吸道急性阻塞是导致急性Ⅱ型呼吸衰竭的常见病因。由于呼吸中枢调控受损或呼吸肌功能减退造成肺泡通气不足，引起Ⅱ型呼吸衰竭，包括脑血管病、颅脑外伤、中枢神经系统感染、CO 中毒、药物中毒致呼吸中枢受抑制等；重症肌无力、有机磷农药中毒、多发性肌炎、低钾血症、周期性瘫痪等致呼吸肌受累。

Ⅰ型呼吸衰竭晚期严重阶段可出现Ⅱ型呼吸衰竭，而Ⅱ型呼吸衰竭经治疗好转后，可经Ⅰ型呼吸衰竭阶段而痊愈。

二、临床表现

急性呼吸衰竭的临床表现主要是低氧血症所致的呼吸困难和多器官功能障碍。

（一）呼吸困难

呼吸困难是呼吸衰竭最早出现的症状。多数患者有明显的呼吸困难，可表现为频率、节律和幅度的改变。较早表现为呼吸频率增快，病情加重时出现呼吸困难，辅助呼吸肌活动加强，如三凹征。中枢性疾病或中枢神经抑制性药物所致的呼吸衰竭，表现为呼吸节律改变，如潮式呼吸、比奥呼吸等。

（二）发绀

发绀是缺氧的典型表现。当动脉血氧饱和度（SaO_2）持续低于 85% 时，可出现皮肤发绀，在口唇、指甲等处明显。发绀的程度与还原型血红蛋白含量相关，红细胞增多者发绀更明显，贫血者则发绀可不明显。呼吸衰竭导致 SaO_2 降低引起的发绀为中央性发绀。

（三）精神神经症状

急性缺氧可出现精神错乱、躁狂、昏迷、抽搐等症状，如并发急性二氧化碳潴留，可出现嗜睡、淡漠、扑翼样震颤，以至呼吸骤停。

（四）循环系统表现

多数患者有心动过速；严重低氧血症、酸中毒可引起心肌损害，亦可引起周围循环衰竭、血压下降、心律失常、心脏骤停。

（五）消化系统和泌尿系统表现

严重呼吸衰竭对肝、肾功能都有影响，部分病例可出现丙氨酸氨基转移酶与血浆尿素氮升高；个别病例可出现蛋白尿、血尿、管型尿。因胃肠道黏膜屏障功能损伤，导致胃肠道黏膜充血水肿、糜烂渗血或应激性溃疡，引起上消化道出血。

三、诊断

除原发疾病和低氧血症及 CO_2 潴留导致的临床表现外，呼吸衰竭诊断主要依靠血气分析。而结合肺功能、胸部影像学和纤维支气管镜等检查对于明确呼吸衰竭的原因至为重要。

（一）动脉血气分析

对于判断呼吸衰竭和酸碱失衡的严重程度及指导治疗具有重要意义。pH 可反映机体的代偿状况，有助于对急性或慢性呼吸衰竭加以鉴别。当 $PaCO_2$ 升高、pH 正常时，称为代偿性呼吸性酸中毒；若 $PaCO_2$ 升高、pH <7.35，则称为失代偿性呼吸性酸中毒。需要指出，由于血气检查受年龄、海拔高度、氧疗等多种因素的影响，在具体分析时一定要结合临床情况。

（二）肺功能检测

尽管在某些危重症患者，肺功能检测受到限制，但通过肺功能检测能判断通气功能障碍的性质（阻塞性、限制性或混合性）及是否并发有换气功能障碍，并对通气和换气功能障碍的严重程度进行判断。而呼吸肌功能测试能够提示呼吸肌无力的原因和严重程度。

（三）胸部影像学检查

包括普通 X 线胸片、胸部 CT 和放射性核素肺通气/灌注扫描、肺血管造影等，用于辅助诊断查明导致呼吸衰竭的病因。

（四）纤维支气管镜检查

对于明确大气道情况、获取呼吸道标本进行病原学和病理学检查具有重要意义。

（五）诊断原则

动脉血气分析是急性呼吸衰竭的确诊指标，而根据病史、体格检查以及肺功能检查、胸部影像学检查、纤维支气管镜检查等结果，综合分析判断急性呼吸衰竭的病因有助于呼吸衰竭的治疗。

四、治疗

对主要脏器功能的支持、防治其他脏器功能障碍、病因治疗是各种器官功能障碍所致主要病理生理损害的治疗原则。对于急性呼吸衰竭来说，其治疗原则是加强呼吸支持，包括保持呼吸道通畅、纠正缺氧和改善通气等；呼吸衰竭病因和诱发因素的治疗；加强一般支持治疗和对其他重要脏器功能的监测与支持。

（一）保持呼吸道通畅

对任何类型的呼吸衰竭，保持呼吸道通畅是最基本、最重要的治疗措施。气道不畅使呼吸阻力增加，呼吸功消耗增多，会加重呼吸肌疲劳；气道阻塞致分泌物排出困难将加重感染，同时也可能发生肺不张，使气体交换面积减少；气道如发生急性完全阻塞，会出现窒息，在短时间内导致患者死亡。

保持气道通畅的方法主要有：①若患者昏迷应使其处于仰卧位，头后仰，托起下颌并将口打开。②清除气道内分泌物及异物。③若以上方法不能奏效，必要时应建立人工气道。人工气道的建立一般有

3 种方法，即简便人工气道、气管插管及气管切开，后两者属气管内导管。简便人工气道主要有口咽通气道、鼻咽通气道和喉罩，是气管内导管的临时替代方式，在病情危重、不具备插管条件时应用，待病情允许后再行气管插管或切开。气管内导管是重建呼吸通道最可靠的方法。

若患者有支气管痉挛，需积极使用支气管扩张药物，可选用 β_2 肾上腺素受体激动药、抗胆碱药、糖皮质激素或茶碱类药物等。在急性呼吸衰竭时，主要经静脉给药。

（二）氧疗

通过增加吸入氧浓度来纠正患者缺氧状态的治疗方法为氧疗。对于急性呼吸衰竭患者，应给予氧疗。

1. 吸氧浓度

确定吸氧浓度的原则是保证 PaO_2 迅速提高到 60 mmHg 或脉搏容积血氧饱和度（SpO_2）达 90% 以上的前提下，尽量减低吸氧浓度。Ⅰ型呼吸衰竭的主要问题为氧合功能障碍而通气功能基本正常，较高浓度（>35%）给氧可以迅速缓解低氧血症而不会引起 CO_2 潴留。对于伴有高碳酸血症的急性呼吸衰竭，往往需要低浓度给氧。

2. 吸氧装置

（1）鼻导管或鼻塞：主要优点为简单、方便，不影响患者咳痰、进食。缺点为氧浓度不恒定，易受患者呼吸的影响；高流量时对局部黏膜有刺激，氧流量不能大于 7 L/min。吸入氧浓度与氧流量的关系：吸入氧浓度（%）=21+4×氧流量（L/min）。

（2）面罩：主要包括简单面罩、带储气囊无重复呼吸面罩和文丘里面罩，主要优点为吸氧浓度相对稳定，可按需调节，该方法对于鼻黏膜刺激小，缺点为在一定程度上影响患者咳痰、进食。

（三）增加通气量、纠正高碳酸血症

1. 机械通气

呼吸衰竭时应用机械通气能维持必要的肺泡通气量，降低 $PaCO_2$；改善肺的气体交换效能；使呼吸肌得以休息，有利于恢复呼吸肌功能。

无创正压通气（NPPV 或 NIPPV）用于急性呼吸衰竭的治疗可取得良好效果。经鼻/面罩行无创正压通气，无需建立有创人工气道，简便易行，与传统的有创机械通气相关的严重并发症的发生率低。但患者应具备以下基本条件：①清醒能够合作。②血流动力学稳定。③不需要气管插管保护（即患者无误吸、严重消化道出血、气道分泌物过多且排痰不利等情况）。④无影响使用鼻/面罩的面部创伤。⑤能够耐受鼻/面罩。

有创机械通气需要建立人工气道，包括气管插管和气管切开。根据患者疾病和病情预计有创机械通气时间短于 12 天者原则上选择气管插管，而大于 12 天者原则上选择气管切开。急性呼吸衰竭患者昏迷逐渐加深，呼吸不规则或出现暂停，呼吸道分泌物增多，咳嗽和吞咽反射明显减弱或消失时，应行气管插管使用机械通气。机械通气过程中应根据血气分析和临床资料调整呼吸机参数。机械通气的主要并发症：通气过度，造成呼吸性碱中毒；通气不足，加重原有的呼吸性酸中毒和低氧血症；出现血压下降、心排血量下降、脉搏增快等循环功能障碍；气道压力过高或潮气量过大可致气压伤，如气胸、纵隔气肿或间质性肺气肿；人工气道长期存在，可并发呼吸机相关肺炎（VAP）。

2. 呼吸兴奋剂

从呼吸衰竭的发病机制来看，使用呼吸兴奋剂治疗呼吸衰竭有利有弊。有利的是可以在一定程度上增加肺泡通气量，不利的是增加机体耗氧量。当患者具备机械通气条件时可不使用呼吸兴奋剂。

必须在保持气道通畅、患者呼吸肌功能基本正常的前提下使用呼吸兴奋剂，否则会促发呼吸肌疲劳，进而加重 CO_2 潴留。此外脑缺氧、脑水肿未纠正而出现频繁抽搐者慎用；不可突然停药。临床上主要适用于以中枢抑制为主、通气量不足引起的呼吸衰竭，对以肺换气功能障碍为主所导致的呼吸衰竭患者，不宜使用。常用的药物有尼可刹米和洛贝林，不良反应较多。多沙普仑对于镇静催眠药过量引起的呼吸抑制和慢性阻塞性肺疾病并发急性呼吸衰竭有显著的呼吸兴奋效果。

（四）病因治疗

引起急性呼吸衰竭的原发疾病多种多样，在解决呼吸衰竭本身造成危害的前提下，针对不同病因采取适当的治疗措施十分必要，也是治疗呼吸衰竭的根本所在。同时，病因治疗决定患者的预后。

（五）一般支持治疗

电解质紊乱和酸碱平衡失调的存在可以进一步加重呼吸系统乃至其他系统器官的功能障碍，并可干扰呼吸衰竭的治疗效果，因此应及时加以纠正。加强液体管理，防止血容量不足和液体负荷过大，保证血细胞比容（Hct）保持在一定水平，对于维持氧输送能力和防止肺水过多具有重要意义。呼吸衰竭患者由于摄入不足或代谢失衡，往往存在营养不良，需保证充足的营养及热量供给。

（六）其他重要脏器功能的监测与支持

呼吸衰竭往往会累及其他重要脏器，因此应及时将重症患者转入ICU，加强对重要脏器功能的监测与支持，预防和治疗肺动脉高压、肺源性心脏病、肺性脑病、肾功能不全、消化道功能障碍和弥散性血管内凝血（DIC）等。特别要注意防治多器官功能障碍综合征（MODS）。

第三节　急性呼吸窘迫综合征

急性呼吸窘迫综合征（ARDS）是指短时间（1周）内由心源性以外的各种肺内外的急性致病因素导致的急性、进行性缺氧性呼吸衰竭。主要的致病因素为严重感染、创伤、休克等。基本特征为弥漫性肺泡上皮和肺泡毛细血管损伤。主要病理特征是肺微血管通透性增高，肺泡腔渗出富含蛋白质的液体，导致肺水肿和透明膜形成，常伴有肺泡出血。主要病理生理改变是肺容积减少、肺顺应性降低和严重通气/血流比例失调。主要临床特征为呼吸频数和呼吸窘迫、顽固性低氧血症，胸部X线显示双肺弥漫性渗出浸润性病变。

1967年Ashbaugh等首先报道ARDS以来，ARDS的定义和诊断标准等经过1994年、2012年两次大的讨论和修订，虽然通过50年大量的基础和临床研究，ARDS的病死率也有下降趋势，但仍为36%~44%。预后不容乐观，应予以高度重视。

一、病因

引起ARDS的原发疾病有很多种，根据对肺损伤作用途径的不同，可分为直接肺损伤因素（肺源性ARDS）和间接肺损伤因素（外源性ARDS）。肺源性ARDS病因包括急性重症肺炎，细菌、病毒、真菌及肺囊虫感染等，胃内容物误吸，肺挫伤，淹溺，肺栓塞，放射性肺损伤等。外源性ARDS的病因包括严重肺外感染及感染性休克、严重胸部以外的多发性创伤，以及重症急性胰腺炎、体外循环、大量输血、大面积烧伤、弥散性血管内凝血（DIC）、神经源性损伤等。

二、发病机制

ARDS的发病机制至今仍不十分清楚。致病因素激活多种炎性细胞系统，释放多种细胞因子和炎症介质，损伤肺泡上皮-毛细血管膜，导致肺脏炎症反应。ARDS是系统炎症反应综合征（SIRS）的肺部表现。机体抗炎介质有助于防止或减轻SIRS引起的自身组织损伤，但若反应过度，则成为代偿性抗炎反应综合征（CARS），可使细胞因子由保护性作用转为损伤性作用，炎症过程失控，局部组织及远隔脏器损伤，导致多器官功能障碍综合征（MODS）。当引起ARDS的各种致病因子作用机体后，炎症细胞释放许多炎症介质和细胞因子，包括肿瘤坏死因子（TNF）、白细胞介素1（IL-1）等，激活中性粒细胞，使之在肺内毛细血管中大量聚集，释放多种炎性介质，如氧自由基、蛋白水解酶、脂质代谢产物（前列腺素、白三烯等），并通过各种黏附因子黏附于内皮细胞，导致肺泡上皮和肺泡毛细血管膜弥漫性损伤。

三、病理改变

弥漫性肺泡损伤（DAD）是 ARDS 的特征性病理改变。主要表现为肺广泛性充血水肿和肺泡腔内透明膜形成。病理过程大致可分成三期：渗出期、增生期和纤维化期，3 个阶段常常重叠存在。病变早期表现为间质和肺泡水肿、出血、透明膜形成和微小肺不张。肺间质炎性细胞浸润，肺泡上皮细胞和血管内皮细胞变性、坏死。电镜下毛细血管内皮细胞水肿，细胞间连接增宽。其后肺泡Ⅱ型细胞明显增生，几乎覆盖整个肺泡表面。肺水肿减轻，透明膜开始机化。后期肺泡间质和透明膜成纤维细胞增生，逐渐转化为纤维组织。肉眼观，初期肺比正常增重，切面呈水肿样，其表面充血，边缘圆钝，并可见散在的点状出血，2～3 天后肺即呈肝样黯红色。晚期病例并发感染时，则表现为支气管肺炎改变，可见大小脓肿和化脓性分泌物，血管中有血栓形成。

四、病理生理

由于肺毛细血管内皮细胞和肺泡上皮细胞受损，肺泡毛细血管膜通透性增加，富含蛋白的液体渗出血管外至肺间质和肺泡腔内，引起肺间质和肺泡水肿。Ⅱ型肺泡上皮细胞受损致肺表面活性物质的生成减少，肺泡水肿液稀释肺表面活性物质并抑制其功能，导致肺泡表面张力增高，肺顺应性下降，肺泡萎陷肺不张，小气道陷闭。

ARDS 肺水肿和肺不张在肺内呈现“不均一”分布和“婴儿肺”表现，表现为重力依赖性肺水肿和肺不张，通气极差，非重力依赖性区域通气基本正常；肺泡萎陷，功能残气量和有效肺泡气体交换减少。如此肺形态变化导致严重通气/血流比例失调、肺内功能性分流和真性分流、弥散障碍，造成顽固性低氧血症和呼吸窘迫。呼吸窘迫的机制为低氧血症对颈动脉窦和主动脉体化学感受器的刺激可反射性地刺激呼吸中枢，产生过度通气；肺充血和肺水肿刺激肺毛细血管旁 J 感受器，反射性使呼吸加深加快。

ARDS 时早期 $PaCO_2$ 降低或正常，严重时肺泡通气量减少，呼吸频数明显，呼吸肌疲劳，可引起高碳酸血症。

ARDS 时肺循环的特征性改变是肺动脉高压，一般来说肺动脉压力轻度或中度升高，但有些患者严重升高甚至出现右心衰竭。其主要原因是低氧血症、血小板栓塞和某些血管活性物质的作用。ARDS 后期的肺循环高压、纤维化的严重性是不可逆的，预后不良。

五、临床表现

（一）症状与体征

典型的症状为呼吸频数和呼吸窘迫。呼吸频率常大于每分钟 28 次，严重时可达每分钟 60 次以上。随着呼吸频率加快，呼吸困难加重，缺氧愈来愈明显，口唇、甲床发绀。患者烦躁不安，心率加快，可有神志恍惚或淡漠。缺氧不因吸氧而得到改善。随着患者的发展，出现吸气“三凹征”。晚期肺部可闻及干性和湿性啰音，管样呼吸音。并发肺感染时可有畏寒、发热和咳痰等症状。

（二）辅助检查

1. X 线检查

ARDS 的 X 线表现常落后于临床表现 4～24 小时，一般早期可异常，或仅有轻度间质改变，表现为模糊和肺纹理呈网状。继而出现大小不等、边缘模糊的斑片状阴影，常融合成大片，成为均匀致密的“磨玻璃样影”，并可见支气管充气征。后期可出现肺纤维化的改变。

2. 血气分析

早期表现为 $PaCO_2$ 下降和不同程度的低氧血症。PaO_2 呈进行性下降，晚期 $PaCO_2$ 升高，提示病情危重。氧合指数（PaO_2/FiO_2）是诊断 ARDS 必要条件之一，正常值为 400～500 mmHg。$PaO_2/FiO_2 \leq$ 300 mmHg 为 ARDS。其他计算肺氧合的指标包括肺泡-动脉氧分压差［P（A-a）O_2］、肺内分流（Qs/

QT）、呼吸指数［P（A-a）O_2/PaO_2］等，氧合指数与上述指标等对建立 ARDS 诊断、严重度分级、疗效评价等具有重要意义。

3. 肺力学监测

可用床边呼吸功能监测仪监测，其主要改变包括顺应性下降、气道阻力增加和无效腔通气量比例增加等。对病情严重度分级、疗效评价等有意义。

4. 血流动力学监测

通过多项检查包括中心静脉压测定、下腔静脉宽度、肺超声检查、心排血量等，监测血流动力学指标有助于 ARDS 患者液体管理和病因治疗。Swan-Ganz 导管监测肺毛细血管楔压，对心源性肺水肿的鉴别诊断有一定帮助。临床上需要根据不同病因和病情严重程度选择相应指标进行监测。

5. 其他

如病原微生物学检查、支气管肺泡灌洗液检查等对 ARDS 的诊断和治疗有指导意义。

六、诊断及鉴别诊断

根据 ARDS 柏林定义，其诊断依据为：①具有高危因素，在 1 周以内起病，或新发，或恶化的呼吸症状。②双肺模糊影不能完全由积液、肺叶塌陷或结节解释。③关于肺水肿的起源，不能完全由心力衰竭或容量负荷过重解释的呼吸衰竭。④氧合指数。轻度为 $PaO_2/FiO_2=201\sim300$ mmHg，且 PEEP 或 CPAP≤5 cmH_2O，中度为 $PaO_2/FiO_2=101\sim200$ mmHg，且呼气末正压（PEEP）≥5 cmH_2O，重度为 $PaO_2/FiO_2\leqslant100$ mmHg，且 PEEP≥5 cmH_2O。

ARDS 的突出临床表现是肺水肿和呼吸困难，因此必须与以此为主征的疾病进行鉴别。心源性肺水肿见于各种原因引起的急性左心功能不全，如瓣膜病、冠心病、高血压性心脏病、心肌炎和心肌病等。其病理基础是由于左心功能衰竭，致肺循环流体静压升高，液体漏出肺毛细血管，故水肿液蛋白含量不高。ARDS 急性期，约 20% 可出现心功能异常，需要注意鉴别。

非心源性肺水肿见于输液过量、肝硬化和肾病综合征等引起的血浆胶体渗透压降低。还可见于胸腔抽液或抽气过多过快，或抽吸负压过大，使胸膜腔负压瞬间增大而形成复张后肺水肿。此类患者的特点是病史明确，肺水肿的症状、体征及 X 线征象出现较快，治疗后消失也快；低氧血症一般不严重，吸氧后容易纠正。

各种原因导致的急性肺栓塞患者也可突然发病，呼吸急促、烦躁不安、咯血、胸痛和发绀。血气分析示 PaO_2 和 $PaCO_2$ 均降低，与 ARDS 相似。临床上突然出现脉搏血氧饱和度和呼气末二氧化碳分压的急速下降，并有发生肺栓塞的可能因素，对肺栓塞的诊断特别有帮助。急性肺栓塞患者多有深静脉血栓史或肿瘤、羊水栓塞和心脏病史等，临床出现剧烈的胸痛、发热等症状。胸部 X 线或 CT 可发现典型的楔形或圆形阴影。典型的心电图表现为 Ⅰ 导联 S 波加深，Ⅲ 导联 Q 波变大、T 波倒置。核素肺扫描、选择性肺动脉造影可诊断肺栓塞。

七、治疗

治疗原则与急性呼吸衰竭相同。包括积极治疗原发病，控制感染，改善氧合，呼吸功能支持，防治并发症和 MODS。目前没有针对 ARDS 本身的特殊药物和特效的治疗方法，主要根据其病理生理改变和临床表现，采取综合性治疗措施。

（一）原发病的治疗

治疗 ARDS 的原发病或诱因是首要措施。例如感染的控制、休克的纠正、骨折的复位和伤口的清创等。特别强调的是控制感染，严重感染是导致 ARDS 的首位高危因素，也是最常见的死亡原因。应及时选用有效抗菌药物控制感染，尽早针对性选用抗菌药物治疗感染。

（二）氧疗与机械通气治疗

必须采取有效措施尽快提高 PaO_2。一般需要高浓度给氧，使 PaO_2 升高到 60 mmHg 或以上或 SaO_2

达到90%或以上。轻症患者可以面罩给氧，重症患者机械通气。

机械通气是目前重要的无可替代的治疗措施，其根本目的是纠正低氧血症。一旦诊断ARDS应尽早进行机械通气。早期轻症患者可采用无创通气，但多数患者需做气管插管或气管切开行机械通气。免疫功能低下宿主患者应尽可能使用无创通气。

基于ARDS肺的“不均一”和“婴儿肺”特点，给予与正常肺相当的潮气量势必会导致气道峰压过高、有通气的肺区过度膨胀而导致气压伤和容积伤，必须采取“肺保护性通气策略”，主要措施包括适当呼气末正压通气（PEEP）和小潮气量通气。

1. 适当PEEP

PEEP能扩张萎陷的肺泡，纠正通气/血流比值失调，增加功能残气量和肺顺应性，有利于氧通过呼吸膜弥散。因此，PEEP能有效提高PaO_2，改善动脉氧合，降低FiO_2，改善通气效果。但PEEP本身不能防治ARDS，同时增加胸膜腔内压，减少回心血量。使用时注意：①一般从低水平（3～5 cmH_2O）开始，然后根据情况逐渐增加，常用PEEP水平为8～18 cmH_2O。②吸气峰压（PIP）和平台压不应太高，以免影响静脉回流及心功能，并减少气压伤的发生。③如PaO_2达到80 mmHg，$SaO_2 \geqslant 90\%$，$FiO_2 \leqslant 0.4$，且稳定12小时以上者，可逐步降低PEEP至停用。

2. 小潮气量和溶血性高碳酸血症

小潮气量为肺保护性通气策略的重要组成部分。为避免高气道压的危害，采取小潮气量（6～8 mL/kg）通气（常规潮气量8～12 mL/kg），允许一定的CO_2潴留（$PaCO_2$ 60～80 mmHg）和呼吸性酸中毒（pH 7.25～7.30），其优点是可防止肺泡过度膨胀而导致气压伤，避免肺损伤进一步加重。但因酸中毒扩张脑血管，清醒患者多难耐受，需使用镇静镇痛疗法。

3. 其他模式

（1）俯卧位通气：由仰卧位变俯卧位可以使背侧肺组织的通气得到改善，从而改善通气/血流比值，提高ARDS患者的氧合，此方法简便易行，其疗效与疾病类型的分期等有关。

（2）反比通气：延长吸气时间使吸呼时间比小于1。反比通气降低气道峰压和平台压，增加气道平均压，改善通气血流比值，但对血流动力学影响较大，可诱发内源性PEEP。

（3）体外气体交换：包括体外膜肺氧合（ECMO）和体外二氧化碳清除（$ECCO_2R$）。这些措施的优点是支持气体交换而不会引起呼吸机和氧中毒等带来的进一步的肺损害，使肺得到充分休息，促进其康复。目前应用于合适患者可促使肺休息和肺康复。

迄今为止，对ARDS患者机械通气如何选择尚无统一标准。压力支持通气较容量控制通气更常用。其他通气模式包括BIPAP、APRV等均可采用。病情重者，可使用肺复张手法、俯卧位通气、HFOV等进一步改善氧合。难以维持者考虑ECMO等措施。但无论如何以小潮气量、低气道压（<30 cmH_2O）、适当PEEP和适度$PaCO_2$升高为特征的肺保护性通气策略是ARDS治疗基本的机械通气方法。

（三）药物治疗

研究表明多种药物对ARDS干预取得了良好的效果。目前常见干预药物有HMG-CoA还原酶抑制剂（他汀类药物）、血红素加氧酶、咪唑类（酮康唑）、血管紧张素转化酶抑制剂（卡托普利）、噻唑烷二酮类药物（罗格列酮等）、化学修饰的四环素衍生物、抗氧化剂、二甲双胍和肝X受体激动剂等。但绝大多数药物仍然停留在细胞试验及动物试验阶段。虽然有些药物的研发已经进入初期临床试验阶段，但尚需要更多的临床实践及循证医学证据支持。目前除降低耗氧量、辅助机械通气的肌松剂外，无推荐特定药物用于ARDS的治疗。

（四）液体管理

液体管理是ARDS治疗的重要环节。休克和脓毒症的患者由于循环血容量降低和氧供不足，补充血容量和改善组织氧合是治疗的首要措施。在保证有效循环血容量、心排血量和供氧的情况下，尽可能限制补液量，维持液体负平衡，保持肺处于相对“干”的状态。在血流动力学状态稳定的前提下，可使用利尿剂以减轻肺水肿。使用的液体性质尚存在争议，目前认为若非严重低白蛋白血症，ARDS早期不宜输注胶体液。

（五）营养支持

ARDS 患者常处于高代谢状态，能量消耗增加，通常不能进食，故常导致营养缺乏，更容易导致多脏器功能衰竭、免疫功能低下和呼吸肌疲劳而增加死亡率。故危重患者应尽早开始营养代谢支持，即使在恢复期亦要持续供应能量较长时间。对于急性患者，一般每天供应能量 125.4～167.4kJ/kg。其中蛋白 1.5～3.0 mg/kg，脂肪应占总热量的 20%～30%。根据患者的胃肠道功能情况，决定营养途径。胃肠道功能障碍的患者，采用肠外营养。肠道功能正常或部分恢复的患者，尽早开始肠内营养，有助于恢复肠道功能和保持肠黏膜屏障，防止毒素及细菌移位，减少肺部感染，避免引起 ARDS 恶化。

（六）防治并发症

SIRS 可以首先累及肺导致 ARDS，随着病情的发展常导致多个器官的功能障碍，成为 MODS。因此治疗中维持其他脏器的功能，预防 MODS 是治疗 ARDS 的重要方面。在有效的通气支持情况下，单纯呼吸衰竭死亡者仅占 16%，49% 患者死于 MODS。因此防治并发症的治疗是 ARDS 综合治疗的重要方面。ARDS 患者因严重缺氧，并发感染以及不适当的通气治疗等，易并发心脏损害，临床上需要着力维持有效的心脏功能。另外，应注意监测和保护肾脏、肝脏、脑、消化道功能，防治急性肾损伤、消化道出血和 DIC，以及维持内环境平衡等。

第四节　慢性呼吸衰竭

慢性呼吸衰竭是各种呼吸系统疾病在数天或以上时间发生导致肺通气和（或）肺换气功能障碍所致的呼吸衰竭。主因慢性疾病所致，机体有一个代偿适应的过程。当慢性疾病突发感染或其他情况如气胸、气道痉挛等也可以导致呼吸衰竭在数分钟或数小时内发生，称为慢性呼吸衰竭急性加重，具有慢性和急性两方面呼吸衰竭的特点。

一、病因

慢性呼吸衰竭多由支气管-肺疾病引起，如慢性阻塞性肺疾病、严重肺结核、肺纤维化、肺尘埃沉着症等。胸廓和神经肌肉病变如胸部手术、外伤、广泛胸膜增厚、胸廓畸形、脊髓侧索硬化症等，亦可导致慢性呼吸衰竭。

二、临床表现

慢性呼吸衰竭的临床表现与急性呼吸衰竭大致相似。但以下几个方面有所不同。

（一）呼吸困难

慢性阻塞性肺疾病所致的呼吸衰竭，病情较轻时表现为呼吸费力伴呼气延长，严重时发展成浅快呼吸。若并发 CO_2 潴留，$PaCO_2$ 升高过快或显著升高以致发生 CO_2 麻醉时，患者可由呼吸过速转为浅慢呼吸或潮式呼吸。

（二）神经精神症状

慢性呼吸衰竭伴 CO_2 潴留时，随 $PaCO_2$ 升高可表现为先兴奋后抑制现象。兴奋症状包括失眠、烦躁、躁动、夜间失眠而白天嗜睡（昼夜颠倒现象）。但此时切忌用镇静药或催眠药，以免加重 CO_2 潴留，发生肺性脑病。肺性脑病表现为神志淡漠、肌肉震颤或扑翼样震颤、间歇抽搐、昏睡，甚至昏迷等。亦可出现腱反射减弱或消失，锥体束征阳性等。此时应与并发脑部病变作鉴别。

（三）循环系统表现

CO_2 潴留使外周体表静脉充盈、皮肤充血、温暖多汗、血压升高、心排出量增多而致脉搏洪大；多数患者有心率加快；因脑血管扩张产生搏动性头痛。

三、诊断

慢性呼吸衰竭的血气分析诊断标准参见急性呼吸衰竭，但在临床上Ⅱ型呼吸衰竭患者还常见于另一种情况，即吸氧治疗后，PaO_2 >60 mmHg，但 $PaCO_2$ 仍高于正常水平。

四、治疗

治疗原发病、保持气道通畅、恰当的氧疗等治疗原则，与急性呼吸衰竭基本一致。

（一）氧疗

慢性阻塞性肺疾病是导致慢性呼吸衰竭的常见呼吸系统疾病，患者常伴有 CO_2 潴留，氧疗时需注意保持低浓度吸氧，防止血氧含量过高。CO_2 潴留是通气功能不良的结果。慢性高碳酸血症患者呼吸中枢的化学感受器对 CO_2 反应性差，呼吸主要靠低氧血症对颈动脉窦、主动脉体化学感受器的刺激来维持。若吸入高浓度氧，使血氧迅速上升，解除了低氧对外周化学感受器的刺激，便会抑制患者呼吸，造成通气状况进一步恶化，CO_2 上升，严重时陷入 CO_2 麻醉状态。

（二）机械通气

根据病情选用无创机械通气或有创机械通气。在慢性阻塞性肺疾病急性加重早期给予无创机械通气可以防止呼吸功能不全加重，缓解呼吸肌疲劳，减少后期气管插管率，改善预后。

（三）抗感染

慢性呼吸衰竭急性加重的常见诱因是感染，一些非感染因素诱发的呼吸衰竭也容易继发感染。抗感染治疗抗生素的选择可以参考相关章节。

（四）呼吸兴奋剂的应用

需要时，慢性呼吸衰竭患者可服用呼吸兴奋剂都可喜 50 ~ 100 mg，每天 2 次。该药通过刺激颈动脉窦和主动脉体的化学感受器兴奋呼吸中枢，增加通气量。

（五）纠正酸碱平衡失调

慢性呼吸衰竭常有 CO_2 潴留，导致呼吸性酸中毒。呼吸性酸中毒的发生多为慢性过程，机体常用增加碱储备来代偿，以维持 pH 于相对正常水平。当以机械通气等方法较为迅速地纠正呼吸性酸中毒时，原已增加的碱储备会使 pH 升高，对机体造成严重危害，故在纠正呼吸性酸中毒的同时，应当注意同时纠正潜在的代谢性碱中毒，通常给予患者盐酸精氨酸和补充氯化钾。

慢性呼吸衰竭的其他治疗方面与急性呼吸衰竭和 ARDS 相似，不再赘述。

第七章

肺部肿瘤

第一节　原发性支气管肺癌

原发性支气管肺癌起源于支气管黏膜或腺体，简称肺癌。肺癌是严重危害人类健康的疾病，世界卫生组织（WHO）2008 年公布的资料显示，肺癌无论是发病率（160 万/年）还是死亡率（140 万/年），均居全球癌症首位。在我国，肺癌也是癌症死亡的首要病因，过去 30 年登记的肺癌死亡率已增加了 464.8%，且发病率及死亡率还在增长。英国著名肿瘤学家 R. Peto 预言：如果我国不及时控制吸烟和空气污染，到 2025 年我国每年肺癌患者将超过 100 万，成为世界第一肺癌大国。肺癌预后很差，2/3 的患者确诊时已无手术机会。要改善肺癌生存率，需依靠规范有序的诊断、分期，以及根据其临床行为制订多学科治疗（综合治疗）方案，为患者提供可能治愈或有效缓解的优选方法。

一、病因学

肺癌的病因和发病机制尚未完全清楚，研究表明与下列因素有关。

（一）吸烟

大量研究资料表明，吸烟，特别吸纸烟，是肺癌死亡率进行性增加的首要原因。烟雾中的尼古丁、苯并芘、亚硝胺和少量放射性元素钋等均有致癌作用，尤其易致鳞状上皮细胞癌和未分化小细胞癌。动物实验中也可通过纸烟烟雾和焦油诱发肺癌。

严格设计的回顾性和前瞻性调查结果表明，与不吸烟者比较，吸烟者发生肺癌的危险性平均增高 9～10 倍，重度吸烟者至少达 10～25 倍。吸烟量与肺癌之间存在着明显的量-效关系，开始吸烟的年龄越小，吸烟时间越长，吸烟量越大，肺癌的发病率和死亡率越高。1 支烟的致癌危险性相当于 1～4 mrad 的放射线，每天吸 30 支纸烟，相当于 120mrad 的放射线剂量。被动吸烟或环境吸烟也是肺癌的病因之一，其风险增加 20%～30%。戒烟后肺癌发病危险性逐年减少，戒烟 1～5 年后可减半。美国的研究结果表明，戒烟后 2～15 年间肺癌发生的危险性进行性减少，此后的发病率相当于终身不吸烟者。

（二）大气污染

无论是美国还是英国，城市居民的肺癌死亡率均高于乡村，而且随城市化的程度而升高。中国重工业城市的肺癌死亡率也高于轻工业城市。以往一直怀疑大气污染与肺癌的死亡率有关，现在研究表明工业废气中致癌物质污染大气，特别是细颗粒物可含有 3，4 苯并芘，氧化亚砷，放射性物质，镍、铬化合物，不燃的脂肪族碳氢化合物等致癌物质。污染严重的大城市中，居民每日吸入空气中的苯并芘量可超过 20 支纸烟的含量，并增加纸烟的致癌作用。大气中苯并芘含量每增加 1～6.2 μg/1 000m^3，肺癌的死亡率可增加 1%～15%。

（三）职业因素

工业生产中接触与肺癌发病有关的特殊物质有石棉、砷、铬、镍、铍、煤焦油、芥子气、三氯甲醚、烟草的加热产物，以及铀、镭等放射性物质衰变时产生的氡和氡子气、电离辐射和微波辐射等。这些因素可使肺癌发生危险性增加 3～30 倍。从接触到发生肺癌的时间与暴露的程度有关，通常超过 10 年，平均为 16～17 年。其中石棉是世界公认的致癌物质，可能是人类肺癌中最常见的职业因素。接触石棉的工人中，肺癌和腹膜间皮瘤的发病率平均较高，潜伏期可达 20 年或更久。此外，铀暴露和肺癌发生之间也有很密切的关系，特别是小细胞肺癌，吸烟可明显加重这一危险性。

（四）饮食

少食用含 β 胡萝卜素的蔬菜和水果，会升高患肺癌的危险性。血清中 β 胡萝卜素水平低的人，肺癌发生的危险性也高。流行病学调查资料也表明，较多地食用含 β 胡萝卜素的绿色、黄色和橘黄色蔬菜和水果，可减少肺癌发生的危险性，这一保护作用对于正在吸烟的人或既往吸烟者特别明显。

（五）遗传因素

虽然肺癌没有明显的孟德尔遗传模式，但其许多特征提示可能与家族相关。如 Rb 基因和 p53 基因遗传突变可能会发生肺癌。肺癌患者的一级亲属患肺癌或其他肿瘤的危险性增加 2～3 倍，且其发生可能与吸烟并不相关。基因流行病学研究也提出了 P450 酶或染色体脆性（致突变物敏感性）基因型与肺癌发生相关。

（六）基因改变

肺癌细胞有许多基因损害，包括显性癌基因的激活和抑癌基因或隐性癌基因的失活。实际上，肺癌细胞可能有多种（可能≥10）基因异常。如对显性基因来说，有 ras 癌基因家族编码区（尤其是肺腺癌的 K-ras 基因）的点突变；myc 癌基因家族的扩增、重组和（或）转录控制丧失（c-myc、N-myc 和 L-myc；在非小细胞肺癌中发现 c-myc 改变，然而在小细胞肺癌中发现所有的 myc 家族成员都有改变）；以及 bcl-2、Her-2/neu 和端粒酶基因的过度表达。非小细胞肺癌有 ras 基因突变者预后不良，而小细胞肺癌出现 c-myc 扩增者预后差。

（七）其他

某些肺疾病与肺癌发病有关。慢性支气管炎患者较无此病者肺癌发病率高 1 倍；结核灶瘢痕可发生腺癌。此外，病毒和真菌感染，土壤中硒和锌含量的降低也可能与肺癌发生有关。

二、病理学

1976 年，WHO 曾将肺癌分为鳞状上皮细胞癌（鳞癌）、小细胞未分化癌、大细胞癌、复合性上皮样癌和腺癌、类癌、支气管腺体肿瘤、上皮样乳头状瘤“混合瘤”及癌肉瘤、肉瘤、间皮瘤、黑色素瘤和未分类肿瘤 13 类。

1981 年 WHO 将这一分类减少为 6 种：①鳞癌，包括梭形细胞（鳞）癌。②腺癌，包括腺管状腺癌、乳头状腺癌、细支气管癌、肺泡细胞癌。③腺鳞癌。④未分化癌，分为小细胞癌（包括燕麦细胞型、中间细胞型、复合细胞型）和大细胞癌，包括巨细胞癌、透明细胞癌。⑤类癌（肺内分泌肿瘤）。⑥支气管腺癌，包括腺样囊性癌、黏液上皮样癌和肺泡细胞癌。

目前，为临床应用方便将肺癌分为鳞癌、腺癌、大细胞癌和小细胞癌 4 类。从治疗角度出发，临床又常将其概括为小细胞肺癌和非小细胞肺癌两大类。

（一）鳞癌

此型肺癌最易发展成息肉或无蒂肿块，主要位于支气管腔，易阻塞管腔引起阻塞性肺炎。有时鳞癌也发展成周围型，倾向于形成中央性坏死和空洞。在显微镜下，鳞癌的特征是由很多典型的有丝分裂细胞构成，细胞生长呈复层，形成有角化碎屑的网，称为上皮珠。细胞由不同的细胞间桥连接，构成毛刺外观。

与其本身的恶性程度一致，支气管上皮可表现为鳞状化生或转变为原位癌。鳞癌倾向于通过支气管管壁生长，也向中央播散。所以在诊断前，生于较小支气管的鳞癌，已长入较大的支气管。鳞癌也常通过侵犯血管和淋巴管后转移到局部淋巴结或远处。

（二）腺癌

腺癌常表现为周围型肺实质肿块。显微镜下可见到腺癌由新生的立方和柱状细胞构成，倾向于形成由纤维基质支持的腺样结构。核可变大或不规则，含有明显的核仁，胞浆中可见黏蛋白。腺癌早期即可侵犯血管、淋巴管，常在原发瘤引起症状前即已转移。2011 年国际肺癌研究学会、美国胸科学会和欧洲呼吸学会（IASLC、ATS、ERS）联合推出了肺腺癌的国际多学科分类新标准，首次提出分别适用于手术切除标本、小活检及细胞学的分类方法。新分类标准不再使用细支气管肺泡癌（BAC）和混合型腺癌的名称，而代之以原位腺癌（AIS）和微浸润腺癌（MIA）的命名；AIS 被定义为直径≤3 cm 局限性小腺癌，癌细胞呈贴壁生长，无间质、血管或胸膜浸润，无乳头或微乳头结构，肺泡腔内无癌细胞聚集；MIA 则被定义为直径≤3 cm 局限性腺癌，癌细胞以贴壁生长方式为主且浸润灶≤5 mm。浸润性腺癌可被分为贴壁为主型、腺泡为主型、乳头为主型、微乳头为主型和实性为主型伴黏液产生共 5 个亚型，对浸润性腺癌提倡全面而详细的组织学诊断模式。浸润性腺癌的变异型则包括浸润性黏液腺癌（之前的黏液型 BAC）、胶样腺癌、胎儿型腺癌、肠型腺癌。

（三）大细胞肺癌

与鳞癌和腺癌比较，大细胞肺癌缺乏自身特征，由带丰富胞浆的较大的恶性细胞组成。倾向于发生在周围肺实质。诊断率与送检标本是否得当和病理学检查是否全面有关，电镜研究常会提供帮助。这类肿瘤生长迅速，常侵犯淋巴结和血管，易转移到局部淋巴结和远处器官。

（四）小细胞肺癌

通常发生于大支气管，浸润支气管壁，造成管腔狭窄，但不形成分散的支气管内肿瘤。显微镜下可见到肿瘤由相当于淋巴细胞 2～4 倍大小的恶性细胞组成。核充满染色质，核仁大小类似，很多细胞处于有丝分裂状态。胞浆通常不多，然而有些称为中间亚型的小细胞肺癌可有较多的胞浆。由于在其发生发展的早期多已转移到肺门和纵隔淋巴结，并由于易侵犯血管，在诊断时大多已有肺外转移。

（五）其他

有人认为，如果对肿瘤的各部分进行充分的组织学检查，很多肺癌可有 2～4 种细胞类型，其中以鳞腺癌比较常见。将肿瘤分为不同的细胞类型并不意味着它只由一种类型的细胞组成，只说明该细胞类型占优势。还可将鳞癌和腺癌进一步分为分化好、中度分化和分化差 3 种。分化好者可能生长慢、转移晚，预后较好。小细胞肺癌和大细胞肺癌基本都是未分化癌，不适合这种区分。

三、临床表现

近 5% 的肺癌患者无症状，仅在胸部影像学检查时发现。绝大多数患者可表现或多或少与肺癌有关的症状与体征，可按部位分为支气管-肺局部表现、肺外胸内扩展表现、胸外转移表现和非转移性胸外表现 4 类。

1. 支气管-肺局部表现

常有刺激性干咳，或被患者描述为“吸烟性咳嗽”。少数表现为高调金属音性咳嗽或刺激性呛咳。肿瘤向管腔内生长时可有间歇性或持续性痰血，表面糜烂严重侵蚀大血管者时可出现痰血或少量咯血。肿瘤向支气管内生长并引起部分阻塞时，可有呼吸困难、喘息，偶尔表现为哮鸣伴局限或单侧哮鸣音。气道阻塞还可引起阻塞性肺炎和肺不张。阻塞性肺炎可出现在近 1/3 的患者中，表现为肺炎或肺脓肿，伴发热、咳嗽等呼吸道症状。因其经抗生素治疗即可改善，易误诊为炎症。近半数患者可有模糊或难以描述的胸痛或钝痛，可为炎症波及部分胸膜或胸壁引起，也可为肿瘤侵犯所致。

2. 肺外胸内扩展表现

有近 15% 的患者肿瘤向肺外生长进入胸腔、胸壁、纵隔或侵犯附近结构和神经而引起相应症状。约 5% 的患者表现为声音嘶哑和上腔静脉阻塞综合征。声音嘶哑是由于肿瘤或转移性癌性淋巴结肿大压迫喉返神经引起，多见于左侧。上腔静脉阻塞综合征是由于上腔静脉被附近肿大的转移性淋巴结压迫或右上肺的原发性肺癌侵犯，或者腔静脉内癌栓阻塞静脉回流引起。表现为头面部和上半身瘀血水肿，颈部肿胀，颈静脉怒张，患者常主诉进行性领口变紧，前胸壁可见到扩张的静脉侧支循环。肺尖部肺癌又称肺上沟瘤（Pancoast 瘤），易压迫颈部交感神经引起同侧瞳孔缩小、上眼睑下垂、额部少汗等体征，称霍纳综合征。

约 10% 的患者有不同程度的胸腔积液，通常提示肺淋巴回流受阻或肿瘤转移累及胸膜。1% 的患者表现为吞咽困难，是由于肿瘤转移至食管旁的淋巴结造成食管部分阻塞引起。

3. 胸外转移表现

3%~10% 的患者可见到胸腔外转移症状、体征。以小细胞肺癌居多，其次为未分化大细胞肺癌、腺癌、鳞癌。可表现为颅内转移的神经症状，包括颅内压增高，如头痛、恶心、呕吐、精神状态异常。少见的症状为癫痫发作、偏瘫、小脑功能障碍、定向力和语言障碍。此外还可有脑病，小脑皮质变性，外周神经病变，肌无力及精神症状。

1%~2% 的患者由于肿瘤转移到骨骼，引起骨痛和病理性骨折，常见于小细胞肺癌。大多为溶骨性病变，少数为成骨性病变。肿瘤转移至脊柱后可压迫椎管引起局部压迫和受阻症状。此外，也常见股骨、肱骨和关节转移，甚至引起关节腔积液。

肿瘤也可转移到腹部，但是很少见到以腹部肿块为主诉的就诊者。部分小细胞肺癌可转移到胰腺，表现为胰腺炎或阻塞性黄疸症状。其他细胞类型的肺癌也可转移到胃肠道、肾上腺和腹膜后淋巴结，多无临床症状，需要依靠 CT、MRI 或 PET 作出诊断。

4. 胸外表现

非转移性胸外表现称为副癌综合征。近 2% 的肺癌患者初诊是因为全身症状或这些与肿瘤远处转移无关的症状和体征，缺乏特异性，主要表现为以下几个方面。

（1）库欣综合征：最常见的为小细胞肺癌或支气管类癌。2%~5% 的小细胞肺癌患者会有这一表现，在瘤组织中甚至循环血中可测到促肾上腺皮质激素（ACTH）增高。这种激素虽然有自主的生理性作用，但不同于正常的激素，因为地塞米松不能抑制 ACTH 在尿中的终末代谢物 17-OHCS。

（2）抗利尿激素分泌：可引起厌食、恶心、呕吐等水中毒症状，还可伴有逐渐加重的神经并发症。其特征是低钠（血清钠 <135 mmol/L），低渗（血浆渗透压 <280mOsm/kg）。

（3）类癌综合征：典型特征是皮肤、心血管、胃肠道和呼吸功能异常。主要表现为面部、上肢躯干的潮红或水肿，胃肠蠕动增强，腹泻，心动过速，喘息，瘙痒和感觉异常。这些阵发性症状和体征与肿瘤释放不同的血管活性物质有关，除了 5-羟色胺外，还包括缓激肽、血管舒缓素和儿茶酚胺。

（4）异位促性腺激素：合并异位促性腺激素的肺癌不多，大部分是大细胞肺癌，主要为男性轻度乳房发育和增生性骨关节病。

（5）低血糖：这是胰岛素分泌增加或胰岛素样活动的结果，见于鳞癌，切除肿瘤后可减轻。

（6）高钙血症：可由骨转移或肿瘤分泌过多甲状旁腺素相关蛋白引起，常见于鳞癌。患者表现为嗜睡、厌食、恶心、呕吐和体重减轻及精神变化。切除肿瘤后血钙水平可恢复正常。

（7）神经肌肉表现：癌性神经肌肉病变是肺癌最常见的非转移性胸外表现，发病率近 15%。一组病例研究发现，其中 56% 为小细胞肺癌，22% 为鳞癌，16% 为大细胞肺癌，5% 为腺癌。半数患者没有其他的肺癌症状，而且 1/3 的神经肌肉病变发生在其他症状出现前或肺癌明确诊断前 1 年，因此推论这些症状与转移无关。主要异常如下。①小脑退行性变：如共济失调，眩晕，构音障碍。②运动神经病变：表现为进行性消耗，虚弱和肌纤维自发性收缩。③多神经炎合并混合的运动和感觉障碍。④感觉性神经病变：常开始于麻木，有时面部肢体疼痛，逐渐丢失全身的各种感觉，反射减弱，偶尔出现耳聋。⑤精神异常：进行性痴呆，时有抑制性精神错乱，木僵或精神不稳定。⑥肌病：表现为萎缩性轻瘫，特别是肢体肌肉和近端肢体。⑦多发性肌炎：特别是肌肉和近端肢体肌肉疲劳，如盆部和大腿肌肉，消耗明显而且有原发肌纤维变性。⑧自主神经系统异常：如体位低血压。⑨骨骼表现：支气管肺癌最常见的末梢体征是杵状指，有时合并肥大性骨关节病。

四、诊断

只有具备充分警惕性，特别是筛查，才能提高早期诊断率，明显改善预后。

（一）提高早期诊断意识

对于40岁以上的吸烟者，具有以下特点者应立即采取相应的检查以便早期诊断：①持续2周以上的刺激性咳嗽，治疗无效。②原有慢性呼吸道疾病，近期出现咳嗽性质改变。③单侧局限性哮鸣音，不因咳嗽改变。④反复同一部位肺炎，特别是肺段肺炎。⑤原因不明的肺脓肿，无异物吸入史和中毒症状，抗生素治疗效果差。⑥原因不明的关节疼痛及杵状指（趾）。⑦影像学检查发现局限性肺气肿，肺段或肺叶不张，相通支气管可疑狭窄。⑧孤立性圆形、类圆形病灶和单侧肺门阴影增浓、增大。⑨原有稳定性肺结核病灶，其他部位出现新病灶，抗结核治疗后病灶反而增大或形成空洞，痰结核菌阴性。⑩不明原因的迁移性、栓塞性下肢静脉炎。

（二）影像学检查

1. 中央型肺癌

肿瘤向管腔内生长可引起支气管阻塞征象。阻塞不完全时呈现段、叶局限性气肿。阻塞完全时，则表现为段、叶不张。肺不张伴有肺门淋巴结肿大时，下缘可表现为倒S状影像，是中央型肺癌特别是右上叶中央型肺癌的典型征象。引流支气管被阻塞后，易导致远端肺组织继发性肺炎或肺脓肿。抗生素治疗后吸收多不完全，易复发。若肿瘤向管腔外生长，可产生单侧性、不规则的肺门肿块。肿块也可能由支气管肺癌与转移性肺门或纵隔淋巴结融合而成。CT支气管三维重建技术（仿真内镜）可发现段支气管以上管腔内的肿瘤或狭窄。

2. 周围型肺癌

早期多呈局限性小斑片状阴影，边缘不清，密度较淡，易误诊为炎症或结核。随着肿瘤增大，可形成直径0.5～1 cm，密度较高，边缘毛糙的小结节状阴影。肿瘤增大至直径2～3 cm后，则呈圆形或类圆形结节，密度增高，边界清楚。可表现为分叶状、有脐凹或细毛刺状阴影。高分辨率CT可清晰地显示肿瘤分叶、边缘毛刺、胸膜凹陷征，甚至钙质分布类型、支气管充气征和空泡征。

如肿瘤向肺门淋巴结蔓延，可见其间引流淋巴管增粗形成条索状阴影伴肺门淋巴结增大。癌组织坏死与支气管相通后，表现为厚壁、偏心、内缘凹凸不平的癌性空洞。继发感染时，洞内可出现液平。腺癌影像学表现多样，可表现为类似支气管肺炎的斑片状浸润阴影。

3. 细支气管肺泡癌

结节型的细支气管肺泡癌X线多表现为单个的圆形阴影。如为弥漫型，则为两肺大小不等的结节样阴影，边界清楚，密度较深。随病情发展逐渐增多、增大，甚至融合成肺炎样片状阴影。病灶间常有增深的网状阴影，有时可见支气管充气征。

常规胸片分辨率有限和存在死角，很难发现直径小于5 mm的病变，少数支气管内肿瘤和原位癌也可漏诊。因此，对于怀疑肺癌者需要CT检查。病灶边缘欠光滑、有毛刺常提示为恶性病变。然而，病灶边缘光滑也不能除外恶性病变。病灶内存在钙化，尤其是位于中央，均匀环状或爆米花样分布常提示为良性病变，但原发性支气管肺癌偶可出现偏心钙化。

（三）细胞学检查

如果收集痰标本方法得当，3次以上痰标本可使中央型肺癌诊断率提高到80%，周围型肺癌诊断率提高到50%。如果患者的痰量不多，可通过吸入加温的10%～15%生理盐水或20%丙二醇（丙烯乙二醇）导痰。影响痰细胞学诊断正确性的因素如下。

（1）痰标本不适当，无肺泡巨噬细胞时常提示痰标本可能不是来自下呼吸道，痰中混有脓性分泌物可引起恶性细胞液化。

（2）送检标本次数少，少于3次的系列痰标本可明显减少阳性检出率。

（3）细胞病理学家经验，不但需要尽可能仔细地检查痰涂片的全部视野，还需要丰富的识别恶性细胞的能力。

支气管镜检查时灌洗物、刷检物，浅表淋巴结穿刺，经皮或经支气管镜穿刺标本的细胞学检查也可对诊断提供重要帮助。

（四）支气管镜

已被广泛地应用于中央型和周围型肺癌病变诊断。对于支气管镜可见的支气管内病变，刷检诊断率可达92%，活检诊断率可达93%。支气管镜检查缺点是活检得到的标本量较少，偶尔在处理黏膜下深部病变时，活检钳不能夹到恶性细胞，可出现假阴性结果，此时增加支气管镜针吸检查可提高诊断率。经支气管镜肺活检（TBLB）可显著提高周围型肺癌诊断率。对于直径>4 cm的病变，诊断率可达50%~80%。但对于直径<2 cm的病变，诊断率仅20%左右。

近年自荧光支气管镜（AFB）和支气管内超声（EBUS）对肺癌早期诊断发挥越来越重要的作用。AFB可实时采集图像，检测出气管支气管黏膜中很小区域的荧光变化。对气管支气管树上异常荧光区域黏膜的活检可增加小的恶变前病灶（发育异常）或早期恶变（原位癌）的检出率。EBUS可将支气管镜和超声系统联合起来，弥补肉眼不足，提高外周孤立肺结节活检阳性率，提高对纵隔淋巴结分期准确度，提高早期支气管内肿瘤（原位癌）检出率，并可指导局部治疗。

（五）针吸细胞学检查

可经皮或经支气管镜进行针吸细胞学检查。还可在超声、X线或CT引导下进行，目前常用的主要为浅表淋巴结和经超声引导针吸细胞学检查。

1. 浅表淋巴结针吸细胞学检查

可在局部麻醉或不麻醉时对锁骨上或腋下肿大浅表淋巴结做针吸细胞学检查。对于质地硬、活动差的淋巴结可得到很高的诊断率。

2. 经皮针吸细胞学检查

对周围型肺癌诊断率可达到95%。病变靠近胸壁者可在超声引导下针吸活检，病变不靠近胸壁时，可在透视或CT引导下穿刺针吸或活检。由于针刺吸取的细胞数量有限，可出现假阴性结果。为提高诊断率，可重复检查。约29%的病变最初细胞学检查为阴性，重复检查几次才发现恶性细胞。因此，高危人群的最初针吸细胞学诊断阴性时，不应放松警惕，还需进一步做针刺细胞学随访或肺活检等诊断性检查，直到病理证明为恶性或特异性的良性病变为止。经皮针吸细胞学检查常见并发症是气胸，发生率25%~30%。肺压缩少于25%者通常可自行吸收，气胸量较多者需胸穿抽气或插管闭式引流。发生气胸的主要诱发因素是原有慢性阻塞性肺疾病。有研究表明给患者做经皮针吸细胞学检查后，气胸发生率可达46%，而无慢性阻塞性肺疾病者仅有7%。

3. 经支气管镜针吸细胞学检查

对于周围型病变和气管、支气管旁淋巴结或肿块，可经支气管镜针吸细胞学检查。与TBLB合用时，可将中央型肺癌的诊断率提高到95%，弥补活检钳夹不到黏膜下病变时所造成的漏诊。

（六）其他活组织检查

手术摘除浅表淋巴结，如锁骨上、前斜角肌或腋下淋巴结做病理检查，可判断有无肿瘤转移及其细胞类型。纵隔镜检查可明确有无纵隔淋巴结转移，对判断手术切除肿瘤可能性颇有帮助。胸腔积液性质不明，疑有胸膜肿瘤或肺癌转移时，可采用胸膜活检或在胸腔镜直视下活检。

（七）剖胸探查

对高度怀疑肺癌的病例，经上述各种方法检查都未能确诊且可耐受手术者，应及时剖胸探查，以免失去手术切除机会。

（八）核医学检查

某些核素，如^{67}镓（^{67}Ga）-枸橼酸、^{169}镱（^{169}Yb）-枸橼酸、^{57}钴（^{57}Co）-博来霉素、^{113}铟(^{113}In)-博来霉素或^{99m}锝（^{99m}Tc）-博来霉素等有亲肿瘤特性，在正常和非肿瘤部位浓聚较少，有助于鉴别结节的良、恶性，但特异性差，假阳性可高达35%左右。正电子发射计算机体层扫描（PET）对肺癌的敏感性可达95%，对发现转移病灶也很敏感，特异性最高达90%，可作为临床上肺癌分期、评价疗效以及复发和转移的参考依据。

（九）肿瘤标志物检查

部分肺癌患者的血清和切除的肿瘤组织中，含有一种或多种生物活性物质，如激素、酶、抗原和癌胚蛋白等。其中神经元特异性烯醇化酶（NSE）、胃泌素释放肽前体（ProGRP）对小细胞癌较敏感。癌胚抗原（CEA）在肺腺癌中阳性率达60%～80%，鳞癌相关抗原（SCC-Ag）和细胞角蛋白19片段（CYFRA21-1）等对诊断及鉴别诊断、观察病情变化也有帮助。但是这些癌标志物往往敏感性不够高，在肿瘤负荷较重时才显著升高，限制了其早期诊断的临床价值。但是研究表明，多个肿瘤标志物的联合检测可以部分弥补其不足。胸液肺癌标志物的诊断价值有时高于血清检查，但是已为晚期。

（十）早期筛查

以往常规筛查方法为胸片，但是2011年8月新英格兰医学杂志发表的大规模低剂量CT（LDCT）对比胸片筛查肺癌的随机对照研究结果表明，对高危人群用LDCT筛查肺癌可较胸片降低20%的肺癌死亡率（$P=0.004$）。基于这一里程碑式研究，美国国家癌症协作网推荐对所有年龄55～74岁，吸烟≥30年×10支，或者年龄≥50岁，吸烟≥20年×10支并有额外的肺癌危险因素人群进行年度LDCT筛查，并制订了详细随访方案。对于如何判断结节良恶性，如何在避免漏诊的同时减少不必要的有创检查，则需要临床医师的经验和进一步科学化随访流程，使用得当即会对肺癌防治发挥重要作用。图7-1为肺部结节诊疗流程图。

虽然也有研究提出LDCT筛查的危害，包括潜在的辐射诱发癌变、假阳性率高、过度诊断和增加医疗费用，但是该研究表明LDCT组相比胸片组总死亡率同样下降，提示一年一度LDCT放射性并未对人体产生不利影响，跟踪报道肺癌发生率仅为1%，且无法证明是放射线造成的。目前尚无统一的肺癌筛查方法，但是有一定规律可循。美国国家癌症网络发布的2012年LDCT筛查肺癌指南值得参考，对年龄55～74岁，吸烟≥30年×10支，或者年龄≥50岁，吸烟≥20年×10支并有额外肺癌危险因素人群推荐年度筛查。

我国应该建立自己的肺癌筛查标准。原因是我国除了吸烟外，还存在PM2.5空气污染问题。应该将吸烟者和严重污染环境接触者均列为高危人群，及时接受肺癌筛查。至于医疗费用，中国LDCT价格便宜，仅为美欧的几十分之一，或者仅为X线检查的2倍。此外，早期诊断不但可提高生存率，而且还可较其他晚期治疗节省大量医疗费用。所以更应该提倡早期筛查，而且可通过其他检查方法进行鉴别，避免过度诊断，如定期随访LDCT和肿瘤标志物有助于综合鉴别判断和早期诊断。

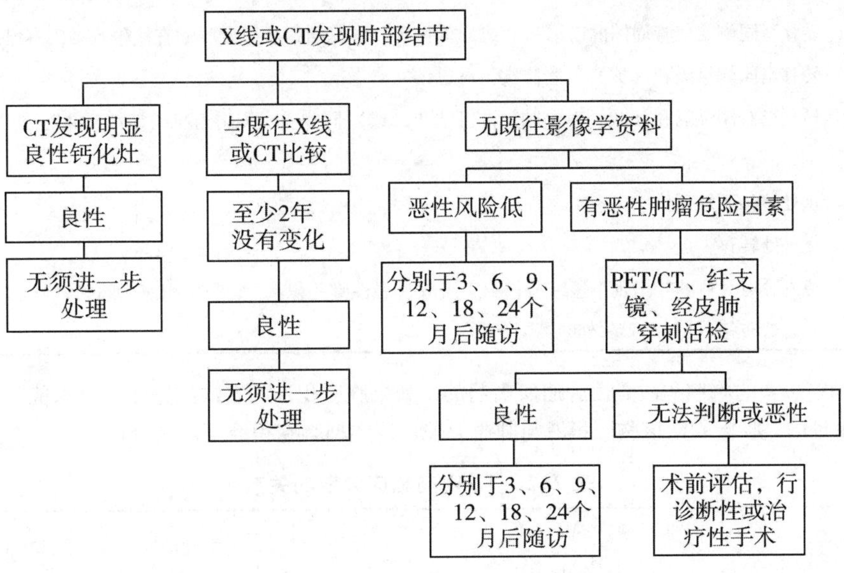

图7-1 肺部结节诊疗流程图

五、分期

肺癌分期对选择恰当的治疗方法和判断预后具有重要意义。分期是用简洁的语言来描述原发瘤的位置和大小，向肺外生长的情况，有无局部、肺门和纵隔淋巴结转移及远处脏器的转移。

（一）TNM 分期

2009 年 7 月国际肺癌研究学会（IASLC）公布了第 7 版肺癌 TNM 分期系统，见表 7-1、表 7-2。

表 7-1　肺癌的 TNM 分期

原发肿瘤（T）	
T_x	原发肿瘤大小无法测量；或痰脱落细胞，或支气管冲洗液找到癌细胞，但影像学或支气管镜没有可视肿瘤
T_0：	没有原发肿瘤的证据
Tis：	原位癌
T_{1a}：	原发肿瘤最大径≤2 cm，局限于肺和脏层胸膜内，镜下肿瘤没有累及叶支气管以上（即没有累及主支气管）；或局限于气管壁的肿瘤，无论大小，无论是否累及主支气管
T_{1b}	2 cm＜肿瘤最大径≤3 cm
T_{2a}：	肿瘤大小或范围符合以下任何一点
	3 cm＜肿瘤最大径≤5 cm
	累及主支气管，但距气管隆突≥2 cm
	累及脏层胸膜
	扩展到肺门的肺不张或阻塞性肺炎，但不累及全肺
T_{2b}：	5 cm＜肿瘤最大径≤7 cm
T_3：	任何大小的肿瘤已直接侵犯下述结构之一者：累及胸壁（上沟癌）、膈肌、纵隔胸膜或心包，肿瘤位于距气管隆突 2 cm 以内的主支气管但未累及气管隆突；全肺不张或阻塞性炎症；原发肿瘤同一肺叶出现卫星结节；原发肿瘤最大径＞7 cm
T_4：	任何大小的肿瘤已直接侵犯下述结构之一者：纵隔、心脏、大血管、气管、食管、椎体、气管隆突；原发肿瘤同侧不同肺叶出现卫星结节
区域淋巴结（N）	
N_x：	区域淋巴结转移不能评价
N_0：	没有区域淋巴结转移
N_1：	转移至同侧支气管周围淋巴结和（或）同侧肺门淋巴结，和原发肿瘤直接侵及肺内淋巴结
N_2：	转移至同侧纵隔和（或）气管隆突下淋巴结
N_3：	转移至对侧纵隔和（或）对侧肺门淋巴结和（或）同侧或对侧斜角肌或锁骨上淋巴结
远处转移（M）	
M_x：	远处转移不能评价
M_0：	无远处转移
M_{1a}：	原发肿瘤对侧肺叶出现卫星结节；胸膜播散（恶性胸腔积液*、心包积液或胸膜结节）
M_{1b}：	有远处转移（肺/胸膜除外）

注：* 大部分肺癌患者的胸腔积液是由肿瘤所引起的，如果胸腔积液的多次细胞学检查未能找到癌细胞，胸腔积液又是非血性和非渗出性的，临床判断该胸腔积液与肿瘤无关，该类型胸腔积液不影响分期。

表 7-2　TNM 与临床分期的关系

隐性癌	$T_xN_0M_0$
0 期	$TisN_0M_0$
Ⅰa 期	$T_1N_0M_0$
Ⅰb 期	$T_{2a}N_0M_0$

续表

Ⅱa 期	$T_1N_1M_0$；$T_{2b}N_0M_0$；$T_{2a}N_1M_0$
Ⅱb 期	$T_{2b}N_1M_0$；$T_3N_0M_0$
Ⅲa 期	$T_{1\sim3}N_2M_0$；$T_3N_{1\sim2}M_0$；$T_4N_{0\sim1}M_0$
Ⅲb 期	$T_{1\sim4}N_3M_0$；$T_4N_{2\sim3}M_0$
Ⅳ期	$T_{1\sim4}N_{0\sim3}M_1$

（二）小细胞肺癌（SCLC）分期

至于 SCLC 分期，采用的是局限期和广泛期两期分类法。人们最早使用的 SCLC 分期是美国退伍军人管理局肺癌研究组（VALG）制定的分期，分期的依据是病变是否能被照射野包括。该分期认为局限期 SCLC 的特征是：肿瘤局限于一侧胸腔、纵隔、前斜角肌及锁骨上淋巴结；不能有明确的上腔静脉阻塞、喉返神经受侵及胸腔积液。由于该分期简便易行，在临床上广泛应用。随着放疗技术的不断提高，放疗的照射范围有所增大，可包括对侧纵隔、锁骨上淋巴结；且回顾性分析发现，对侧纵隔、锁骨上淋巴结累及和同侧胸腔积液患者的生存率与局限期相近，与远处转移患者明显不同。因此，国际肺癌研究协会（IASLC）经讨论达成共识：局限期指肿瘤局限于单侧胸腔内及其所引流的区域淋巴结、双侧的纵隔淋巴结和锁骨上淋巴结，且无该肺的广泛转移；同侧的胸腔积液、喉返神经受侵及上腔静脉阻塞也列为局限期。

根据两种分期的定义，一般认为，TNM 分期中的Ⅰ~Ⅲ期相当于 SCLC 的局限期。

（三）分期方法

为使肺癌分期准确，需要完善的分期信息，包括病史、体检和实验室检查（如血钙、血常规和肝功能。贫血、血小板减少，可由于肿瘤直接侵犯到骨髓所致。高钙血症可由于肿瘤转移到骨或肿瘤分泌甲状旁腺样激素，肝功能异常可提示肝内转移或肝外阻塞），胸部、肝脏和肾上腺 CT 扫描，头部磁共振成像（MRI，首选）或 CT 扫描，骨扫描（如果已接受 PET 检查可不做），胸片（可不做）。头部 MRI 较 CT 在确定脑转移方面更为敏感，PET/CT 可用于评价肿瘤局部情况及转移。外周血涂片异常者可接受单（双）侧骨髓穿刺检查或活检。

常规胸片对发现纵隔淋巴结受累的敏感性仅 40% 左右。断层可增加阳性发现率，但仍无法与 CT 比较。CT 和 PET 检查是发现纵隔病变较敏感的技术，可将阳性率提高到 95%。由于 PET 的高敏感性，一些胸外科医师在 PET 证明纵隔无转移后即可做开胸手术。MRI 也可用于纵隔有无转移的评价，但它只在评价肺上沟瘤和判定肺癌有无侵犯胸壁和心包时具有优越性。由于纵隔内肿大淋巴结也可能是炎症或其他非肿瘤新生物，所以 PET 发现的纵隔淋巴结肿大仍需组织学确认。最好在开胸术前，接受创伤性分期手术检查，如经皮、胸，经支气管镜针吸细胞学检查或活检，甚至纵隔镜检查。

支气管镜检查可用于疾病的分期，判定肿瘤是否接近或累及气管隆突。肿瘤侵犯气管隆突或与其距离小于 2 cm 时常很难进行切除，预后差。经支气管镜针吸细胞学检查可评估肿瘤对支气管周围侵犯，有无局部或气管、支气管旁和纵隔淋巴结转移，帮助分期，但其敏感性受操作者经验的影响较大。经皮针吸细胞学检查也可用于判断肿大的纵隔和肺门病变，也受检查者经验的影响。

对位于锁骨上窝或纵隔的淋巴结活检，可帮助某些病例得到明确组织学诊断和判断肿瘤的可切除性。仅仅在确实触及斜角肌三角的淋巴结后，才去做淋巴结活检。不提倡活检体表触不到的淋巴结，因其阳性率低于 10%。

纵隔镜和纵隔切开术可用于直接探查或从纵隔摘取活组织标本。可通过纵隔镜完全评价上纵隔，也可通过纵隔切开术探查气管隆突下和左前主动脉周围区域病变，但较难得到活检标本。纵隔镜对判定有无纵隔淋巴结转移，选择恰当的治疗方法和判定预后均有重要意义。病变对侧纵隔淋巴结转移（Ⅲb）常被认为是开胸手术的绝对禁忌证。同侧纵隔淋巴结受累（Ⅲa）可考虑肺切除加根治性淋巴结扫荡。很多医师认为仅仅当胸部 CT 提示肺门和纵隔淋巴结明显肿大时，或不适合剖胸检查时才做纵隔镜。患者已接受纵隔放疗或气管切开术后禁忌纵隔镜检查。有上腔静脉阻塞者由于大静脉压力较高，纵隔镜也有危险。

对于年老患者和肺功能储备受限者没有必要为诊断而做开胸手术，可通过支气管镜或经皮针刺活检等来确诊。对于肺上沟瘤有上腔静脉综合征的患者没有必要为诊断而开胸。

核素扫描是骨、肝、脾转移的敏感指示剂。然而对于无症状的 NSCLC 患者和实验室结果无异常发现时，没有必要常规进行这些检查。因其可导致误解，如陈旧性骨折、炎症等非恶性病变也可表现出阳性的骨和肝扫描结果。如果误解为转移，会造成进一步创伤性检查的浪费和延误外科手术时间。

虽然评价 SCLC 患者有无肺外转移的技术与评价 NSCLC 患者一样，但因其胸外转移率高，一些临床医生推荐常规的头颅、骨、肝、肾上腺等多器官 CT 扫描或 PET/CT。也有人推荐常规的骨髓检查（骨穿或活检），因为骨髓累及率近 50%，即使无末梢血异常或无骨扫描阳性发现时。因此，对于局部治疗［胸部放疗和（或）手术切除者］或参加临床试验的患者应鼓励进一步分期来全面发现无症状的转移灶。

六、鉴别诊断

（一）肺结核

1. 肺结核球

应与周围型肺癌相鉴别。结核球多见于年轻患者，病灶多见于肺上叶尖后段和下叶背段的结核好发部位。一般无症状，病灶边界清楚，密度高，可有包膜，时含钙化点，周围伴纤维结节状病灶，多年不变。

2. 肺门淋巴结结核

易与中央型肺癌相混淆，多见于儿童、青年。多有发热、盗汗等结核中毒症状。结核菌素试验常阳性，抗结核治疗有效。肺癌多见于中年以上成人，病灶发展快，呼吸道症状比较明显。痰脱落细胞检查和纤支镜检查有助于鉴别诊断。

3. 粟粒性肺结核

应与弥漫型细支气管肺泡癌相鉴别。通常粟粒性肺结核患者年龄较轻，有发热、盗汗等全身中毒症状，呼吸道症状不明显。X 线表现为细小、分布均匀、密度较淡的粟粒样结节。经支气管镜肺活检，有助于明确诊断。

（二）肺炎

约 1/4 的早期肺癌以肺炎形式表现，需与肺炎鉴别。若起病缓慢，无毒性症状，抗生素治疗后炎症吸收缓慢，或同一部位反复发生肺炎时，应考虑到肺癌可能，尤其是段、叶性病灶，伴有体积缩小者。

肺部慢性炎症机化后形成团块状炎性假瘤，也易与肺癌相混淆。但炎性假瘤往往形态不整，边缘不光滑，有密度较高核心，易伴有胸膜增厚，病灶长期无明显变化。

（三）肺脓肿

癌性空洞继发感染，应与原发性肺脓肿鉴别。前者先有肺癌症状，如刺激性咳嗽、反复痰血，随后出现感染、咳嗽加剧。原发性肺脓肿起病急，中毒症状严重，多有寒战、高热、咳嗽、咳大量脓臭痰等症状。肺部影像学检查可见均匀的大片状炎性阴影，空洞内常见较深液平。血常规检查可发现白细胞和中性粒细胞增多。

（四）结核性胸膜炎

结核性胸膜炎的胸液多为透明，草黄色，有时为血性。癌性胸液则多为血性，但肿瘤阻塞淋巴管时，可有漏出性胸液。胸腔积液常规、结核菌和病理检查，有助于诊断。

（五）结节病

典型的结节病为双侧肺门及纵隔对称性淋巴结肿大，可伴有肺内网状、结节状或片状阴影。组织活检病理证实为结节病。

（六）纵隔淋巴瘤

颇似中央型肺癌，常为双侧性，可有发热等全身症状，但支气管刺激症状不明显，痰脱落细胞检查阴性。

（七）肺部良性肿瘤

许多良性肿瘤在影像学上与恶性肿瘤相似。其中尤以支气管腺瘤、错构瘤等更难鉴别，可参阅有关章节。

七、治疗

肺癌治疗应当采取综合治疗的原则，即根据患者机体状况，肿瘤病理学类型，侵犯范围（临床分期）和发展趋向，采取多学科综合治疗模式。通常 SCLC 发现时已转移，外科手术很难根治，主要依赖化疗或放化疗综合治疗。相反，NSCLC 可为局性限，部分外科手术或放疗可根治，但对化疗反应较 SCLC 差，少数化疗失败后还可从靶向治疗获益。因此，应有计划、合理地应用手术、化疗、放疗和靶向治疗，甚至辅以免疫和中药的多学科综合治疗，以期达到根治或最大限度地控制肿瘤，改善患者生活质量和延长生存期的目的。

（一）SCLC

1. 局限期

（1）手术切除：SCLC 主要采用放化疗联合治疗。虽然 30%～40% 的患者处于局限期，但仅有近 5% 的患者在临床分期时表现为周围性肺结节且无纵隔淋巴结转移，可经手术治疗。术后，对于纵隔淋巴结阴性的患者，仅仅需要化疗（EP 方案：依托泊苷 + 顺铂），5 年生存率为 30%～60%；对于纵隔淋巴结阳性的患者，除化疗外还需放疗。

（2）放疗联合化疗：对于大多数局限期 SCLC 患者，同步放化疗优于序贯放化疗。荟萃分析结果显示，以铂类为基础的化疗开始 30 天内进行胸部放疗，其 5 年生存率明显高于 30 天后开始放疗的患者（20% *vs* 14%）。同步放化疗可缩短总治疗时间，增加治疗强度和抗肿瘤协同作用。目前对于 SCLC 放化疗顺序达成的共识为：支持早期同步放化疗方案，即首次化疗起始后的 3 周内开始放疗。根据 2009 年美国 NCCN 关于 SCLC 临床实践指南建议，胸部照射剂量为 45 Gy，每次 1.5 Gy，每天 2 次或 60～70 Gy，每次 1.8～2.0 Gy，每天 1 次。由于 SCLC 细胞增殖快，理论上认为超分割方案（放疗总剂量不变的情况下，减少每次放疗的剂量，增加放疗次数）应优于常规方案，但超分割治疗的患者 3 级放射性食管炎的发生率较高。目前尚不清楚若在生物剂量等效的情况下，较大剂量的常规放疗与超分割放疗的疗效是否有差异。超分割方案是否真正优于常规方案仍有待进一步临床试验的数据证实。

（3）预防性脑照射（PCI）：对于治疗后完全或部分缓解的局限期患者，PCI（25 Gy、10 次分割或 30 Gy、10～15 次分割）能够降低脑转移风险，并降低死亡率。然而 PCI 可导致大脑认知功能异常，在老年患者中尤须注意。

2. 广泛期

化疗是广泛期 SCLC 的主要治疗方法。常用方案为依托泊苷 + 顺铂或卡铂。卡铂较顺铂发生恶心、呕吐和神经毒性的概率较低。化疗为每 3 周为 1 个周期，共 4～6 个周期。

对化疗达到完全缓解或部分缓解的广泛期患者可行 PCI，具体剂量同局限期 SCLC，此外还可考虑 20 Gy 的 5 次分割放疗。但对 PS 评分差（3～4 分）或精神心理功能障碍的患者不推荐 PCI。

目前为止，没有证据表明化疗或靶向药物作为维持治疗能够降低死亡率。

3. 支持治疗

SCLC 伴发的肿瘤急症，如上腔静脉阻塞综合征、脊髓压迫症、脑转移所致颅内高压等，常危及生命，应强调及早局部放疗。推荐应在化疗前对有症状的部位进行放疗，除非须立即行全身化疗。

此外，SCLC 易伴发副癌综合征，如抗利尿激素分泌过多综合征、异位库欣综合征、类癌综合征和皮肤副癌综合征等。副癌综合征的治疗和预后不同，通常伴发的内分泌和皮肤副癌综合征容易治疗，但对并发神经系统异常者疗效往往不佳。大约25%的SCLC患者伴发抗利尿激素分泌过多综合征，可通过限制液体、对有症状者行补钠治疗及积极有效的抗肿瘤治疗得到缓解。在治疗过程中也应重视对患者伴发的疼痛、感染、乏力的姑息对症治疗。

因为吸烟与SCLC的发生密切相关，应该积极劝告吸烟者戒烟。近年来，西方国家SCLC发病率下降，主要源于大力开展控烟运动。我国吸烟人数没有明显下降，故SCLC发病没有得到控制。此外，吸烟患者治疗耐受性下降，吸烟还可加重口腔溃疡导致味觉丧失、口干、疲乏和体重下降。戒烟后可减少患者疲劳和呼吸困难，并改善活动体力、睡眠和情绪。另有研究发现，放疗期间吸烟与放射性肺炎发生率增加有关。持续吸烟和复吸患者的第二肿瘤风险明显增加，且较戒烟患者预后差。

目前，SCLC的药物治疗，尤其是靶向治疗还没有明显突破，主要是化疗。

（二）NSCLC

1. Ⅰ、Ⅱ期

对于Ⅰ、Ⅱ期NSCLC患者，首选手术治疗。术前需进行全身综合评估，如肺功能（FEV_1和DLco）和动脉血气等。在心肺功能允许的情况下，根据FEV_1和DLco选择安全的肺切除、肺叶切除、楔形切除或肺段切除等术式。如术前FEV_1和DLco均<40%预计值，手术后死亡率增加。通常单肺切除需FEV_1>2 L，DLco>60%；肺叶切除需FEV_1>1.5 L，DLco>50%。有研究表明，楔形切除和肺段切除局部复发率较肺叶和肺切除明显升高。肺叶和肺切除的死亡率分别为3%和9%。对于大于70岁的患者，单肺切除死亡率可达16%~25%。此外在术中应注意周围淋巴结清扫。

就辅助治疗而言，对于ⅠA期（T_{1ab}，N_0）患者，若术中发现切缘阴性需继续观察，若切缘阳性则首选再次切除或放疗。对于ⅠB期（T_{2a}，N_0）、ⅡA期（T_{2b}，N_0）患者，若术中发现切缘阴性需继续观察或给予高危者化疗，若切缘阳性则首选再次切除±化疗或放疗±化疗。此外，对于ⅡA期（$T_{1ab\sim2a}$；N_1）、ⅡB期（T_3，N_0；T_{2b}，N_1）患者，若术中发现切缘阴性，推荐辅助化疗±放疗，若切缘阳性则应再次切除联合化疗或放化疗联合治疗。

对于拒绝手术或无法手术的患者，可选择立体定向放射治疗（SBRT）。

2. 手术可切除的Ⅲ期

对于ⅢA期手术可切除的患者［单侧纵隔累及（N_2），肿瘤（T_3）累及胸壁、膈肌或胸膜，肺上沟瘤］，单纯手术往往不够。与单纯手术或术后放疗相比，新辅助化疗序贯放疗或同步放化疗能够明显改善生存率，但是后者明显增加放射性食管炎发生率。此外，对于ⅢA期（$T_{1\sim3}$，N_2）患者，若术中切缘为阴性，则行辅助化疗联合放疗，若切缘阳性则行术后辅助放化疗。

3. 手术不可切除的Ⅲ期

对$T_{1\sim3}$，T_3（直径≥7 cm），纵隔活检为N_2者应行脑MRI，对以前未接受过检查者可行PET-CT扫描。若评估发现患者未发生全身转移，则行根治性同步放化疗或诱导化疗±放疗。若诱导化疗后疾病无进展，可考虑手术±放化疗（2B类）±放疗（若起始治疗未用）。若疾病进展则对局部病灶放疗（若起始治疗未用）±化疗，对全身病灶的治疗同M_1治疗。若评估结果为M_1，则起始治疗即用针对M_1的方案。化疗联合放疗可采取同步或序贯的策略。与序贯放化疗相比，同步放化疗的中位生存时间更长，但早期毒性反应多见。

4. Ⅳ期

该期患者中70%预后差。行为状态（PS）评分为0（无症状）、1（有症状，完全能走动）、2（<50%的时间卧床）、3（>50%时间卧床）和4（卧床不起）的相应中位生存期分别为34周、25周、17周、8周和4周。治疗核心为标准管理、正确使用止痛药物、适当应用放疗和化疗。

化疗+靶向治疗：对播散性NSCLC化疗应仔细权衡其益处和毒性。联合化疗可有限增加生存率、缓解症状和改善生命质量。标准一线化疗方案为顺铂或卡铂联合紫杉醇、多西他赛、吉西他滨或长春瑞滨之一。化疗有效率为20%~50%，中位生存期为8~10个月，1年生存率为30%~35%，2年生存率为10%~15%。两药联合优于单一药物，疗程为4~6周期。对NSCLC有活性的二线药物，包括多西他赛（多烯紫杉醇）和培美曲塞二钠均已应用到临床，也取得了较好效果。

现在随着对治疗前病理亚型（鳞癌 *vs* 非鳞癌）及 EGFR 基因检测的开展，“个体化治疗”也逐渐应用到临床。对于腺癌、大细胞癌和组织学类型不明确的 NSCLC，应检测其表皮生长因子受体（EGFR）突变状态。对于无突变或不明者，若其 PS 评分为 0～1 分，一线治疗可采用化疗；或贝伐珠单抗联合化疗（若符合标准）；或顺铂/培美曲塞；对 PS 2 分者采用西妥昔单抗/长春瑞滨/顺铂治疗或化疗；PS 为 3～4 分者只能接受支持治疗。

对于 EGFR 突变者，可选用靶向治疗。部分药物已经在晚期 NSCLC 治疗中显示出较好的临床疗效，其中包括表皮生长因子受体-酪氨酸激酶抑制剂（EGFR-TKI）和西妥昔单抗。EGFR-TKI，如吉非替尼、厄洛替尼和国产埃克替尼等可考虑用于化疗失败者或者无法接受化疗的患者。对于 EGFR 基因突变检测阳性的患者，一线治疗也可选择上述的 EGFR-TKI。针对存在 EML4-ALK 融合基因的患者，ALK 抑制剂克唑替尼被推荐用于该类患者的靶向治疗。

对鳞癌患者一般不推荐 EGFR 突变检测，直接参考一线化疗方案治疗。对 PS 0～2 分的鳞癌患者可采用化疗或西妥昔单抗/长春瑞滨/顺铂，之后评估疗效；对 PS 为 3～4 分者只采用支持治疗。当肿瘤进展时采用二线治疗，若有效或疾病稳定，则在完成 4～6 个周期治疗后行再次评估。有效或稳定者继续当前治疗至疾病进展，可继续西妥昔单抗维持治疗，或换药维持治疗（厄洛替尼或多西他赛），或观察。

支持治疗：适当的支持治疗，止吐药，用顺铂时补充体液和盐水，监测血细胞计数和血生化，监测出血或感染征象，以及在需要时给予促红细胞生成素和粒细胞集落刺激因子，并且根据粒细胞计数的最低点调整化疗剂量都是必要的。改良的止吐药可使患者耐受性提高。

放疗：如果患者原发瘤阻塞支气管引起阻塞性肺炎、咯血、上呼吸道或上腔静脉阻塞等症状，应考虑放疗，也可给予无症状患者预防性治疗。通常一个疗程为 2～4 周，给予 30～40 Gy 放疗，缓解症状概率为：咯血 84%，上腔静脉综合征 80%，呼吸困难 60%，咳嗽 60%，肺萎陷 23%，骨转移疼痛 66% 及声带麻痹 6%。心脏压塞可予心包穿刺术和放疗，颅脑和脊髓压迫或臂丛神经受累亦可通过放疗缓解。对于颅脑转移和脊髓压迫者，也可给予地塞米松（25～75 mg/d，分 4 次），并迅速减至缓解症状所需的最低剂量。

转移灶治疗：腺癌常见颅脑转移，然而尚未证明有必要行颅脑预防性放疗。胸腔转移很常见，可行胸穿抽液并注射化疗药物博来霉素，每次 45～60 mg 或丝裂霉素 C，每次 10～20 mg，同时给予地塞米松，每次 5～10 mg，常可取得明显疗效。如果积液反复出现且伴有症状，可置胸腔引流管注入滑石粉等封闭胸腔。通过引流管彻底引流胸腔液体后，注入 1% 利多卡因 15 mL 和 50 mL 生理盐水。然后，将 10 g 无菌滑石粉（溶于 100 mL 生理盐水）注入胸腔。若可耐受则夹管 4 小时，嘱患者转换不同体位以促进药物分布。在引流量 <100 mL/d 时，24～48 小时后拔除引流管。电视辅助胸腔镜手术（VATS）也可用于引流并治疗大量恶性胸腔积液。术后或放疗后出现气管内肿瘤复发，可经支气管镜给予 Nd-YAG（钕-钇-铝-石榴红）激光或其他微创治疗，可使 80%～90% 患者缓解。

（三）免疫治疗

随着肿瘤特异性移植抗原的发现，拓展了一系列特异和非特异性肿瘤免疫治疗研究。部分免疫调节剂，如卡介苗（BCG）、短小棒状杆菌、左旋咪唑、可溶性肿瘤抗原试用于临床后取得了有限疗效。胸腺素、TIL 细胞也可起到一定的辅助治疗作用。

（四）中药治疗

中药具有一定的免疫调节作用和抑瘤作用，不良反应不大，但尚缺乏反应率较高的能使肺癌达到部分或完全缓解的多中心临床验证药物。

八、预防与预后

避免接触与肺癌发病有关因素，如吸烟和大气污染，加强职业接触中的劳动保护，有助于减少肺癌发病。不吸烟和及早戒烟可能是预防肺癌最有效的措施，但仅有 5%～20% 的患者戒烟成功，其原因是尼古丁成瘾性所致，戒烟药物有助于协助成功戒烟。

由于早期诊断困难致使肺癌预后差，只有15%的患者在确诊时病变局限，5年生存率可达50%。因此，肺癌的预后取决于早发现、早诊断、早治疗。有研究表明肺癌的筛查可以发现I期肺癌，并可提高患者生存率。规范有序的诊断、分期，以及根据肺癌生物学行为制订多学科治疗方案可明显提高治疗效果。

第二节　肺部其他原发性恶性肿瘤

肺部原发性恶性肿瘤以支气管肺癌为主，其他仅占3%~5%。后者发病率虽低，但临床表现与支气管肺癌很相似，极易混淆，需依靠病理确诊。在肺部其他原发性肿瘤中，恶性淋巴瘤和肉瘤占大多数，其他有类癌、淋巴上皮性肿瘤、黏膜上皮性肿瘤，少见肿瘤还有恶性黑色素瘤、肺母细胞瘤、多发微小瘤。所有这些肿瘤与肺癌流行病学间的关系尚未明确。诊断依赖于病理，治疗不同于肺癌，预后一般优于肺癌。

一、肺肉瘤

起源于肺间质、支气管基质、支气管壁、血管壁等中胚层组织，总体发病率极低。肺内原发肉瘤包括淋巴肉瘤、网状细胞肉瘤、纤维肉瘤、平滑肌肉瘤、横纹肌肉瘤等。肺原发性肉瘤中，肺纤维肉瘤占多数。肺肉瘤男性多于女性，发生于任何年龄，肺淋巴肉瘤多见于21~30岁患者，其他肉瘤多见于中年。

症状与病灶部位相关。病灶位于较大气道，可产生咳嗽、喘鸣、痰血和阻塞性肺炎；位于外周病灶可无症状，亦因压迫气道，累及胸壁或邻近器官引起相应症状。可有发热、低血糖、骨关节病等系统症状。肺血管肉瘤易引起肺栓塞。原发性肺肉瘤X线形态无特征性，多有假包膜形成，X线表现为边缘光滑的分叶状肿块影，肿瘤多呈膨胀性生长，与周围组织有分界，占据整个肺叶或跨叶生长，偶侵犯相邻组织。一般为肺内单发病灶，以周围型居多，容易误诊为肺癌和肺部良性病变。也可伴有胸腔积液、肺栓塞或气道阻塞的征象。痰脱落细胞学检查常阴性，纤维支气管镜活检阳性率也较低。

原发性肺肉瘤主要依靠病理细胞形态学、免疫组化及细胞超微结构分析确诊。免疫组化有助于肺癌肉瘤的诊断及鉴别诊断，神经元特异性烯醇化酶（NSE）在纤维肉瘤和癌肉瘤中敏感性高。分化差的肉瘤常需电子显微镜或特殊染色辅助诊断。此外尚需除外其他器官肉瘤转移至肺。

小而分化好的肺肉瘤手术切除可治愈，分化差的肉瘤手术切除可使一些患者病情缓解。不能切除或复发的肺肉瘤可行放疗或化疗，但中位生存期不超过1年。

二、类癌

肺部类癌和其他来源于原始神经胚胎组织的肿瘤一样，具有神经内分泌的特征，能产生小分子多肽类激素。类癌约占肺原发肿瘤的0.5%~10%，发病年龄跨度大，多于40岁左右出现。男女发病率无明显差别。局限期的类癌预后好，局限期中典型类癌中位生存期超过10年，而非典型类癌的预后差。

类癌可发生于气管或支气管，原发于大气道的患者约占一半。常见临床表现有咳嗽、痰中带血、喘鸣及其他气道阻塞引起的症状。很多患者（25%~60%）可无症状，体检时才发现。类癌综合征表现为皮肤潮红、腹泻、腹痛、哮喘和心瓣膜病变等征象。影像学检查很少有特征性表现，主要表现为气道阻塞，通常肿瘤无坏死，密度较一致，不到10%的患者病灶可见钙化。纤支镜活检或细针穿刺有时可获得病理诊断，有时非典型类癌很难与小细胞肺癌相鉴别。至于纤支镜刷检、痰及灌洗液标本则很少能明确诊断。很多患者在手术后才能获得病理诊断。典型支气管类癌细胞较小而均一，胞浆嗜酸性，染色质呈细小点彩样，免疫组化染色显示多种神经内分泌标志阳性。而非典型类癌细胞较大，核较少特征性。血清碱性磷酸酶、5-羟色胺或尿5-羟吲哚乙酸在一些患者中可升高。血行转移好发于中枢神经系统、肾上腺、肝脏和骨骼；淋巴转移可引起肺门和纵隔淋巴结肿大。

手术切除是治愈类癌的唯一手段。经纤支镜摘除肿瘤，复发率高。局部电灼或激光治疗对不宜手术的患者不失为有效的姑息治疗手段。放疗对约80%的患者有效，但很难根治。对已转移的类癌可采用化疗，但疗效有限。有报道生物因子如生长抑素的类似物奥曲肽，对缓解由5-羟色胺释放引起的症状有效。

三、肺原发性淋巴瘤

血液系统恶性肿瘤常见的有白血病、淋巴瘤、多发性骨髓瘤、恶性组织细胞瘤。因粒细胞在肺内驻留时间有限，发生肺内独立或首发的白血病可能性较小，主要表现为肺内浸润。多发性骨髓瘤中的髓外骨髓瘤可发生于肺部，但极为罕见。恶性组织细胞常与其他细胞混合，独立于肺内成瘤的也很少。最常见的为淋巴瘤。

肺原发性淋巴瘤（PPL）是指原发于肺内淋巴组织的恶性淋巴瘤，是少见的结外型淋巴瘤，约占所有淋巴瘤的0.4%。大多数起源于支气管黏膜相关的淋巴组织，同时符合以下四点可诊断为肺原发性淋巴瘤：第一，影像学显示肺、支气管受累，但未见纵隔淋巴结肿大；第二，既往无胸外淋巴瘤的病史；第三，无肺及支气管外其他部位的淋巴瘤或淋巴细胞性白血病的证据；第四，发病后3个月无胸外淋巴瘤的征象。

淋巴瘤可分霍奇金淋巴瘤（HL）和非霍奇金淋巴瘤（NHL），组织学上可见淋巴细胞和组织细胞的肿瘤性增生。有文献报道，70%~80%的原发性肺NHL是黏膜相关淋巴瘤。原发性肺淋巴瘤病理特点包括正常淋巴结的滤泡性结构为大量异常的淋巴细胞或组织细胞所破坏；被膜周围组织同样受累；被膜及被膜下窦破坏。20~40岁常见，男性多于女性，病程长，50%的患者无症状。常见的临床表现有咳嗽、咯血、胸痛、胸闷、体重减轻等非特异症状，部分患者可出现间歇性发热、皮肤瘙痒等不同于肺癌的症状。

影像学可表现为单发或多发结节或片状影甚至实变，常见有支气管充气征。后期可伴有肺门、纵隔淋巴结肿大。肺功能改变各异。

确诊需要病理学证据。可通过纤支镜、CT或B超定位下穿刺等获取肺内及纵隔内病变组织。病理上曾分出假性淋巴瘤，淋巴细胞大小一致，核分裂上异同少见，淋巴结存在生发中心，预后较好。但临床上很多假性淋巴瘤患者最终发展为恶性淋巴瘤。随着分子诊断技术的发展，以免疫球蛋白基因重排为分子标志证实假性淋巴瘤来源于单克隆细胞，权威呼吸病专著仍将它重新划归为低度恶性的淋巴瘤。

淋巴瘤的分期对治疗至关重要。如果病灶仅局限于肺内，应首选手术治疗和放疗，疗效极佳。如已累及其他淋巴结，视病期的不同，综合应用放疗和化疗。预后较肺癌为好，5年生存率为60%~70%。

四、血管源性恶性肿瘤

起源于血管内皮或外皮的恶性肿瘤，称恶性血管内皮瘤或外皮瘤，血管肉瘤往往指内皮肉瘤。肺部血管源性肿瘤罕见，发病年龄为10~73岁，平均为51岁，青少年发病少。

本病具有良性肿瘤生长的特征，进展缓慢。大体标本切面可见丰富血管。镜检见瘤组织由互相连接的不典型毛细血管构成，或由分化不良的内皮细胞或血管外皮细胞形成。细胞常呈圆形或梭形，充满血管腔（内皮），并有纤维组织及组织细胞浸润，内皮或外皮的恶性增生可同时存在。肿瘤可坏死形成空腔。

临床主要表现为持续性咳嗽、咳血痰及胸痛。影像学表现为5~10 cm大小、密度均匀、边界较清的团块影。

治疗以手术切除为主，局部转移可给予放疗。预后较好，可生存5年以上。

五、混合细胞性恶性肿瘤

这类肿瘤多为良性，如畸胎瘤、错构瘤。恶性的有肺母细胞瘤、癌肉瘤、恶性纤维组织细胞肉瘤，后者常归入结缔组织肉瘤中。

癌肉瘤的病理特点为既有恶性上皮成分，又有恶性间叶成分，占肺恶性肿瘤的0.27%。上皮成分以鳞癌最常见，亦可为腺癌、肺泡癌和大细胞癌；而间叶以纤维肉瘤最多，也可为横纹肌肉瘤、纤维肉瘤、软骨肉瘤、平滑肌肉瘤及骨肉瘤，偶有骨、软骨混杂。局部淋巴结转移，病理上往往仅发现一种成分，且多数为癌。发病年龄为26~81岁，以50~69岁为高峰年龄，男性多于女性，大部分为气道病变，似息肉样，也可表现为外周型。进展缓慢，可有咳嗽、痰中带血、胸痛等类似肺癌的表现。通过纤支镜大部分可获取病理诊断，但由于组织块小，可能仅有单一病理类型的诊断。治疗以手术为主，辅以化疗和放疗。预后较肺癌略好，文献报告1年生存率为67%，3年生存率为53%，5年生存率为43%。而长期生存的患者，术后都进行了放化疗。

肺母细胞瘤又称肺胚层瘤，或胚胎型癌肉瘤，病理特征性表现为由不成熟间叶成分和上皮细胞组成，其结构与胚胎期2~3个月的假腺期肺组织相似。根据其组织学特征可分为两型：高分化的胚胎腺癌与双相分化的母细胞瘤。肺母细胞瘤文献报告发病年龄为3~69岁，其中20~50岁为发病高峰，男性多于女性。常见的症状有咳嗽、痰中带血、胸痛、气促。大多数分布在肺外周，影像学表现为单个椭圆形、边界清楚的肿块，半数以上大于10 cm。可根据胸片及纤支镜活检做出诊断，确认病理诊断往往在手术后才能肯定。治疗仍以手术为首选。肺母细胞瘤预后相对较好，其肿瘤切除病例2年生存率为58%，5年生存率为39%，有最长存活30年者。肿瘤组织越幼稚，分化单一，预后较好；肿瘤组织多向分化，其间叶成分越趋向各种明确的肉瘤分化，预后较差。预后与患者的年龄无确切关系。

第三节　肺转移性肿瘤

肺转移性肿瘤指肺外部位肿瘤经某种途径转移到肺，有时也将肺肿瘤的肺转移归于其中。大约30%的恶性肿瘤患者在其病程中会发生肺部转移，但20%死于肺转移性肿瘤的患者不能发现原发病灶。人群中肺转移性肿瘤的发病率为6/10万。肺转移性肿瘤多发生于原发肿瘤发现后2年内，偶可有5~10年者。以血行转移为常见，颈部、纵隔及胸腔肿瘤可通过淋巴逆流方式致肺转移。几乎任何恶性肿瘤都可转移到肺，除原发肺癌自身转移之外，最常见的原发肿瘤是乳腺癌、胃肠道肿瘤、肾癌、黑色素瘤、肉瘤、淋巴瘤及白血病、生殖细胞肿瘤和卵巢癌。肾透明细胞癌、绒癌、Wilms瘤、骨肉瘤等常在刚出现原发灶时即有肺转移。

临床上早期症状很少，尤其血行转移的单个结节基本无症状，少数有咳嗽、痰中带血、气急。并发胸膜转移、癌性淋巴管炎、有上腔静脉受压时可有相应的临床症状。晚期有明显呼吸困难，尤其是癌性淋巴管炎者。

胸部X线具有多种表现，可为单个、多个或弥漫性肺结节，多为双侧性，边界清楚，主要位于肺外周；虽然钙化常意味着良性病变（肉芽肿或错构瘤），但来源于骨肉瘤的肺转移灶也常有钙化，其他较少见的还有滑膜肉瘤、软骨肉瘤、甲状腺癌、乳腺癌等；弥漫性淋巴管炎常表现为线型和结节网织状，见于胸部邻近脏器的肿瘤如乳腺癌、胃癌、胰腺癌转移；棉絮状转移灶提示来源于绒癌；空洞（5%~10%）多见于上皮来源肿瘤；气管腔内型可有阻塞性肺炎表现，但很少发生。大部分转移灶是在肺外肿瘤随访胸片时发现，部分病例肺内转移灶可先于原发灶发现。痰癌细胞检查简便、快速，但对大部分血源性转移灶阳性率低，对淋巴管型及腔内型可获40%~60%阳性。纤维支气管镜适用于2 cm以上或弥漫广泛转移灶的病例，阳性率可超过50%，部分腔内型则可能阳性率更高。经皮肺穿刺活检、胸液的脱落细胞检查也可作病理诊断。肺细针穿刺诊断肺转移可达到80%的敏感性和近100%的特异性。光镜病理特征可提示原发部位：乳头状腺癌最常来源于甲状腺、卵巢和肺，印戒细胞癌来源于胃肠道。免疫组化技术对判断原发灶更有帮助：前列腺癌的PSA阳性，甲状腺癌的甲状腺球蛋白阳性，生殖细胞肿瘤对人绒毛膜促性腺激素（hCG）或AFP抗体有反应，CDX-2是胃肠道肿瘤高特异性的指标。TTF-1对肺部腺癌来源的鉴别有价值，大部分原发肺腺癌TTF-1阳性，而几乎所有转移性肺腺癌TTF-1阴性。原发性肺腺癌CK7阳性而CXK20阴性，有别于肠道腺癌CK7阴性而CK20阳性。

确定肺内转移灶的最佳手段为CT检查，可发现心后区域、胸膜下等处病灶。高分辨率CT可发现

2～3 mm 的小结节，诊断转移性肿瘤的特异性可达 60%～90%，其较高的特异性有赖于肿瘤病史。如果诊断肺转移灶有困难，随访病灶增大、增多有利于确立诊断。增强 CT 对淋巴结转移的诊断有帮助。MRI 对肺内病灶的显示不如 CT。PET 不但能显示肺内、外病灶，而且对病灶良恶性及预后判断有帮助。

肺转移灶的治疗取决于对原发灶的处理。少数如肉瘤等肿瘤，转移只局限于肺，偶可通过切除原发灶和转移灶治愈。睾丸癌、绒癌等肿瘤通过系统化疗可使肺内播散灶消失。肾癌等肿瘤如果有少数生长缓慢的肺转移灶，可切除而提高患者无瘤生存期。如果条件许可，清除原发灶和手术切除肺部转移灶是最理想的治疗目标，可辅助术前或术后放疗与化疗。两类肺转移肿瘤患者不宜于手术切除，一为转移到其他器官者，二为身体状况不能耐受手术者。过去，肺转移灶切除仅限于单结节者，现在双侧和多个病灶切除也通常被外科医生所接受。手术治疗患者的 5 年生存率可达 27%～63%。手术切除后影响预后的主要因素有肿瘤类型、原发灶清除到肺转移的间隔时间、肺转移灶数目、肿瘤倍增时间、有无肺外转移及医疗条件等。对部分有选择的患者，转移肿瘤可选择射频消融等姑息性治疗方法。近年来，随着放疗技术及设备的发展，三维立体定向放疗等技术也应用于转移性肺癌的治疗。

第八章

肺动脉高压

肺动脉高压（PH）是一组异质性疾病，包括疾病、紊乱、并发症或综合征等。PH 一般是指慢性患者，主要表现为右心室后负荷增加，活动耐力下降，严重者可发生右心衰竭而死亡。近十余年来，PH 的发病机制、分类、诊断及治疗都取得了令人瞩目的进展，已成为当今医学研究的前沿和热点。

第一节　肺动脉高压的分类演变及临床意义

一、肺动脉高压的分类演变

肺循环是一个高容量、低阻力、低压力系统。正常人在平卧位静息状态下呼吸空气时，其肺血管床的阻力仅为体循环阻力的 1/10，肺动脉收缩压和肺动脉平均压（mPAP）分别为（21.5 ± 5.1）mmHg 和（14 ± 3）mmHg（1mmHg = 0.133kPa），后者仅为体循环平均压的 1/7。肺动脉高压诊断标准为：在海平面静息状态下，右心导管测定 mPAP≥25 mmHg。如无右心导管检查资料，多普勒超声检查肺动脉收缩压≥50 mmHg 也可临床诊断为肺动脉高压。对于动脉型肺动脉高压（PAH），除了上述肺动脉高压的标准之外，尚需满足左心室充盈压正常即左心室舒张末压正常或肺毛细血管嵌顿压（PCWP）≤ 15 mmHg。

引起 PH 的病因多种多样，恰当的分类对临床诊断、治疗及评价、预后评估、登记注册和基础研究都有非常重要的作用。PH 曾有多种分类方法，包括：①按原发性和继发性 PH 分类。②按病理生理学变化分类，分为被动性 PH、高动力性 PH、阻塞性 PH、血管收缩性 PH、闭塞性 PH、多因性 PH。③按病理学改变分类，分为致丛性 PH、栓塞性 PH、肺静脉高压、缺氧性 PH。近年来，随着对各种病因 PH 基础生物学认识的提高，PH 分类也不断更新。

2013 年 1 月，在法国尼斯（Nice）召开的第五届 WHO 肺动脉高压会议上，PH 新的临床分类仍沿用 5 大分类法，但与以往比较发生诸多变化（表 8-1）。

表 8-1　2013 年肺动脉高压新的临床分类

1. 动脉型肺动脉高压（PAH）
   - ·特发性肺动脉高压（IPAH）
   - ·遗传性肺动脉高压
     - —BMPR2、ALK1、ENC、SMAD9、CAVI、KCNK3
   - ·药物或毒素相关性肺动脉高压
   - ·疾病相关性肺动脉高压
     - —结缔组织疾病（CTP）
     - —HIV 感染
     - —门脉高压
     - —先天性心脏病
     - —血吸虫病

1’肺静脉闭塞病，肺毛细血管瘤样增生症

1”新生儿持续性肺动脉高压

2. 左心疾病相关性肺动脉高压
   - ·收缩功能不全
   - ·舒张功能不全
   - ·瓣膜疾病
   - ·先天性/获得性左心室流出道/流入道阻塞

续表

3. 肺部疾病和（或）低氧相关肺动脉高压 ·慢性阻塞性肺疾病 ·间质性肺病 ·其他限制性或阻塞性肺疾病 ·睡眠呼吸障碍 ·肺泡低通气综合征 ·长期居住高原环境 ·发育性肺疾病 —先天性膈疝	—支气管肺发育不良 —先天性肺发育不良 4. 慢性血栓栓塞性肺动脉高压 5. 多种未明机制所致肺动脉高压 ·血液系统疾病：骨髓增生异常、慢性溶血性贫血、脾切除 ·系统性疾病：结节病、肺朗格罕细胞组织细胞增生症、淋巴管平滑肌瘤病、神经纤维瘤、血管炎 ·代谢性疾病：糖原累积症、Gaucher 病、甲状腺疾病 ·其他：节段性 PAH、肿瘤压迫、纤维素纵隔炎、慢性肾衰竭透析治疗

1. 动脉型肺动脉高压（PAH）

占 PH 的 1%，病变直接累及肺动脉并引起肺动脉结构和功能改变的肺动脉高压，是最严重的具有潜在致死性的慢性肺循环疾病。其中特发性肺动脉高压（IPAH）是没有明确原因、呈单克隆细胞增殖和致丛性病变的肺动脉高压。而遗传性肺动脉高压是有遗传学证据（家属中有两人或两人以上发病）但又不存在其他明确病因的肺动脉高压。

2. 左心疾病相关性肺动脉高压

也称为静脉型肺动脉高压或肺静脉高压，占所有 PH 的 80%，病变主要累及肺静脉，可产生肺细小静脉、肺小静脉“动脉化”和内膜纤维化，后期肺细小动脉也出现中层肥厚。

3. 肺疾病和（或）低氧相关性肺动脉高压

约占高血压患者的 10%，主要累及肺动脉或伴有肺毛细血管床破坏。

4. 慢性血栓栓塞性肺动脉高压（CTEPH）

占 PH 的 1%，主要引起肺细小动脉中层肥厚，内膜纤维化，管腔狭窄或闭塞。

5. 其他疾病引起的肺动脉高压

约占 8%，发病机制复杂，尚在研究之中。

二、PH 新临床分类的特点

（一）突出遗传性肺动脉高压的研究进展

遗传性肺动脉高压能确切地说明该类 PAH 发病机制及其遗传学特征。除过去报道较多的骨形成蛋白（BMP）R2、ALKI、Endoglin 基因突变外，增加了近年发现的几个新的与 PAH 发病相关的如 SMAD9、Caveolin-1、KCNK3、TASK-1 基因突变。50%～70% 的家族性肺动脉高压（FPAH）、26% 左右的散发性 IPAH 和 10% 食欲抑制剂相关性 PAH 存在染色体 2q31、2q32 上的编码 BMPR-Ⅱ基因突变。BMPR-Ⅱ属于 TGF-β 受体超家族成员，其激酶结构异常可引起受体功能发生显性失活效应，BMP 家族成员启动的信号转导通路异常在调节肺动脉平滑肌细胞内（PASMCs）钙浓度，细胞增殖、迁移、分化及凋亡引起 PH 中发挥重要作用，现已发现 323 种 BM-PR-Ⅱ基因突变类型。我国特发性 IPAH 和家族性 PAH（FPAH）患者 BMPR-Ⅱ基因突变频率分别是 16% 和 50%，FPAH 为常染色体显性遗传病，其外显率不完全，女性发病率高。由于 BMPR-Ⅱ基因突变外显不完全，因此携带 BMPR-Ⅱ基因突变人群中大部分并不发病（仅有 15%～20% 可发生 PH），但能将突变基因传给下一代。IPAH 患者肺组织和肺动脉 5-羟色胺转运体（SERT）基因表达上调，继而引起患者 PASMCs 增殖，引起 PASMCs 异常增生。其他与 PH 发生有关的遗传基因还包括苯丙酸诺龙 A 受体基因、血管活性肠肽（VIP）基因、一氧化氮合酶基因、氨甲酰合成酶基因。此外，血管生成因子 1 及其磷酸型的内皮特异性受体 TIE2 的缺陷也会导致 PH 发生。

（二）对肺静脉闭塞病和肺毛细血管瘤样增生症仍独立分类

肺静脉闭塞病（PVOD）和肺毛细血管瘤样增生症（PCH）不仅临床表现和血流动力学类似 IPAH，

在病理特点方面也相似，在肺实质多有肺含铁血黄素沉积、间质性肺水肿、淋巴管扩张、肺动脉内膜增厚、血管中层平滑肌细胞增生及丛样改变，并且具有相似的危险因素，包括系统性硬化、HIV 感染及服用食欲抑制剂等，提示这两种疾病可能重叠存在。由于两者均具有肺小动脉组织学改变，因此在 PH 新分类中被共同列在Ⅰ类。PVOD 和 PCH 临床罕见，病情凶险，预后差，但与其他Ⅰ类 PAH 不同，用前列环素等靶向药物治疗，易发生肺水肿甚至死亡。

（三）再次强调肺动脉高压的危险因素

1. 结缔组织疾病（CTD）

几乎所有结缔组织疾病均可并发 PAH，总体发生率约为 2%，有时可单独存在，也可伴发肺间质疾病存在，以女性多见。其中系统性硬化症（SSc）并发 PAH 的发病率最高，其次为系统性红斑狼疮（SLE）（PH 也是其死亡的主要原因）和混合性结缔组织疾病（MCTD）。发病可能与肺的雷诺现象、肺血管痉挛、肺小血管炎、肺小动脉栓塞和血管活性物质如血栓素和前列环素失衡有关，抗核抗体、抗心磷脂抗体、类风湿因子、IgG 抗体等在肺血管壁的沉积也提示免疫反应发挥了重要作用。2010 年美国 PEVEAL 注册研究显示，CTD 是Ⅰ类相关疾病所致 PAH 的首要原因，占 49.9%。而在我国 CTD-PAH 患病率居世界各种族第二位，达 92.9/10 万。

2. 门静脉高压

发生率为 2%~4%，其发生机制可能是门-体分流使肺血流量增加和正常情况下由肝脏清除的血管收缩物质和血管增殖物质直接进入肺循环，使肺血管收缩以及门静脉栓塞，从而产生 PAH。

3. HIV 感染

PAH 发生率为 0.5%，其发生机制可能是 HIV 通过反转录病毒导致有关介质（如细胞因子和生长因子等）释放，激活巨噬细胞和淋巴细胞，引起 PH。在 HIV 感染者中，以静脉注射药物吸毒者较易发生 PAH，占 42%~56%，其原因可能与静脉注射，异物进入血液循环导致肺动脉栓塞有关，同时与感染（如病毒性肝炎）、肝病、门静脉高压等也有一定关系。

4. 食欲抑制药物

主要包括以阿米雷司、芬氟拉明为代表的食欲抑制剂，发生率约为 2%。近年发现抗抑郁药 5-羟色胺再摄取抑制剂为明确相关的 PAH 危险因素，而苯丙胺类似物为可能相关的危险因素。阿米雷司等食欲抑制药物引起 PH 的机制可能是：促使血小板 5-羟色胺（5-HT）释放增加，抑制 5-HT 的再摄取，从而导致循环血游离 5-HT 浓度增加。游离的 5-HT 使肺血管强力收缩和肺血管平滑肌细胞增殖，并通过促进血小板聚集使肺循环局部微循环血栓形成，从而使一些遗传易感者发生 PAH。

5. 其他

女性 PH 发生率是男性的 2 倍，IPAH 在育龄女性中多见。溶血性贫血所致 PH 发生率为 20%~40%，发生机制包括：红细胞破坏释放的游离血红蛋白可清除一氧化氮（NO），增加活性氧生成；释放的精氨酸酶分解血液中精氨酸，使 NO 合成减少；贫血引起局部肺泡组织缺氧，导致肺血管低氧性收缩和血管活性物质释放，溶血性贫血高凝状态导致肺血管血栓形成。脾切除也是 PH 发生危险因素，PH 发生率为 11.5%，其原因可能是脾过滤清除异常红细胞的作用丧失，血液循环中长期滞留的异常红细胞激活血小板聚集在肺血管床中引起血管内皮损伤、血栓形成。结节病所致 PH 发生率为 5.7%，并随肺容量的减少而发生 PH 的危险性增加。其他可能的易患因素还包括甲状腺疾病（绝大多数为甲状腺功能减低，肺动脉多有扩张伴中度 PH，PCWP 多数正常）、淀粉样变、慢性肾病（终末期需血液透析者）、血红蛋白病（如镰刀细胞病、地中海贫血、骨髓增生异常）和罕见的遗传性或代谢性疾病如Ⅰ型糖原贮积病（Von Cieerke 病）、脂质贮积障碍（Gaucher 病）和遗传出血性毛细血管扩张症（HAT）等。

PH 绝大部分能找到病因或危险因素，IPAH 是罕见的（国外患病率为 6/100 万），因预后堪比恶性肿瘤，诊断需谨慎，否则既因原发病失去宝贵治疗机会，还可给患者及其家属带来巨大心理压力。

第二节 肺动脉高压早期诊断

PH 早期诊断、治疗有助于改善患者预后，为此应实施以呼吸科、心脏科医师为主联合其他相关科室医师参与的诊断策略，进行规范的 PH 诊断评估，包括风险评估（筛查），症状评估，PH 确诊、分类、结果预测和再评估。为实现上述目标，需综合分析患者的个人史、家族史、临床表现、体格检查和实验室检查。

一、个人史和家族史

PH 患者在无症状的临床前期时已存在弥散性肺血管损伤，活动时可出现心输出量降低；当出现明显临床症状时，mPAP 至少增高 2 倍或 50%～60% 的肺血管床出现损伤，而右心室功能和结构发生改变时，已是 PH 病程比较晚期的阶段。因此，为了早期识别无症状或有轻微症状的 PH 患者，应详细询问患者的现病史、个人史和家族史中有无 PH 和相关疾病的临床表现以及有无发生 PH 的危险因素存在，包括慢性心肺疾病史、结缔组织疾病史、睡眠呼吸障碍史、肝病史、贫血史、血吸虫病史、未治疗的静脉血栓栓塞症史、HIV 感染和高危因素（吸毒史、不洁性交史及同性恋史）、甲状腺疾病史、习惯性流产史；食欲抑制剂、毒菜籽油或化疗药物（丝裂霉素、环磷酰胺、博来霉素等）和避孕药使用史，血吸虫病疫区居住史，高原居住史，HHT 史或 PH 家族史。对下列发生 PH 的中、高度危险人群应进行筛查：具有已知的容易引起 PH 的基因突变；IPAH 和 FPAH 家族的一级亲属；MCTD 和系统性硬化症等 CTD、肝硬化合并门静脉高压、体肺循环分流的先天性心脏病、甲状腺疾病和慢性肺栓塞患者。检查无异常者应每 6～12 月个复查 1 次，并告知患者有关 PH 的一些表现。

二、肺动脉高压的临床表现

（一）症状

PH 患者早期可无症状，而自首次出现临床症状就诊至确诊时，75% 患者已属于 WHO 肺动脉高压功能分级的Ⅲ、Ⅳ级，活动耐力严重下降，平均 6 分钟步行距离（6MWD）仅 328 m，平均误诊时间长达 3 年。

1. 右心负荷增高的症状

无特异性，是渐进的，可随病因和严重程度而变化。常见症状如下。

（1）活动性呼吸困难：发生最早，也最常见（占 60%），常呈劳力性，反映在活动时右心失代偿，心输出量（CO）不能相应增加。随病情进展，呼吸困难在不活动时也可出现，可伴心悸、乏力、活动耐力下降，由于常不伴其他心肺疾病，易被误认为缺乏锻炼或误诊为哮喘、COPD 或心肌缺血。

（2）胸痛：发生率为 40%，与低氧血症、心输出量下降、冠脉灌注压下降（当肺动脉增粗特别是主干直径≥40 mm 时，还可压迫冠状动脉左主干）、右心室心肌肥厚相对缺血有关，主要表现为心绞痛样胸痛。

（3）晕厥或眩晕：发生率为 13%～33%，在静息时发生，可反复发作，与右心室扩张、室间隔左移、左室容积减少、射血量明显下降有关，表现为一过性意识丧失，常表明有严重肺动脉高压。

（4）其他：少见的症状有咳嗽、咯血，偶可发生声音嘶哑，这与增粗的主肺动脉压迫左侧喉返神经有关。

（5）新生儿持续性 PH：有呼吸急促、呼吸窘迫包括鼻翼扇动、鼻鸣声、心动过速和发绀等临床表现。

2. 右心功能不全症状

也无特异性。厌食、腹胀常提示心输出量下降和（或）右心房压升高。

3. 肺动脉高压相关疾病的症状

随 PH 病因不同而表现不同，包括低氧性肺疾病、结缔组织病、先天性心脏病、左心疾病、静脉血栓栓塞性疾病、甲状腺疾病、HIV 感染、肝硬化等疾病的相关表现。

（二）体征

1. 肺动脉高压和右心室肥厚征象

（1）肺动脉瓣第二心音（P2）亢进和分裂。

（2）肺动脉瓣听诊区喷射性收缩期杂音。

（3）心前区心脏弥散性搏动。

（4）三尖瓣区第四心音（在 38% 的患者可发现）。

（5）肺动脉瓣舒张期杂音，在吸气相较明显（提示肺动脉瓣环或右心室流出道扩大）。

2. 右心衰竭征象

（1）颈静脉充盈或怒张，可出现“a”波或“v”波。

（2）三尖瓣区第三心音（在 23% 患者中可出现）。

（3）肝肿大、下肢水肿和腹水：晚期右心衰竭时可出现水肿，但单纯周围水肿未必是右心功能不全，因为水肿是整体的心肾反应，在 COPD 患者可能是由于慢性高碳酸血症及肾素-血管紧张素-醛固酮系统（RAAS）激活导致肾血管收缩的结果。因此不应依据有无水肿判断是否有右心衰竭。有明显低氧血症的间质性肺病患者不常出现周围水肿；而左心疾病患者常在左心功能不全基础上出现右心功能不全征象。

（4）其他：当心输出量明显减少、周围血管收缩时可出现血压下降，周围肢体发凉及脉搏减弱。因混合静脉血氧张力低及存在右向左心内分流特别是卵圆孔开放时可发生发绀。

3. 肺动脉高压相关疾病体征

发生 PH 的不同基础疾病存在相应的临床征象，如杵状指见于先天性心脏病、PVOD、肺纤维化；发热、皮肤发硬、指端血管炎、指端硬化、黏膜溃疡、皮肤红斑、皮疹、雷诺征、关节肿痛、猖獗齿、眼口干燥、多发浆膜炎见于 CTD；肥胖、脊柱后侧凸或扁桃体增大见于低通气综合征；下肢不对称肿胀、腓肠肌压痛，静脉功能不全见于 CTEPH；而两肺哮喘音、呼气延长可见于气道疾病；夜间阵发性呼吸困难、端坐呼吸和水肿见于左心疾病；肝肿大、蜘蛛痣、肝掌见于肝硬化/门脉高压；单独下肢出现发绀（差异性发绀）或杵状趾，而上肢无异常者见于先天性心脏病动脉导管未闭；甲状腺肿大及血管杂音见于甲状腺疾病；鼻出血、皮肤毛细血管扩张可见于 HHT 患者。

应提高对 PH 的诊断意识，当患者出现活动性呼吸困难、晕厥、胸痛、水肿或雷诺现象，而体格检查无异常发现或对上述临床表现（如右心功能下降、肺动脉瓣听诊区 P2 亢进）不能解释时，或伴随的基础疾病与临床表现不相对应时，特别是患者存在发生 PH 的高危因素，应警惕 PH 的发生并进行筛查。

三、肺动脉高压的实验室检查及辅助检查

肺动脉高压的辅助检查步骤可自一般性无创简单检查开始，根据需要逐步进行较特异的复杂性检查以明确诊断，确定病因。

（一）X 线胸片检查

虽然 X 线胸片（CXR）在大多数无症状的 PH 中可无异常改变，但随着病情进展，当出现以下 X 线影像改变时可诊断 PH：肺动脉段膨隆；中心和右下肺动脉扩张（与外周纤细形成鲜明对比）；肺门及中央肺血管增粗；右心室肥厚/增大（在侧位 CXR 可表现胸骨后间隙减少）。CXR 检查也有助于 PH 病因的鉴别，CXR 肺血流量增多，外周肺血管纹理相对增粗，透视下中央肺血管有搏动提示可能为先天性心脏病引起的 PH；肺门结构模糊（无中央肺血管搏动），上肺野血管纹理相对增粗，而下肺野血管纹理变细，可伴间质性肺水肿表现提示左心疾病引起的 PH；肺门结构清楚、搏动增强，外围肺纹理突然变细（截断征）提示可能为 IPAH 和 COPD 等其他原因引起的 PH，肺血管分布不对称提示可能为 CTEPH 或肺血管炎。此外，CXR 显示的肺纤维化、肺气肿和不同病因心脏病的大小形态特征等表现，也有助于 PH 的病因诊断。

（二）胸部CT检查

常用的CT检查方法包括高分辨率CT（HRCT）和CT肺动脉造影（CTPA），可用于肺动脉高压的诊断和病因鉴别。肺动脉高压在胸部CT可表现为肺动脉直径增大，外周肺血管变细。胸部CT检查常用于PH病因的鉴别，如对间质性肺疾病及肺气肿的诊断以及疑及CTEPH和（肺）大动脉炎、肺动脉肿瘤或发育异常引起的PH鉴别诊断。此外，对PVOD的诊断及评价肺动脉有无被肿大淋巴结、肿瘤压迫也有一定价值。

（三）胸部磁共振成像检查

近年来，磁共振成像（MRI）发展迅速，其中最重要的是磁共振血管造影（MRA），已成为肺动脉高压诊断及鉴别诊断的一项重要手段。可测定右室壁厚度、上腔静脉和肺动脉平均直径，估测右室收缩压和肺动脉压力，观察右室、肺动脉的大小、形态、容积和生理改变。

（四）心电图检查

心电图（ECC）诊断PH的敏感性、特异性仅70%左右，但能提供有关心脏解剖和心律失常的信息。提示PH的心电图改变包括：①电轴右偏。②R_{v1}增高，S_{v1}降低，$R/S>1$。③V_1导联呈qR型。④V_1导联呈rsR’型。⑤V_5，或V_6导联呈rS，$R/S<1$或⑥表现为S_1、S_2、S_3。⑦右心胸前导联ST段压低和T波倒置，P_{II}、P_{III}、aVF高尖（≥2.5 mV）和额面P轴≥75°提示右心房肥大。

PH引起的右心室肥厚心电图改变程度常受患者基础疾病影响。在COPD多表现为轻度；间质性肺病多为轻中度；IPAH多表现为重度；先天性心脏病艾森门格综合征多为重度或双心室肥厚；左心疾病常为轻度或无右心室肥厚表现。

心电图对提示PH的预后也有一定价值，研究显示，当P_{II}≥0.25 mV或P_{III}每增加1 mV，PH的死亡危险性增加分别为2.8倍和4.5倍。

（五）肺功能和动脉血气分析

血气分析是早期评估PH的手段之一，表现为PaO_2和$PaCO_2$减低。PH病因为气道疾病（如COPD），表现为阻塞性通气功能障碍，间质性肺病（如肺纤维化）表现为限制性通气功能障碍和弥散功能障碍。肺功能检查也有助于PH其他病因的鉴别诊断，如CTEPH显示肺泡死腔异常增加，先天性心脏病表现为分流量（Qs/Qt）的异常增大，肺一氧化碳弥散量（DLco）在CTD相关性PH中可降低，是发生PH（或间质性肺病）的预测指标，CTD患者应定期进行包括DLco的肺功能检查，DLco%有异常者在5年中约20%发生PH。当肺容积测定正常，而DLco明显下降，提示早期PH。

（六）超声心动图（UCG）检查

在PH筛查和早期诊断中起重要作用，不仅可定性诊断肺动脉高压，还可定量测量肺动脉压力。在无肺动脉瓣狭窄或右心室流出道梗阻的情况下，肺动脉收缩压（PASP）相当于右心室收缩压（RVSP）。PH患者通常存在功能性三尖瓣关闭不全，因此，UCG可以根据三尖瓣反流速度（V）计算压力阶差，间接估测（在严重心律失常如房颤或使用呼吸机胸内压增高时难以估测）PASP（$RVSP=4V^2+RAP$，RAP为右房压），对存在体肺分流的先天性心脏病患者，可以通过分流速度间接计算出肺动脉压力。UCG诊断PH的敏感性79%~100%，特异性60%~98%，与右心导管检查有良好的相关性（r为0.57~0.93），但UCG在部分右房压高的PH患者，肺动脉压力易被低估。在肺气肿时可因胸前后径增大，使PH漏诊，而在室间隔缺损、甲状腺毒症或贫血时可将它们误诊为PH。UCG还有助于识别PH的原因与后果，可测定右心室、左心室的收缩和舒张功能，了解瓣膜性心脏病解剖异常，左右心室增大、心包积液和近端肺动脉血栓栓塞。而多普勒心脏声学检查可用来确定心内分流，有助于先天性心脏病相关性PH诊断。对UCG正常仍疑诊PH者可进行运动负荷UCG检查，提高诊断率。

（七）肺通气-灌注显像

肺V/Q显像常用于确定或排除CTEPH，敏感性达90%~100%，特异性达94%~100%。CTEPH一般显示为不对称分布的一个或多个段肺动脉不匹配的肺灌注缺损（肺V/Q显像提示CTEPH者，为明确诊断和评价手术可行性应进行肺动脉造影)。以下情况可出现类似 CTEPH 肺 V/Q 显像的假阳性结果:肺动脉肿瘤、肺血管炎(涉及大血管)、外源性的肺血管压迫、PVOD 或 PCH。在气道疾病引起的 PH 患者，肺通气和肺灌注显像有匹配的多发性放射性缺损。

(八) 血清学检查

对于原因不明的 PH，应根据患者不同临床表现有针对性进行下述有关血清学检查，如有助于结缔组织疾病诊断的抗核抗体(ANA)、抗着丝点抗体、抗内皮细胞抗体、抗可提取性核抗原(ENA)、抗 SCL-70、抗核糖蛋白(RNP)、抗中性粒细胞胞质抗体(ANCA)、抗心磷脂抗体、免疫球蛋白 G 等检查，与艾滋病诊断有关的 HIV 抗体等检查，有助于肝病诊断的乙型肝炎表面抗原、肝功能检查，结节病的血管紧张素转化酶检查以及甲状腺疾病和血红蛋白病的甲状腺功能、血红蛋白电泳等检查。B 型脑利钠肽(BNP)或 NT-proBNP 升高是一个有希望的血清标志物。BNP 升高预测慢性肺疾病肺动脉高压的敏感性为 85%，特异性为 88%。COPD 患者的 BNP 水平与估测肺动脉压相关，即使是无症状患者。

(九) 右心导管检查

右心导管检查为有创性检查，是目前诊断和评价肺动脉高压不可替代的金标准，可直接获取准确的肺血流动力学信息，包括右房压、肺动脉收缩压和平均压、肺循环阻力、肺毛细血管嵌压、心排血量和心指数，此外可精确测量混合性静脉血氧饱和度，因此对确定 PH 诊断、肺血管反应性，排除其他如心内分流或心外分流和左心疾病等原因所致的 PH，促进诊断进程，评估 PH 严重度、预后和指导治疗(可判断患者对长期使用钙拮抗剂的治疗反应)均有重要价值。

(十) 肺活检

肺小动脉的组织病理学改变无特异性，不能区分 CTEPH、IPAH 和其他原因的 PH。开胸或胸腔镜肺活检有增加并发症和死亡的风险，一般不推荐常规进行，除非在只有组织学检查才能明确诊断的特殊情况下(如 PVOD 等)方可考虑。

(十一) 遗传学分析

应当对遗传性 PAH、遗传出血性毛细血管扩张(HHT)患者及其亲属提供包括骨形成蛋白Ⅱ型受体(BMPR2)、激活素受体样激酶Ⅰ型(ALKI)、ENC、SMAD9、CAVI、KCNK3 和 5-HT 转运体等有关遗传学基因的检查及专业咨询。

(十二) 其他

1. 多导睡眠图描记(PSG)

约 20% 睡眠呼吸暂停综合征患者并发 PH，特别是合并心血管基础疾病的患者，因此呼吸障碍常成为 PH 的复合因素之一，而 IPAH 多存在夜间低氧血症，因此 PSG 不仅对诊断睡眠呼吸暂停综合征引起的 PH 有重要价值，也可用于监测 IPAH 患者有无夜间低氧血症。

2. 下肢深静脉或腹部超声检查

有助于 CTEPH 和肝硬化相关性 PH 的诊断。如肝内有巨大动静脉畸形提示可能存在 HHT。

四、PH 严重程度评估

进行 6 分钟步行距离(6MWD)测定和运动耐力评价(心肺运动试验);根据患者症状和活动耐量状态进行 WHO 肺动脉高压功能分级(可同时进行 Borg 呼吸困难指数、Yale 呼吸困难-乏力指数或生存质量评估)。还可进行有助于判断预后的标志物如血浆 BNP、肌钙蛋白Ⅰ和尿酸检测。

PH 功能分级(FC)标准如下。①Ⅰ级:无体力活动受限，日常体力活动不引起呼吸困难、乏力、胸痛或晕厥。②Ⅱ级:静息状态无不适，体力活动轻度受限，一般体力活动可引起呼吸困难、乏力、胸痛或晕厥。③Ⅲ级:体力活动明显受限，静息状态下无不适，轻微体力活动就可引起呼吸困难、乏力、胸痛或晕厥。④Ⅳ级:静息状态下有呼吸困难和(或)乏力，有右心衰竭表现，任何体力活动都可加重病情。

第三节 肺动脉高压治疗策略

当今，对于大多数患者来说肺动脉高压虽不能根治，但已经是一种可以治疗的疾病。治疗 PH 不同作用机制新型药物的开发和外科手术技术的进步，使 PH 治疗进入了多元化时代，以干预多因素所致肺动脉高压病理生理过程，尤其是肺血管重构各个环节为目标的治疗，对 PH 患者来说，不仅使症状得到明显控制，而且改善了生活质量，延长了生存期，改变了过去基本无药和单纯依靠扩血管药降低肺动脉压治疗率低、疗效不好的局面。PH 的治疗策略既要考虑患者 PH 的类型、严重程度，还要了解患者基础疾病及右心代偿功能，建立“右心室-肺循环一体化”或“右心体系”概念，因为右心室从正常到代偿性肥厚的病理过程与血管病理学从高容量扩张到收缩，早期内皮细胞减少到晚期增生、血管闭塞重构相一致。也就是说，PH 患者的治疗和预后不仅取决于肺血管阻力的高低，也受右心适应与代偿能力的影响。

一、原发病因治疗、基础治疗和健康教育

（一）原发病因治疗

结缔组织病、甲状腺疾病或左心疾病相关性 PH，可先给予激素和针对心脏的病因治疗（部分患者 PH 可明显改善，甚至正常）；先天性体肺分流相关肺动脉高压患者，为防止艾森曼格（Eisenmenger）综合征发生，应早期发现、及时采取闭合分流手术方法根治体肺分流性疾病（如室间隔缺损），对已发生艾森曼格综合征高压腔先天分流性疾病，闭合分流手术失去指征预后差；阻塞性睡眠呼吸暂停低通气综合征可持续正压通气治疗和减肥，纠正低氧血症；对存在低氧血症的红细胞增多症（多因分流引起）者，当血细胞比容 >65% 时应放血治疗以降低血黏度，增加血液向组织释放氧的能力；基础治疗有使用抗凝剂、强心剂、利尿剂和氧疗。

（二）健康教育

避孕或终止妊娠；避免使用食欲抑制剂；尽量避免胸腹手术、其他创伤性手术和全身麻醉；避免在低氧环境 1 500 m 以上的高地或航空旅行，避免重体力劳动和在餐后或气温过高或过低情况下活动；预防和治疗呼吸道感染和并发症，推荐使用流行性感冒病毒和肺炎球菌疫苗；消除患者压抑心理，保持乐观心态。而国内创建的“爱稀客”（iSEEK）肺动脉高压希望之家是教育患者的好形式。

二、根据 PH 的不同临床类型制定个体化治疗方案

（一）动脉型肺动脉高压

靶向药物治疗对本型肺动脉增殖性 PAH 有较好疗效，可减轻肺小动脉和肺毛细血管前动脉的重构和异常功能变化、降低肺血管阻力。阜外医院报道：经靶向治疗的 90 例患者，1 年、2 年和 3 年生存率分别是 84.1%、73.7% 和 70.6%，而未进行靶向治疗的 72 例患者则分别为 68%、56.9% 和 38.9%。IPAH 靶向治疗者生存率明显提高。

（二）左心疾病相关性 PH

本类型因左心房压力增高后转而造成反应性血管收缩，PH 多属轻度和中度，可先针对左心疾病病因进行治疗，强心剂和利尿剂治疗减轻心脏前后负荷，手术及时纠正瓣膜病变引起的血流动力学障碍，一旦去除肺静脉瘀血，PH 多可降低或恢复正常。ERA、PGI_2 和 PDE 5-I 在某些病例可谨慎应用，但因无长期益处，不推荐常规使用。

（三）肺部疾病和（或）低氧相关性 PH

有低氧血症患者要长期（每天 14～15 小时）氧疗（浓度 25%～35%），维持 SaO_2 >90%，对降低 PH 有效，还应针对病因戒烟、使用流行性感冒病毒和肺炎球菌疫苗、肺康复治疗、给予支气管扩张剂

（吸入抗胆碱能制剂、β受体激动剂、茶碱）及吸入糖皮质激素等治疗，防止 COPD 病程进展。虽然使用钙通道阻滞剂（CCB）、ERA、PGI_2 等扩血管药可能减轻低通气肺单位的低氧性肺血管收缩，但可加重本类型 PH 的肺 V/Q 比例失调，影响氧合和造成低氧血症，出现体循环低血压，加重或诱发右心室缺血，引起右心衰竭的发生，因此不推荐常规使用。

（四）慢性血栓栓塞性 PH

除终身进行有效抗凝外，对位于肺动脉主干或主要分支和手术可及范围的肺段动脉慢性血栓栓塞性肺动脉高压患者，如心功能Ⅱ~Ⅲ级，静息下 mPAP >30 mmHg，PVR >300 天 yn · sec · cm^{-5}，UCG 示右心室肥厚，无严重潜在慢性肺、肝、肾疾病，无合并明显血管动脉病变（否则术后 PH 仍可持续存在），进行肺动脉血栓内膜剥脱术（PEA）是有效治疗手段，可使肺动脉压力明显下降甚至正常。PGI_2 及类似物、ERA 和 PDE5-I 药物不仅可用于周围肺动脉慢性血栓栓塞肺动脉高压治疗，也可用于 PAE 术前高危患者的过渡治疗和术后治疗。对药物治疗无效者还可进行球囊扩张或肺移植术。

三、根据 PH 功能分级合理使用药物

按照 PH 的功能分级合理使用药物，当患者 FC 与其病情不一致时，则可参照血流动力学指标、6MWD、血浆脑利钠肽水平和右心衰竭的症状、体征综合评定。除了 CCB，PGI_2 及类似物、ERA 和 PDE5-I 是当今 PAH 治疗的基石，是不同严重度 IPAH、结缔组织疾病和使用食欲抑制剂相关性 PAH 的起始和维持用药，而对用于治疗其他病因的 PH 应持谨慎态度。应该进行肺血管扩张试验，了解肺血管对药物的反应性和 CCB 选择使用的临床意义。

（一）正确使用钙通道阻滞剂（CCB）

CCB 价格低廉可首选，但仅对 5%~10% 急性肺血管扩张试验阳性的肺动脉高压患者有效。心率较慢者选用硝苯地平，心率较快者选用地尔硫䓬或苯磺酸氨氯地平，避免使用维拉帕米（有明显负性肌力作用）。治疗初期选用短效 CCB，重点监测患者心率（包括心脏搏动是否有力）、血压、心功能状态，有无晕厥发生，如无不良反应可换用长效 CCB。以最佳耐受的高剂量进行 CCB 治疗。血管扩张试验阳性的患者仅约半数对 CCB 长期敏感，因此应在 3 个月后重复肺血管扩张试验，对敏感者可长期服用。CCB 持续有效的定义：经数月治疗，患者属肺动脉高压 WHO 功能分级Ⅰ或Ⅱ级，血流动力学正常或接近正常。急性肺血管扩张试验阴性患者，使用 CCB 可能使体循环低血压，肺动脉压矛盾性增高，加重右心衰竭和低氧血症，诱发肺水肿，甚至猝死，因此要防止 CCB 经验性治疗，对合并右心衰竭患者也应慎用。

（二）规范使用 PGI_2 及类似物、ERA 和 PDE5-I 三大类靶向药物

靶向药物治疗需具备以下 4 个条件：①有肺血管病，右心后负荷增加。②由于肺血管阻力增加引起右心收缩功能不全，右心与肺血管相对失耦联。③肺血管扩张不恶化气体交换。④扩张肺血管，改善右心功能及血流动力学。对 CCB 治疗无适应证（急性肺血管扩张药物试验阴性）或治疗无效的 PAH，以及其他属 WHO 肺动脉高压 FCⅡ~Ⅳ级的 PAH 患者，可按 PAH 功能分级，规范选用下述靶向药物治疗。（图 8-1）①FC Ⅰ级：定期（3~6 个月）评估，有症状者可考虑治疗。②FCⅡ级：推荐安倍生坦、波生坦、西地那非和他达那非。③FCⅢ级：推荐长期应用安倍生坦、波生坦、ERA、PDE5-I，或吸入依洛前列素联合应用西地那非（或他达那非）；其他有效的药物包括皮下注射或静脉注射曲前列环素，在病情进展者宜吸入依洛前列素治疗；有肝炎史或肝功能不正常者可用西地那非，而对眼病或反复鼻出血者使用波生坦。④FCⅣ级：推荐持续静脉滴注依前列醇或曲前列环素，尤其是病情不稳定者。研究表明，FCⅡ级病情恶化或者 FCⅢ~Ⅳ级病情无改善推荐联合应用上述两种不同作用机制的药物疗效较好，应每 3 个月定期评估。吸入依洛前列素也可用于围术期 PH 危象的预防和治疗。上述成人治疗方案也基本适用于儿童 PAH 患者。

（三）纠正右心衰竭

须考虑右心衰竭的来源，对于右心功能失代偿的 FCⅣ级患者［RVP >18 mmHg，CO <1.5 U/（min ·

m^2)，$SaO_2<50\%$]，首要的措施是通过重症监护手段恢复心脏功能代偿，联合不同机制的降肺动脉高压靶向药物治疗（如吸入依洛前列素等药）可使右心前负荷、后负荷及收缩性最佳化，应达到患者最小液体潴留。谨慎使用利尿剂，中等量限盐（<2 g/d），可使用儿茶酚胺类药，当合并高凝状态应给予华法林抗凝治疗，但对小于 5 岁儿童华法林抗凝强度要小，推荐较低目标的 INR。对右心衰竭的 COPD 患者，如不合并左心功能不全，使用强心剂并不能改善最大耗氧量、运动及右心室射血分数。

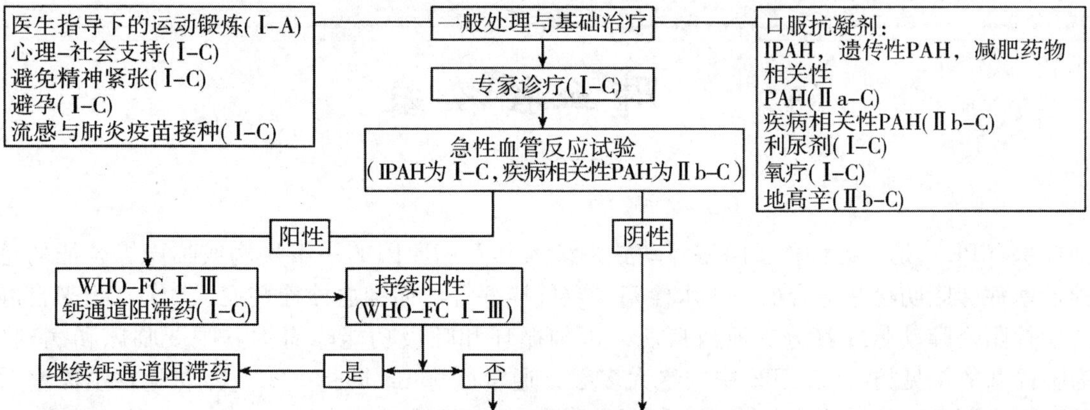

初始治疗				
推荐等级	临床证据等级	WHO-FC Ⅱ	WHO-FC Ⅲ	WHO-FC Ⅳ
Ⅰ	A或B	安倍生坦、波生坦、马西替坦、利奥西呱、西地那非、他达拉非	安倍生坦、波生坦、依前列醇（静脉注射）、伊洛前列素（吸）、马西替坦、利奥西呱、西地那非、他达拉非、曲罗尼尔（皮下注射或吸入）	依前列醇（静脉注射）
Ⅱ	C		伊洛前列素（静脉注射）、曲罗尼尔（静脉注射）	安倍生坦、波生坦、伊洛前列素(吸入与静脉注射)、马西替坦、利奥西呱、西地那非、他达拉非、曲罗尼尔（皮下注射或吸入）
Ⅲ	B		贝前列素	
	C		启动联合治疗	启动联合治疗

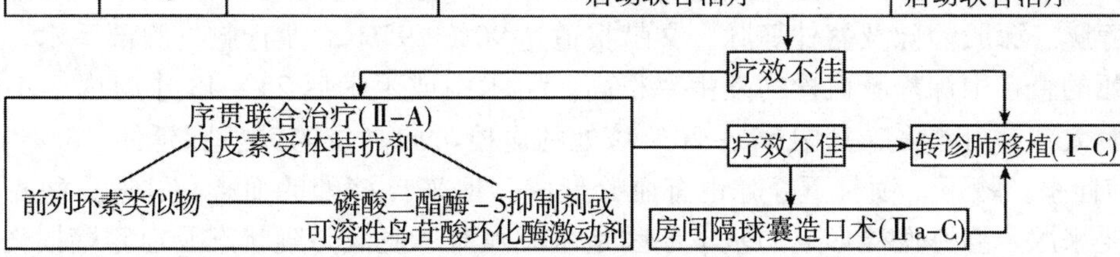

图 8-1　PAH 治疗策略

四、房间隔造口术

房间隔造口术（AS）通过"减压"右心和增加右-左分流，以缓解严重右心衰竭，但 AS 属姑息性手术，PAH 患者对 AS 的反应是不同的。由于与手术相关的死亡率高达 16%，因此应严格掌握手术适应证，仅用于经足够时间规范化单药或联合药物治疗无效的 FCⅢ、FCⅣ级、反复发作性晕厥和难治性右心衰竭的 IPAH 患者（肺动脉收缩压 >70 mmHg，静息状态下 $SaO_2>80\%$，术后能确保维持足够的动脉血氧运输）。对于右心房压 >20 mmHg、肺血管阻力明显增加（30～55 Wood 单位/m^2）或预测 1 年生存率 <40% 的患者往往手术失败或死亡，不宜施行 AS。

五、肺移植术

对药物或其他治疗均无效的晚期顽固性右心衰竭 PH 患者可考虑肺移植术。复杂先天性心脏病肺动脉高压是心-肺移植的指征。

第九章

肺血栓栓塞

肺栓塞（PE）是以各种栓子阻塞肺动脉系统为其发病原因的一组疾病或临床综合征的总称，包括肺血栓栓塞症、脂肪栓塞综合征、羊水栓塞、空气栓塞等。而肺血栓栓塞症（PTE）为来自静脉系统或右心的血栓阻塞肺动脉或其分支所致疾病，以肺循环和呼吸功能障碍为其主要临床和病理生理特征。PTE 为肺栓塞的常见类型，占 PE 中的绝大多数，通常所称 PE 即指 PTE。肺动脉发生栓塞后，若其支配区的肺组织因血流受阻或中断而发生坏死，称为肺梗死（PI）。

第一节　病因和发病机制

1. 年龄

肺栓塞的发病率随年龄的增加而上升，儿童患病率约为 3%，60 岁以上可达 20%，肺栓塞以 50 ~ 60 岁年龄段最多见，90% 致死性肺栓塞发生在 50 岁以上。

2. 血栓形成

血栓 70% ~ 95% 来源于深静脉血栓，血栓脱落后随血循环进入肺动脉及其分支。原发部位以下肢深静脉为主，如股静脉、深股静脉及髂外静脉，文献报道达 90% ~ 95%，尤行胸、腹部手术，患脑血管意外及急性心肌梗死的患者中深静脉血栓的发生率很高。手术中或手术后 24 ~ 48 小时内，小腿深静脉内可形成，但活动后大部分可消失，其中 5% ~ 20% 该处的血栓可向高位的深静脉延伸，3% ~ 10% 于术后 4 ~ 20 天内引起肺栓塞。腋下、锁骨下静脉也有血栓形成，但来自该处的血栓仅 1%。盆腔静脉血栓是妇女肺栓塞的重要来源。静脉血栓形成的基本原因是血流停滞、血液高凝状态及血管壁损伤。常见的诱因是卧床少动，创伤、术后，肥胖超过标准体重的 20%，糖尿病，红细胞增多症，吸烟及某些凝血、纤溶机制的先天性缺陷等。

3. 心脏病

慢性心、肺疾病是肺栓塞的主要危险因素，25% ~ 50% 肺栓塞患者同时有心、肺疾病，特别是心力衰竭伴心房纤颤患者。以右腔血栓最多见，少数亦源于静脉系统。细菌性栓子除见于亚急性细菌性心内膜炎外，亦可由于起搏器感染引起。前者感染性栓子主要来自三尖瓣，偶尔先天性心脏病患者二尖瓣赘生物可自左心经缺损分流入右心而到达肺动脉。

4. 肿瘤

恶性肿瘤并发肺栓塞仅约 1/3 为瘤栓，其余均为血栓。恶性肿瘤患者易并发肺栓塞的原因可能与凝血机制异常有关。故肿瘤患者肺栓塞发生率高，甚至是首发症状。

5. 妊娠和避孕药

孕妇肺栓塞的发生率比同龄未孕妇女高 7 倍，易发生于妊娠的前 3 个月和围生期。服避孕药的妇女静脉血栓形成的发生率比不服药者高 4 ~ 7 倍。避孕药能引起凝血因子、血小板、纤维蛋白酶系统的活化。羊水栓塞是分娩期的严重并发症。

6. 其他

长骨、髋骨骨折致脂肪栓塞，空气栓塞、寄生虫和异物栓塞等也有报道。没有明显的促发因素时，还应考虑到抗凝因素减少或纤维蛋白溶酶原激活抑制剂的增加。

第二节　病理和病理生理改变

一、病理

肺栓塞可单发也可多发。多部位或双侧性的栓塞更常见。一般认为栓塞更易出现在右侧肺和下叶肺，这可能是由于右肺和下叶肺血流更充沛的关系。栓子可从几毫米至数十厘米，按栓子大小可以分为以下几种。

1. 急性巨大肺栓塞

均为急性发作，肺动脉被栓子阻塞达50%，相当于2个及以上的肺叶动脉被阻塞。

2. 急性次巨大肺栓塞

不到两个肺叶动脉受阻。

3. 中等肺栓塞

即主肺段和亚肺段动脉栓塞。

4. 肺小动脉栓塞

即肺亚段动脉及其分支栓塞。

当肺动脉主要分支受阻时，肺动脉即扩张，右心室急剧扩大，静脉回流受阻，产生右心衰竭的病理表现。若能及时去除肺动脉阻塞，仍可恢复正常，如没有得到正确治疗，并反复发生肺栓塞，肺血管进行性闭塞至肺动脉高压，继而出现慢性肺源性心脏病。血栓溶解几乎伴随着栓塞同时出现，在纤溶系统的作用下，急性肺动脉血栓栓子可在7天至数月内完全或部分溶解。肺梗死与肺栓塞不同，通常无心肺疾病的患者发生肺栓塞后，很少发生肺梗死。这主要是因为肺组织的供氧来自肺动脉、支气管动脉、周围气道，只有当支气管动脉和（或）气道受累时才发生肺梗死。如患者存在慢性心肺疾病，即使小的栓子也易发生肺梗死。

二、病理生理

肺栓塞的病理生理改变，不仅取决于栓子的大小、栓塞的部位和程度，同时还取决于患者的神经体液反应状态和基础心肺功能。主要表现在呼吸功能和血流动力学的影响两方面。

1. 呼吸生理改变

（1）肺泡无效腔增加：肺栓塞时被栓塞区域有通气无血流，造成V/Q失调，无灌注的肺泡不能进行有效的气体交换，故肺泡无效腔增大。

（2）通气功能障碍：较大的肺栓塞可引起反射性支气管痉挛，同时5-羟色胺、缓激肽、血小板活化因子等也促进气道收缩，气道阻力明显增加，使肺泡通气量减少，可引起呼吸困难。

（3）肺表面活性物质减少：在栓塞后24小时最明显，因肺泡张力不能维持，发生萎陷，肺顺应性下降；肺表面活性物质下降又促进肺泡上皮通透性增加，引起局部或弥漫性肺水肿和肺不张，使通气和弥散功能进一步下降。

（4）低氧血症：由于上述原因，低氧血症常见，还有V/Q比例失调、动静脉交通支开放和非梗死区血流增加等原因。

（5）对$PaCO_2$的影响：在肺栓塞患者中由于过度通气，$PaCO_2$下降，表现为呼吸性碱中毒。

2. 血流动力学改变

血流动力学改变主要决定于下列因素。

（1）血管阻塞的程度。

（2）栓塞前心肺疾病状态。

（3）神经体液因素。

栓子堵塞肺动脉后，受机械、神经反射和体液因素的综合影响，肺血管阻力和肺动脉压增高，约70%的肺栓塞患者肺动脉平均压（MPAP）>2.67 kPa，常为3.33～4.00 kPa。当达到5.33 kPa时，可发生急性右心衰竭（即急性肺源性心脏病）。当肺血管被阻塞20%～30%时，开始出现一定程度的肺动脉高压；肺血管床被阻塞30%～40%时，MPAP可达4.00 kPa以上，右心室平均压可增高；肺血管床被阻塞40%～50%时，MPAP可达5.33 kPa，右心室充盈压增加，心脏指数下降；肺血管床被阻塞50%～70%时，出现持续严重的肺动脉高压；阻塞达85%时，出现所谓“断流”现象，可猝死。

第三节　临床表现和实验室检查

一、临床表现

肺栓塞的临床症状和体征常常是非特异性的，且变化大，症状轻重与栓子大小、栓塞范围有关，但不一定成正比，往往与原有心肺疾病的代偿能力有密切关系，可从轻症患者的2～3个到严重患者15～16个肺段不等。

（一）症状

最常见的症状有以下几种。

1. 呼吸困难

尤以活动后明显。栓塞较大时，呼吸困难严重且持续时间较长，为不预后不好表现。呼吸频率40～50次/分。

2. 胸痛

小的周围性肺栓塞常有类似胸膜炎性的胸痛，随呼吸运动而加重，占75%左右。较大的栓子可呈剧烈的挤压痛，位于胸骨后，难以忍受，向肩部和胸部放射，酷似心绞痛发作，约占4%，可能为冠状动脉痉挛所致。

3. 咯血

多在肺栓塞后24小时内发生，量不多，血色鲜红，几日后变为黯红色，占30%。

4. 惊恐

发生率约为55%，原因不清，可能与胸痛或低氧血症有关。

5. 咳嗽

重的或慢性肺栓塞都会出现咳嗽，干咳无痰。

6. 晕厥

约占13%，小的肺栓塞常引发阵发性头晕，这是肺循环功能暂时性失调的表现。急性大块肺栓塞可引起晕厥，这是脑血流降低所致。

（二）体征

1. 一般体征

发热，呼吸加快，心率加快，发绀，黄疸等。

2. 肺部体征

可出现呼吸音减低，哮鸣音，干、湿性啰音，也可有肺血管杂音，其特点是吸气过程杂音增强，部分患者有胸膜摩擦音和胸腔积液的体征。

3. 心脏体征

心动过速往往是肺栓塞患者唯一及持续的体征，肺动脉第二心音亢进，胸骨左缘第二肋间闻及收缩期喷射性杂音，颈静脉充盈、搏动，肝颈反流征阳性。

4. 下肢深静脉血栓的检出是诊断肺栓塞的主要体征

可有下肢肿胀、压痛、色素沉着和浅静脉曲张等。

二、实验室检查

1. 动脉血气分析

肺血管床堵塞15%~20%时可出现低氧血症，发生率76%，而且PaO_2可完全正常；93%有低碳酸血症；86%~95%有$P_{(A-a)}O_2$增大，后二者正常是诊断肺栓塞的反指征。

2. 胸部X线检查

无特异性，仅凭X线片不能确诊或排除肺血栓栓塞症，但是对提供疑诊肺血栓栓塞线索和除外其他疾病具有重要价值。

（1）局部性肺血管纹理变细、稀疏或消失，肺叶透亮度增加。

（2）肺野局部浸润阴影，尖端指向肺门楔形阴影。

（3）肺膨胀不全或肺不张，胸腔积液（少量至中量）。

（4）右下肺动脉干增宽（也可正常或变细）或肺动脉段突出，右心室扩大。

（5）患侧横膈抬高。

3. 心电图

多为一过性改变，动态观察有助于对本病的诊断。常见的心电图改变是QRS电轴右偏，$S_{Ⅰ}Q_{Ⅲ}T_{Ⅲ}$型，肺型P波，右心前区导联及Ⅱ、Ⅲ、aVF导联T波倒置，顺钟向转位至V_5，完全性或不完全性右束支传导阻滞。大多数患者心电图正常，或仅有非特异性改变，因此，ECG正常不能排除本病。

4. 核素肺通气及灌注（V/Q）显像

为无创伤性、简便、安全、敏感性较高的方法，主要用于筛查临床疑诊为肺栓塞的患者。灌注显像是用标记药物^{99m}Tc-MAA（人血浆白蛋白聚合颗粒），通过血流到达肺循环，通过扫描可以发现被阻塞的肺动脉供应区放射性分布稀少或缺损，但肺灌注显像的假阳性率较高。如与肺通气显像或X线胸片结合，可明显降低假阳性率，使诊断的准确率达87%~95%。肺血流灌注结合肺通气显像或结合X线胸片对PTE诊断标准如下。

（1）高度可能性：①大于或等于2个肺段的血流灌注稀疏、缺损区，同一部位的肺通气显像与X线胸片均未见异常；或肺血流灌注缺损面积大于肺通气或X线胸片异常的面积。②1个较大面积（1个肺节段的75%以上）和2个以上中等面积（1个肺节段的25%~75%）的肺血流灌注稀疏、缺损区，同一部位的肺通气显像与X线片检查正常。4个以上中等面积肺血流灌注稀疏、缺损区，同一部位的肺通气显像和X线胸片检查正常。

（2）中度可能性：①1个中等面积，2个以下较大面积的肺血流灌注稀疏、缺损区，同一部位的肺通气显像和X线胸片正常。②出现在肺下野的血流灌注、通气显像均为放射性分布减低、缺损区，与同一部位X线胸片病变范围相等。③1个中等面积的肺血流灌注，通气缺损区，同一部位的X线胸片检查正常。④肺血流灌注、通气显像均为放射性分布减低、缺损区，伴少量胸腔积液。

（3）低度可能性：①肺多发的“匹配性”稀疏、缺损区，同一部位X线胸片检查正常。②出现在肺上、中叶的肺气流灌注，通气缺损区，同一部位X线胸片正常。③双肺血流灌注、通气显像均为放射性分布减低、缺损，伴大量胸腔积液。④肺血流灌注稀疏、缺损面积小于X线胸片显示阴影的面积，肺通气显像正常或异常。⑤肺内出现条索状血流灌注稀疏、缺损，通气显像正常或异常。⑥4个以上面积较小（1个肺节段的25%以下）的肺血流灌注稀疏、缺损区，通气显像正常或异常，同一部位X线胸片检查正常。⑦非节段性肺血流灌注缺损。

5. 超声心动图

经胸与经食管二维超声心动图能直接显示肺栓塞的征象，前者适用于肺动脉主干及其左右分支栓塞；后者为右心室扩大，室间隔左移，左心室变小，呈“D”形，右心室运动减弱，肺动脉增宽，三尖瓣反流及肺动脉压增高等。

6. CT 肺动脉造影（CTPA）

由外周浅静脉快速注入碘造影剂，造影剂经腔静脉回流，以首次通过的方式使肺动脉显影，通过 CT 扫描而成像的方法。CTPA 通常应用螺旋 CT（SCT）或电子束 CT（EBCT）进行扫描。由于 CTPA 检出肺栓塞敏感性与特异型可达 95%，多数学者认为 CTPA 可作为急性 PTE 临床一线筛查方法。

CTPA 还可以做栓塞的定量分析。分析的结果与临床严重程度有很好的相关性，对准确进行临床分型、指导治疗有潜在价值。

CTPA 诊断肺栓塞的依据有直接征象和间接征象。

（1）直接征象：指血栓的直接征象，在纵隔窗观察。①管腔部分性充盈缺损：表现为肺动脉及其分支内充盈缺损影，呈圆形、半圆形等。②管腔梗阻：肺动脉及其分支的部分或完全性梗阻。肺动脉及其分支完全闭塞且管腔缩小者为慢性 PTE 征象。③飘浮征：血栓游离于肺动脉腔内，又称轨道征，多为新鲜血栓征象。④马鞍征：条状血栓骑跨于左右肺动脉分支部，呈马鞍形充盈缺损，为新鲜血栓征象。⑤管壁不规则：主肺动脉及左右肺动脉管壁不规则，为慢性 PTE 征象。⑥血栓钙化：为慢性 PTE 征象，较少见。

（2）间接征象：指造成肺组织心脏，特别是右心房、右心室和体肺循环的继发改变，在肺窗或纵隔窗观察。①肺血管分布不均匀。②肺实质灌注不均匀形成马赛克征。③肺梗死征象：早期为三角形实质变影，反映肺出血、肺不张；中期可以坏死溶解形成空洞；晚期可形成陈旧纤维条索，可并存胸腔积液，膈肌升高。④主动脉增粗、右心室扩大等肺动脉高压征象。⑤右心功能不全的表现：右心房、右心室增大，腔（奇）静脉扩张，胸腔积液或并存心包积液。⑥胸膜改变：可见胸腔积液等。

7. 磁共振血管造影（MRPA）

二维增强 MR 血管造影（MRA）是另一种无创性检查方法，用它进行 MR 肺动脉造影（MRPA）可准确地检出 PTE 主肺动脉、肺叶动脉及肺段动脉内的栓子，对亚段肺动脉水平的栓子检出能力还有待于进一步研究。MRPA 无放射性损害，很少引起过敏反应，使用对比剂［钆-二乙烯三胺五乙酸（Gd-DTPA）］无肾脏不良反应，检查简便、易行、经济，患者无须住院。MR 影像显示的形态学改变：①肺动脉增粗或右心室增大。②黑血序列中肺动脉内流空信号消失或出现软组织信号。③亮血序列中肺动脉内有充盈缺损。

MRPA 显示的形态学改变：①肺动脉内充盈缺损。②肺动脉分支中断。③血管缺支。④未受累血管扭曲、增粗。

8. 血浆 D-二聚体

D-二聚体是交联纤维蛋白在纤溶系统作用下产生的可溶性降解产物，血栓时因血栓纤维蛋白溶解使其增高，D-二聚体对急性肺血栓栓塞症诊断敏感性 92%，特异性 40%。因手术、肿瘤、炎症感染、组织坏死等情况均升高，若其含量低于 500 μg/L，可基本除外肺血栓栓塞症。

9. 肺动脉造影（PA）

PA 始终被认为是诊断肺栓塞最可靠的方法和“金标准”，其敏感性可达 98%，特异型性为 95%~98%。征象为肺动脉内有充盈缺损或血管中断；局限性肺叶、肺段血管纹理减少或呈剪枝征象；造影过程中动脉期延长，肺静脉的充盈和排空延迟。作为一种有创检查技术，肺动脉造影有一定危险性，因此造影前要权衡利弊，慎重考虑，应严格掌握其适应证。

10. 下肢深静脉检查

肺栓塞的栓子 70%~90% 来自下肢深静脉，故下肢深静脉的检查对诊断和防治肺栓塞十分重要。①深静脉造影：可清楚显示静脉堵塞的部位、性质、程度、范围和侧支循环以及静脉功能状态，但可致局部疼痛、过敏反应及静脉炎加重，因此传统静脉造影目前已较少应用。②放射性核素静脉造影：与传统静脉造影符合率达 90%。③血管超声多普勒检查：准确性为 88%~93%。④肢体阻抗容积图：与静脉造影的符合率为77%~95%。

第四节 诊断及鉴别诊断

一、诊断

凡有可以引起肺栓塞的原因，如外科手术、分娩、骨折、心脏病（尤其是合并心房纤颤）的患者，突然发生呼吸困难、胸痛、咯血、发绀、心悸、休克、晕厥等症状，而没有其他原因者应考虑有肺栓塞，但有典型肺栓塞征象的患者不多。患者通常仅有一两个提示可能有肺栓塞的症状，如突发“原因不明”的气短，特别是劳力性呼吸困难，当伴有一侧或双侧不对称性下肢肿胀、疼痛者更需考虑有肺栓塞的可能。需进一步做心电图、胸片、核素肺扫描、CT 或 MR 血管造影，必要时行肺动脉造影以明确诊断。

血栓栓塞性疾病的诊断问题一直是近年来的研究热点。在新近完成的 PTE 诊断前瞻性研究（PIOPED）Ⅱ中，多排螺旋 CT 肺动脉造影（CTPA）联合 CT 静脉造影（CTV）诊断 PTE 的敏感性高于单纯 CTA（90% *vs* 83%）。当临床与 CTA 结果不符时需作进一步检查。PIOPED Ⅱ的研究者们建议对所有疑诊 PTE 患者根据临床评估进行分层。D-二聚体检查阴性结合低或中度临床概率可排除 PTE。如果通过上述检查 PTE 不能除外，建议继续行 CTPA 或 CTPA/CTV 检查，以 CTPA/CTV 检查为宜。当临床评估与 CTPA 检查结果不一致时，建议根据临床评估的结果做进一步检查。对妊娠妇女，多数研究者建议首选 V/Q 扫描。PIOPED Ⅰ研究阐明了肺通气灌注扫描在肺栓塞诊断中的价值；PIOPED Ⅱ的研究目的则在于着重阐明 CTPA/CTV 的作用；PIOPED Ⅲ研究亦正在进行当中，主要是评价钆增强 MRA 造影在 PE 诊断中的特异性和灵敏度。来自 PIOPED 研究者的推荐意见将给肺栓塞的诊断和治疗带来巨大影响。

二、鉴别诊断

肺栓塞主要与下列疾病鉴别。

1. 肺炎

发热、咳嗽、血常规白细胞升高、X 线胸片示肺浸润性阴影，易与肺栓塞相混淆。如能注意较明显呼吸困难，下肢静脉炎，X 线胸片显示反复的浸润阴影的呼吸困难，下肺纹理减少以及血气异常等，应疑有肺栓塞，再进一步做肺通气/灌注显像等检查，多可予鉴别。

2. 结核性胸膜炎

约 1/3 肺栓塞患者可发生胸腔积液，易被诊断为结核性胸膜炎。但是并发胸腔积液的患者缺少结核病的全身中毒症状，胸腔积液常为血性，量少，消失也快，X 线胸片可同时发现吸收较快的肺浸润或梗死等阴影。

3. 术后肺不张

可能与术后并发的肺栓塞相混淆，周围静脉检查正常有助于区别，需要时可做放射性核素肺灌注扫描或动脉造影鉴别。

4. 冠状动脉供血不足

典型者有劳力性心绞痛，而无劳力性呼吸困难。约 19% 的肺梗死可发生心绞痛，原因有：①巨大栓塞时，心排血量明显下降，造成冠状动脉供血不足、心肌缺血。②右心室压力升高，冠状动脉中可形成反常栓塞（或矛盾栓塞）。故诊断冠状动脉供血不足时，如发现患者有肺栓塞的易发因素，则需考虑肺栓塞的可能性。

5. 夹层动脉瘤

多有高血压病史，疼痛部位广泛，与呼吸无关，发绀不明显，超声心电图检查有助于鉴别。

6. 慢性阻塞性肺疾病合并肺源性心脏病

有时会与慢性栓塞性肺动脉高压混淆，但仔细询问病史，进行肺功能和 $PaCO_2$ 测定两者不难鉴别。如肺动脉高压伴有严重低氧血症，而 $PaCO_2$ 不随之上升甚至降低，肺通气功能、肺容量也大致正常时，应警惕慢性血栓栓塞性肺动脉高压。

7. 原发性肺动脉高压（PPH）

与慢性血栓栓塞性肺动脉高压难以鉴别，但肺灌注显像正常或普遍稀疏有助于 PPH 诊断，最后鉴别有赖于开胸肺活检。

8. 其他疾病

急性心肌梗死、心肌炎、降主动脉瘤破裂、心包填塞、急性左心衰竭、食管破裂、气胸、纵隔气肿、支气管哮喘、骨折、肋软骨炎和高通气综合征等也可表现呼吸困难、胸痛，应与肺栓塞鉴别。

第五节　治疗

治疗原则是对高度疑诊肺血栓栓塞症但不具备确诊条件或病情暂不能进行相关确诊时，在比较充分排除其他疾病的可能，并无显著出血风险的前提下，可考虑溶栓和抗凝治疗，以免延误病情。

1. 一般治疗

（1）严密的生命体征和心电图监测。

（2）大面积肺血栓栓塞症要入住监护病房，绝对卧床，防栓子再次脱落，保持大便通畅。

（3）对症处理疼痛、发热。

2. 呼吸循环支持治疗

（1）吸氧治疗：严重呼吸衰竭时用无创面罩机械通气或气管插管通气，避免气管切开，以免影响溶栓抗凝治疗。

（2）循环治疗：①对右心功能不全，正排血量下降但血压尚正常者给予一定的肺血管扩张和正性肌力药物，如多巴酚丁胺和多巴胺。②出现血压下降者可增大多巴酚丁胺和多巴胺的剂量或用间羟胺、肾上腺素治疗。

3. 溶栓治疗

适用于大面积肺栓塞［即因栓塞所致休克和（或）低血压］的病例，对于次大面积肺栓塞，即血压正常但超声心动图显示右心室运动功能减退的病例，若无禁忌证可以进行溶栓，对于血压和右心室运动均正常的病例不推荐进行溶栓，溶栓的时间窗一般定为 14 天。

绝对禁忌证有活动性内出血。相对禁忌证有 2 周内的大手术、分娩、器官活检或不能以压迫止血部位的血管穿刺，2 个月内的缺血性脑卒中；10 天内的胃肠道出血；15 天内的严重创伤；1 个月内的神经外科或眼科手术；难于控制的重度高血压（收缩压 >180 mmHg，舒张压 >110 mmHg）；近期曾行心肺复苏；血小板计数低于 10 000/mm^3；妊娠；细菌性心内膜炎；严重肝肾功能不全；糖尿病出血性视网膜病变等。对于大面积 PTE，属上述绝对禁忌证。

主要并发症为出血，溶栓前配血，宜置外周静脉套管针，避免反复穿刺血管。

以下方案与剂量供参考使用。

（1）尿激酶：负荷量 4 400 IU/kg，静脉推注 10 分钟，随后以 2 200 IU/（kg·h），持续静脉滴注 12 小时，另可考虑 2 小时溶栓方案；以 20 000 IU/kg 量持续滴注 2 小时。

（2）链激酶：负荷量 250 000 IU，静脉注射 30 分钟，随后以 100 000 IU/h，持续静脉滴注 24 小时。链激酶具有抗原性，故用药前需肌内注射苯海拉明或地塞米松，以防止过敏反应。

（3）rt-PA：50～100 mg 持续静脉滴注 2 小时，使用尿激酶、链激酶溶栓期间勿用肝素。对以 rt-PA 溶栓时是否需停用肝素无特殊要求。溶栓治疗结束后，应每 2～4 小时测定一次凝血酶原时间或活化部分凝血酶时间（APTT）。

4. 抗凝治疗

当 APTT 水平低于正常值的 2 倍时，即应重新开始规范的肝素治疗。为 PTE 的基本治疗方法，抗凝药物主要有肝素、低分子肝素和华法林。抗血小板药物的抗凝作用尚不能满足 PTE 或 DVT 的抗凝要求。

（1）肝素：临床疑诊 PTE 时，即可使用肝素或低分子肝素进行有效的抗凝治疗。应用肝素/低分子肝素前应测定基础APTT、凝血酶原时间（PT）及血常规（含血小板计数、血红蛋白）；注意是否存在抗凝的禁忌证，如活动性出血、凝血功能障碍、未控制的严重高血压等。对于确诊的PTE病侧，大部分为相对禁忌证。普通肝素的推荐用法：予3 000～5 000 IU或接80 IU/kg静脉推注，继之以18 IU/（kg·h）持续静脉滴注。在开始治疗后的最初24小时内每4～6小时（常为6小时）测定APTT，根据APTE调整剂量，尽快使APTT达到并维持于正常值的1.5～2.5倍。达稳定治疗水平，改每天测定APTT 1次。使用肝素抗凝务求有效水平。若抗凝不充分将严重影响疗效并可导致血栓复发率的显著增高。

肝素亦可用皮下注射方式给药，一般先予静注负荷量3 000～5 000 IU，然后按250 IU/kg剂量每12小时皮下注射1次。调节注射剂量使在下一次注射前1小时内的APTT达到治疗水平。

APTT并不是总能可靠地反映血浆肝素水平或抗栓效果。若有条件测定血浆肝素水平，使之维持在0.2～0.4 IU/mL（鱼精蛋白硫酸盐测定法）或0.3～0.6 IU/mL，作为调整肝素剂量的依据。

肝素可能会引起血小板减少，若血小板持续降低达30%以上，或血小板计数 $<100\ 000/mm^3$，应停用肝素。

（2）低分子肝素（LMWH）：不需监测APTT和调整剂量，但对过度肥胖者或孕妇监测血浆抗Ⅹa因子活性，并据调整用量。

法安明：200 anti-ⅩaIU/（kg·d）皮下注射。单次剂量不超过18 000 IU。

克赛：1 mg/kg皮下注射，12小时1次：或1.5 mg/（kg·d）皮下注射，单次总量不超过180 mg。

速避凝：86 anti-ⅩaIU/（kg·d）皮下注射。

肝素或低分子肝素须至少应用5天，对大面积PTE或髂股静脉血栓，肝素需用至10天。

华法林：可以在肝素开始应用后的第1～第3天加用。初始剂量为3.0～5.0 mg。由于肝素需至少重叠4～5天，当连续两天测定的国际标准化比率（INR）达到2.5（2.0～3.0）或PT延长至1.5～2.5倍时，即可停止使用肝素，单独口服华法林治疗。疗程3～6个月。对于栓子来源不明的首发病例，需至少给予6个月的抗凝治疗；对癌症、抗凝血酶Ⅲ缺乏、复发性静脉血栓栓塞症、易栓症等，抗凝治疗12个月或以上，甚至终身抗凝。妊娠期间禁用华法林，可用肝素或低分子量肝素治疗。

5. 其他

肺动脉血栓摘除术，经静脉导管碎解和抽吸血栓，静脉滤器。

第十章

肺创伤

第一节　肺挫裂伤

一、概述

肺挫伤多由钝性胸部损伤造成，致伤外力导致肺泡周围毛细血管破裂，造成肺泡内出血或形成血肿。而肺裂伤多由穿透性胸伤造成，致伤外力导致肺组织破裂。肺挫伤和肺裂伤两种伤情往往同时存在，互相重叠，因此也统称为肺挫裂伤。

二、病因及发病机制

肺挫裂伤的发生率占胸外伤的30%~75%，常见于胸部撞击伤、挤压伤、锐器或火器伤，多伴有肋骨骨折、血气胸或其他部位伤。其发生机制除暴力直接作用外，还与冲击波作用有关。当致伤暴力作用于胸壁后，胸腔容积缩小，胸膜腔内压力增高，压迫肺脏，引起肺泡周围毛细血管破裂出血，外力消除后，受压变小的胸廓反弹恢复原状，迅速产生一种胸内负压，又加重了伤处肺组织的损伤。

三、病理生理和病理

（一）低氧血症

1. 血气屏障改变

肺挫裂伤后肺泡及间质充血、水肿，使肺泡间隔变厚，氧和二氧化碳通过血气屏障的弥散距离增加，影响红细胞氧合，使肺静脉血氧饱和度降低及二氧化碳潴留。

2. 肺通气/血流比例失调

肺挫裂伤时肺泡表面活性物质减少，肺顺应性降低，肺泡通气量减少，导致通气血流比失调，而引起低氧血症；另外肺挫裂伤后由于肺实质结构的破坏，肺泡和间质出血、水肿，以及气管及支气管黏膜因挫伤刺激分泌物增多而引起肺不张，加重通气血流比例失调。

（二）心功能改变

肺挫裂伤导致低氧血症，机体代偿性加快心率及增加心排出量，若低氧血症长时间得不到纠正，心脏失代偿可导致心力衰竭，进一步引起组织灌注不足及乳酸增高，在呼吸性酸中毒基础上产生代谢性酸中毒，形成恶性循环。

四、临床表现及辅助检查

肺挫裂伤依伤情的轻重，临床上大致可分3级。

1. 一级

伤员全无症状和体征而仅有X线检查改变，影像学显示一侧或双侧肺野内有边缘模糊的斑块状影。

血气分析 PaO_2 轻度降低（25～35 mmHg），吸氧时 PaO_2 仍可大于 80 mmHg。

2. 二级

伤员呼吸费力，心率增加，出现痰中带血和口唇发绀，听诊肺湿啰音较多。影像学显示一侧或双侧肺野内有斑片状影，$PaCO_2$ 增高 >45 mmHg，在吸氧情况下 PaO_2 <80 mmHg。

3. 三级

伤员严重呼吸费力，心率快，咳出较多泡沫性血痰或咯血，口唇发绀明显。听诊患侧肺干、湿啰音明显。影像学显示一侧肺或双肺大面积浸润阴影（图 10-1），血气分析：PaO_2 明显降低（<60 mmHg），吸纯氧难以提高；血 pH 明显降低；$PaCO_2$ 明显升高（>60 mmHg）。故定期检查血气分析，是检测肺挫裂伤的主要根据。

五、诊断及鉴别诊断

肺挫裂伤可形成肺血肿及创伤性肺假性囊肿，其发生机制尚不清楚，可在伤后数小时或数天内出现，可无明显症状或特征。部分患者可有咳嗽、咯血、低热等症状，但多不严重，体格检查无阳性发现，诊断主要依靠 X 线胸片或 CT 扫描检查（图 10-1）。肺内血肿表现为边缘清楚的密度增高圆形阴影，多位于肺之周边部，直径在 1～10 cm 不等。血肿常在数周或数月内逐步缩小至完全吸收。创伤性假性囊肿的 X 线及 CT 表现为肺野出现透亮的空腔影，呈圆形或椭圆形，边缘清楚，由于囊腔壁无上皮覆盖，空气可自行吸收。

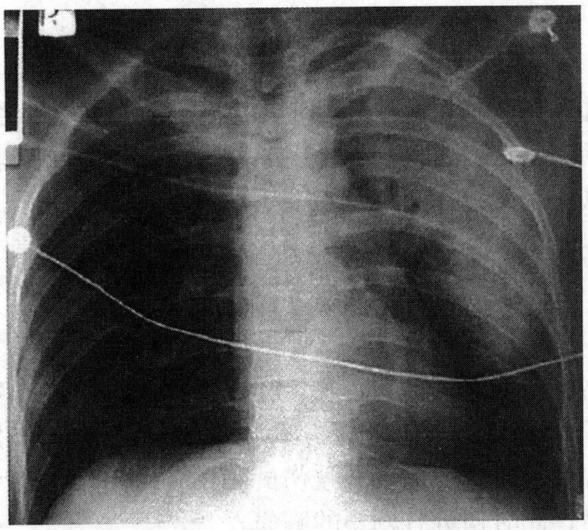

图 10-1　肺挫裂伤影像学表现

患者男性，45 岁，交通事故导致钝性胸伤入急诊，咳出较多泡沫血性痰，口唇发绀明显，听诊左肺遍布干、湿啰音，影像学显示左肺上叶大面积浸润阴影

六、治疗及预后

一级肺挫裂伤，无须特殊治疗，能够很快好转。二至三级肺挫裂应及有效地进行处理。

1. 保持呼吸道通畅

鼓励咳嗽咳痰，及时行纤维支气管镜吸痰清除气管内分泌物。

2. 对症治疗

止痛、吸氧、解痉、抗感染等。

3. 糖皮质激素

早期、大剂量、短程应用糖皮质激素。

4. 限制静脉晶体液入量

限制小分子及晶体液的输入，适量输注白蛋白、血浆或全血等液体，适当应用利尿剂，必要时应用洋地黄等维持心功能。

5. 机械通气

若患者出现呼吸困难和低氧血症，经无创呼吸机治疗后 PaO_2 <60 mmHg，应进行气管插管，进行机械通气治疗。

6. 手术治疗

出现下列情况，应开胸探查：活动性出血；严重漏气，提示支气管损伤；危及生命的大咯血。手术方式根据术中的探查情况而定。

七、诊治精要

（1）胸部钝性伤病史及影像学发现肺部片状或团块状阴影提示肺挫裂伤。

（2）吸氧、止痛和呼吸道清洁是治疗的基础，同时注意限制晶体和小分子液体的输入。

（3）积极诊断和治疗并发损伤是救治成功的关键。

（4）动态观察影像学表现和做动脉血气分析，特别应警惕发展成为呼吸衰竭，必要时气管插管、呼吸机辅助呼吸。

第二节　气管、支气管损伤

一、概述

气管、支气管损伤占胸外伤的1%~6%，其发生率呈逐年上升趋势。交通事故是主要致伤原因，严重者迅速发生低氧血症，初期症状轻者也可能后期发生气管、支气管狭窄。气管、支气管损伤还可能并发胸内大血管损伤或张力性气胸，延误诊断治疗可能迅速导致死亡。

二、病因及发病机制

（一）钝性胸伤

如车祸、高处坠落、钝器撞击胸部所引起。轻者呼吸困难的症状并不明显，气管、支气管损伤被易于发现的浅表损伤（如胸壁软组织挫伤或肋骨骨折）所掩盖。重者在短时间内发生呼吸衰竭，如果诊治不及时可能发展成为急性呼吸窘迫综合征，导致伤员死亡（图 10-2）。另外，还可能并发胸腔内大血管损伤，如主动脉假性动脉瘤，此时伤员有剧烈的胸痛。

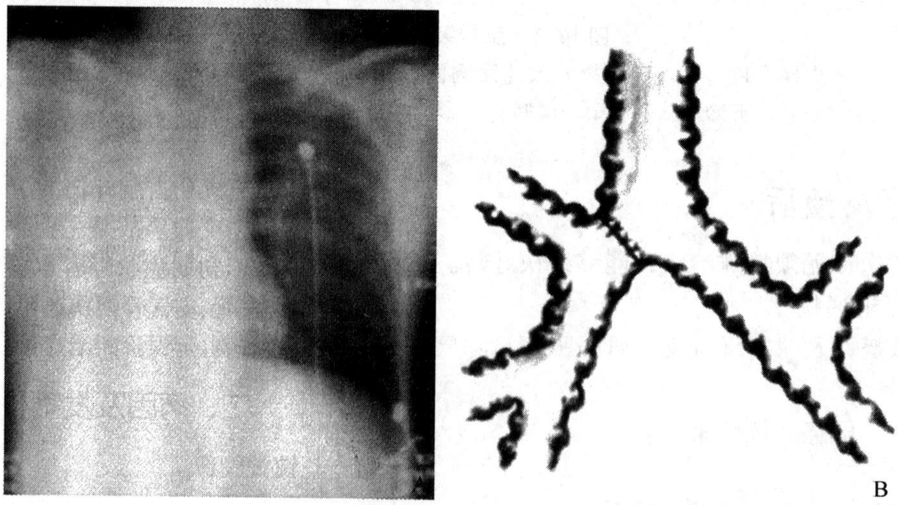

B

图 10-2

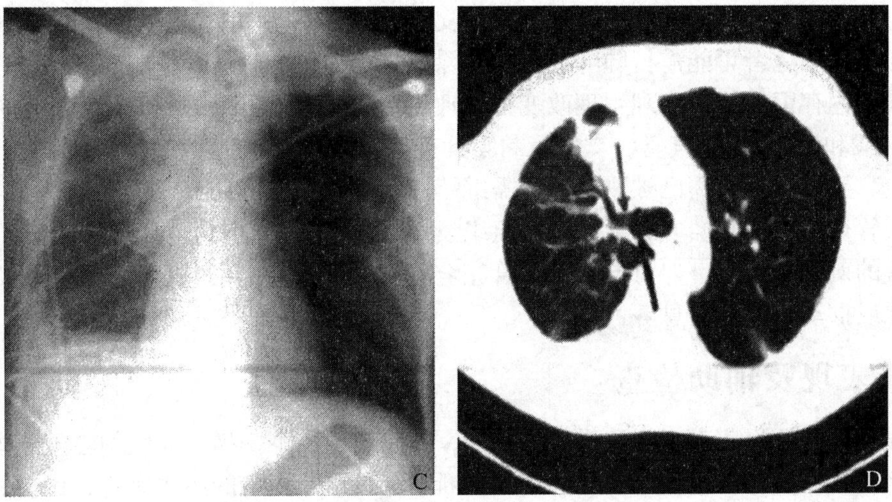

图 10-2　气管、支气管损伤影像学表现

A. 患者男性，31 岁，在汽车追尾事故中前胸壁撞击方向盘后出现呼吸困难，X 线胸片示右侧全肺不张；B. 经纤维支气管镜检查证实右主支气管断裂，行急诊手术，术中修剪支气管断端后重新吻合；C、D. 术后复查胸片及 CT 示右肺复张

（二）穿透性胸伤

锐器，如刀具、破裂的玻璃、钢筋等，造成的气管、支气管损伤分布于伤道上，因此较易诊断。而枪弹穿透胸部后，在人体内翻滚、旋转，伤道曲折，造成的气管、支气管损伤诊断较为困难。

（三）异物性损伤

多由于外源性异物经口腔误吸进入气管、支气管造成损伤。常见的可能造成气管、支气管损伤的异物包括：①植物类，如花生仁、瓜子及豆类食品等。②动物类，如各种动物之骨片、蛋壳等。③金属类，如大头针、铁钉、发卡、硬币、钢球等。④化学合成类，如笔套、纽扣或瓶塞等。异物在气道内停留的部位与其大小、形状、重量、误吸异物时患者的体位及解剖等因素有关。体积较大者常停留于气管或患侧主支气管；较小的异物则易进入肺叶或肺段支气管内。停留于主支气管或下叶支气管内者最常见，而右主支气管异物的发生率较左主支气管的发生率高 2～3 倍。

（四）医源性损伤

在治疗和检查过程中引起的气管、支气管损伤有以下几种类型。

1. 气管插管

长时间气管插管压迫可引起气管狭窄或软化。

2. 气管切开术

因气管切开造口过大或切开处感染造成组织坏死缺损或呼吸机系统的杠杆作用力压迫气管，可引起气管壁坏死、软化，或肉芽组织增生引起气管狭窄或阻塞。

3. 支气管镜检查

硬式气管镜检查所致气管狭窄的发病率较高。软式支气管纤维镜的狭窄发生率明显降低，但镜头顶端通过紧缩的环咽肌时易损伤气管。若为瘢痕体质患者，行黏膜下活检或激光、冷冻治疗时，可引起气管、支气管肉芽组织增生，重者导致气管狭窄。

三、病理生理和病理

轻度损伤时肺的通气功能基本正常，对症处理后常可自愈。中重度损伤时气道的完整性被破坏，伤后立即出现一侧或双侧张力性气胸、纵隔气肿及面颈部广泛皮下气肿。如不及时处理，常可因急性呼吸功能不全或衰竭而死亡。若延误诊断，部分患者即使度过急性期，因气管、支气管损伤处的黏膜对合不良或完全分离，该处形成大量肉芽组织可致气管、支气管狭窄或完全阻塞。阻塞局限者可行气管、支气管袖状切除术，阻塞广泛者可能需行肺叶或全肺切除术。

气管、支气管内存留异物的病理生理改变视其理化性质及气道阻塞的程度而定。植物类异物富含游离脂肪酸（亚麻酸和油酸），对气管、支气管黏膜具有很强的刺激性，可使呼吸道黏膜产生较重的急性弥漫性炎性反应。重者即使异物已被取出，亦需继续治疗相当时日方可痊愈。金属类异物易氧化锈蚀，有时可穿透支气管壁而进入肺实质，导致局部组织溃烂或肉芽组织形成。动物类和化学合成类异物对气管、支气管黏膜的刺激性虽小，但可导致支气管完全阻塞或部分阻塞，引起远端肺组织炎症、化脓、肺不张、纵隔移位或摆动，甚至窒息。

四、临床表现及辅助检查

气管、支气管损伤的临床表现因致伤因子不同，临床表现也不一样，症状的轻重、体征的有无与损伤部位及邻近组织的伤情密切相关。由于认识的不断加深、诊疗设备的逐步完善，该病的诊断率和治愈率较前已有明显提高。

（一）典型临床表现

1. 纵隔气肿型

多见于气管损伤，因气管破口与胸膜腔不交通，故以纵隔气肿为主要表现而并不出现气胸，在伤员的上胸部、颈部和面部出现皮下气肿，同时可有痰中带血。

2. 血气胸型

气管或支气管损伤的破口与胸膜腔相交通，造成血气胸，患者有呼吸困难，咳嗽、咳血痰或咯血；体格检查伤侧胸部饱满，肋间隙增宽，呼吸运动减弱；叩诊患侧气胸部位呈鼓音而血胸部呈浊音；听诊呼吸音消失。此型易发展成为张力性气胸，伤员在短时间内出现颜面、口唇发绀，血压下降，甚至发生休克。

3. 混合型

患者伤后除血气胸的典型症状及体征外，还有纵隔气肿及面颈部皮下气肿。若胸壁损伤较重，则有开放性气胸的表现。该型患者病情重而复杂，诊断及治疗较单一型者困难。

4. 气管、支气管内异物型

（1）气管异物：异物经声门进入气道时，患者因喉痉挛而出现吸气性呼吸困难及刺激性咳嗽，并表现为面部潮红、憋气、恶心或口唇发绀。异物进入气管后，上述症状缓解，但因异物在气管内随呼吸而上下运动，患者可出现呛咳。当异物随气流撞击声门下区时，可产生拍击声，同时于咳嗽、哭泣或呼气末在颈部可闻及或扪到异物碰撞的震动感，胸部听诊正常或患侧呼吸音低，偶可闻及哮鸣音。若异物体积较大或为豆类植物性异物，在气管内停留时间过久，吸收水分后体积膨大，常嵌顿于气管隆嵴处，造成一侧或双侧主支气管开口堵塞，可出现严重呼吸困难。有时因突发性剧烈咳嗽致异物随气流上冲，嵌顿于声门处而窒息死亡。

（2）支气管异物：异物停留在相应大小支气管内的时间过长，异物周围及阻塞远端的肺组织可发生感染或肺不张，并出现相应的临床症状和体征。

（二）辅助检查

1. X 线检查

胸部 X 线片可见肺不张、气胸、血气胸、纵隔气肿、广泛皮下气肿及肋骨骨折等。肺呈垂肺征（患侧肺组织萎陷下垂于心膈角处）是支气管断裂的特征性表现。若为火器伤，X 线片上可见弹头、弹片等；如为气管、支气管异物可见不透 X 线的异物阴影。对可透 X 线的异物，应根据异物引起的并发症如肺炎、肺不张、纵隔移位等临床征象，结合病史进行诊断。必要时，行支气管断层摄影可明确诊断。

2. CT 扫描检查

对疑有气管、支气管损伤而不宜行支气管断层摄影或纤维支气管镜检查的患者应行胸部 CT 扫描检查（图10-2）。特别是三维成像的螺旋CT或高速CT扫描，可明确气管、支气管断裂部位或异物所在部位。

3. 纤维支气管镜检查

若患者心肺功能稳定，可行纤维支气管镜检查，以了解气管、支气管损伤部位、伤情程度（部分性或完全性断裂），以及异物大小、性质及部位等。对并发有颈椎损伤者，该检查应慎用。

4. 血气分析

气管、支气管损伤时，因有通气功能损害而出现低氧血症和高碳酸血症。

5. 实验室检查

伤后早期白细胞计数可出现反应性升高，并发有感染时，则增高更加明显。慢性期若并发有阻塞性肺炎、肺不张、肺脓肿、脓胸或胸壁伤口感染，白细胞计数明显增高，并有核左移。并发大血管损伤者，血红蛋白及红细胞比积降低。

6. 血管造影

X线片、CT检查疑及胸腔内大血管损伤，体检有上肢或下肢动脉搏动减弱或消失者，应行血管造影检查。

7. 彩色多普勒检查

该检查无创、方便，重复性强。可明确纵隔肿块的性质、血管壁是否完整、心脏有无损伤，以及心包腔及胸膜腔有无积血等。

五、诊断及鉴别诊断

诊断应仔细询问病史，了解致伤原因、部位、临床表现及体征，检查患者有无呼吸困难、皮下气肿、纵隔气肿、咯血、气胸、血气胸和肋骨骨折等。对血气胸患者，行急诊胸腔闭式引流，对影像学显示肺不张，或肺已复张，但拔除胸腔闭式引流管后不久又出现肺不张者，应高度怀疑有气管或支气管损伤。纤维支气管镜检查是区分肿瘤性支气管狭窄与创伤性支气管狭窄的重要检查手段。

六、治疗及预后

（一）紧急处理

（1）保持呼吸道通畅，辅助患者咳嗽排痰。

（2）面罩或鼻导管吸氧，必要时气管插管行呼吸机辅助呼吸。

（3）有皮下气肿及纵隔气肿者，可在颈胸部、皮下刺入数枚粗针头排除皮下积气。在胸骨切迹上方切开颈前筋膜，以缓解或减轻纵隔气肿。

（4）对张力性气胸者，应紧急安置胸腔闭式引流管排气减压，促进肺复张，改善肺功能。

（5）气管、支气管异物自行咳出的概率极低。因此，应及时诊断，尽早取出异物。其常用方法有：①直接喉镜下取出异物。部分气管或声门下活动性异物可在直接喉镜下取出。②硬质气管镜下取出异物。多数气管、支气管异物可通过支气管镜取出。对易脆异物，可通过气管镜分次取出，对边缘不规则或较锐利的异物不可强行取出，以免损伤气管壁或邻近组织。③纤维支气管镜取出异物。纤维支气管镜顺应性好，顶端直径小，可达段和亚段支气管开口，了解异物的性质、大小及部位，但所备异物钳较小，临床应用受到一定限制。

（二）手术治疗

（1）气管、支气管部分裂伤，气管、支气管伤口很小者，行胸腔闭式引流术后，因气道内压下降，患侧肺组织膨胀，常可自行愈合。若裂口较大，胸腔闭式引流胸管内有大量气体不断溢出，胸片显示萎陷肺未复张，应剖胸手术修复。

（2）对于气管、支气管完全断裂者，应行急诊手术修补，分离支气管时注意避免误伤肺动脉，修剪支气管两断端，吸除远端气管或支气管内的积血及分泌物，然后可用3-0 prolene线做连续缝合，重建气道的连续性。采用周围的胸膜组织、带蒂肌瓣或带蒂大网膜覆盖吻合口，可能降低吻合口瘘的发生率。通过细致的分离与修剪，绝大多数气管、支气管断裂可以修复，而无须做肺叶或全肺切除。

（3）对于陈旧性气管、支气管断裂伤的处理，因其病变时间长，断端回缩及肉芽或瘢痕组织形成，手术难度大。术中应细心游离两断端支气管，断端修剪范围不超过0.5 cm，吸净远端支气管内分泌物或残存血液，用消毒气管导管插入远端支气管内进行通气试验，了解伤侧肺组织的膨胀情况。若肺组织通气良好，可吻合支气管断端。用胸膜、带蒂肌瓣或大网膜覆盖吻合口可能减少吻合口瘘的发生率。若伤侧肺感染或肺已纤维化，通过试验无法复张时，应行肺叶或全肺切除术。

（4）支气管膜部切开异物摘除术。进胸后暴露支气管膜部，探查时勿用力挤压，以防异物滑动改变位置。纵切支气管膜部，取出异物，吸净支气管内分泌物，间断缝合膜部切口，并用纵隔胸膜覆盖。

（5）对于异物取出加肺叶切除术患者，异物在支气管内存留时间过长已引起远侧肺不张，但绝大多数情况下取出异物后患肺功能都可以恢复，因此应尽量避免做肺叶切除术。仅在特殊情况时行肺叶切除术，如远侧肺因继发感染、纤维化或支气管扩张症等原因而无法复张。

七、诊治精要

（1）气管、支气管损伤的预后与损伤程度轻重以及是否及时诊治关系密切，早诊、早治预后良好。

（2）胸部创伤患者出现全肺或肺叶不张或持续漏气提示支气管损伤，应积极通过纤维支气管镜检查进行诊断。部分患者可能在创伤发生后数月甚至数年才逐渐发生气管、支气管狭窄，询问创伤病史对于这部分患者的诊断十分重要。

（3）绝大多数的气管、支气管损伤都可以成功修复，远侧肺的肺功能也可以恢复，应尽可能避免做肺叶或全肺切除。

（4）气管、支气管损伤可能并发胸部大血管损伤，特别是主动脉假性动脉瘤，严重危及伤员生命，应在诊疗过程中重点排查。

第三节　肺冲击伤

一、概述

肺冲击伤又称肺爆震伤，是指爆炸产生的气态或液态冲击波作用于胸壁后造成的肺损伤，冲击波往往造成多脏器损伤，特点是内外兼有、外轻内重，病情复杂，发展迅速。

二、病因及发病机制

肺冲击伤常见于战争时期，伤员因炸弹或核武器爆炸致伤，和平时期则多由于生产过程中瓦斯、锅炉爆炸致伤。爆炸过程中释放的巨大能量在空气或水的介质中以冲击波的形式迅速传导作用于伤员胸部，不仅导致体表不同程度的损伤，更可以传导至胸内导致肺挫伤甚至裂伤。

三、病理生理和病理

肺冲击伤以出血、水肿为主要病理改变，高能冲击波还可导致肺裂伤。

1. 肺出血

发生在伤后即刻或24小时内，双肺下叶出血较重，镜检出血以肺泡性为主，大体病理表现为脏层胸膜下的黯红色斑点状出血，严重者表现为分布于多个肺叶的大片状出血。邻近胸壁处的肺表面常见有特征性的相互平行的黯红色肋间压痕。

2. 肺水肿

伤后立即出现，多见于重度出血区周围。在肺泡内积有较多的浆液和红细胞，部分肺泡腔内衬以透明膜。水肿液与血液相混，呈红色泡沫样，流入气管腔内，镜检见均匀红染的液体中混有大量红细胞和少许气泡。

3. 肺裂伤

多见于肺的内侧面，其次为两面同时出现，裂口长 1 ~ 10 cm 不等，裂口表面附有血凝块，镜检见肺裂口处聚积大量红细胞和断裂的纤维组织。肺裂伤导致胸膜腔内多有积血和积气。

四、临床表现及辅助检查

呼吸困难、咯血和血气胸是肺冲击伤的主要表现。伤后 24 ~ 48 小时肺间质水肿和肺泡内水肿逐渐加重，出现进行性呼吸困难。体格检查在伤侧肺可听到湿性啰音，呼吸音减弱，甚至消失。胸部 X 线检查除显示斑点状或片状阴影等浸润性改变外，还常有气胸、血胸征象，亦可能有纵隔气肿征象。血常规检查提示白细胞升高，如有肺裂伤出血严重，则会有血红蛋白降低；肺裂伤严重的还可能导致支气管断裂，表现为长期漏气和肺不张。

五、诊断及鉴别诊断

地面和空中的爆炸主要通过空气冲击波引起损伤，致伤部位以肺部伤为主；水下爆炸通过液态冲击波致伤，通常作用于伤员的腹部，因此致伤部位以腹部伤为主，表现为腹内出血、结肠破裂，偶有小肠破裂，而肝、脾、肾等实质性脏器则较少受损。

六、治疗及预后

受伤初期伤员通过机体的代偿与调节能力尚能维持生命体征平稳，但肺冲击伤病情进展迅速，伤情可迅速恶化，因此，冲击伤的救治必须快速而有效。一般性治疗包括半卧位休息、吸氧、止痛，清除呼吸道分泌物，保持气道通畅，解除呼吸道痉挛。有呼吸衰竭者，行呼吸机治疗。应用抗生素治疗肺部感染。补充血容量，但应限制晶体输液量，防止肺水肿，减轻心肺负担。对于并发气胸、血气胸者，应做闭式引流等处理，发生进行性血胸或肺裂伤导致支气管断裂时，需手术治疗。

七、诊治精要

（1）肺冲击伤的特点是内外兼有、外轻内重，病情复杂，发展迅速。

（2）了解受伤时是否发生爆炸对快速明确诊断至关重要。地面和空中的爆炸主要引起肺部损伤；水下爆炸则以腹部空腔脏器受伤为主。

（3）出血、水肿是肺冲击伤的主要病理改变，高能冲击波还可导致肺裂伤。

（4）治疗措施以保守治疗为主，呼吸衰竭需要呼吸机治疗，发生进行性血胸或严重肺裂伤导致支气管断裂时需要手术治疗。

第四节　呼吸道烧伤

一、概述

呼吸道烧伤也称吸入性呼吸道损伤，是指吸入高热气流或毒性气体引起的上、下呼吸道及肺实质损伤，多并发头面部烧伤，占全部烧伤的20%左右，死亡率约为60%。常见的致伤物质为火焰、干热空气、蒸汽及化学品燃烧产生的腐蚀性气体。致伤时常是上述因素的复合作用。除热量和化学物质的直接致伤外，炎症反应和感染对加重损伤起重要作用。临床上以呼吸困难，低氧血症和继发肺部感染为主要表现，如不及时救治易发展成 ARDS。

二、病因及发病机制

高热气体引起的呼吸道烧伤易发生在相对密闭狭窄的空间内，这样的环境使气体及热量难以散发，人员亦不易躲避。干热空气和火焰吸入时，因温度失散较快常致上呼吸道烧伤；蒸气散热慢可至气管、支气管或肺实质损伤。而毒性气体对肺实质的损伤作用更加严重。除热量外，燃烧过程产生的毒性气体，如硫、氮和醛的氧化物、CO 等，也加速、加重呼吸道烧伤的过程。呼吸道烧伤多并发面部、头部烧伤，在爆炸时呼吸道烧伤还并发肺冲击伤，形成多发伤、复合伤。烧伤引起的呼吸道梗阻、狭窄，肺顺应性下降，肺灌注减少，全身炎症反应和并发感染是病情发展的主要原因。呼吸道烧伤部位的深浅和严重程度与临床病情的严重程度密切相关。轻度呼吸道烧伤累及鼻、咽和声门；中度呼吸道烧伤累及喉、气管和隆突；重度呼吸道烧伤累及气管以下，深达小支气管和肺泡。与之相应的临床表现为咳嗽、喘鸣、轻度声嘶，发展为刺激性咳嗽、喘息、明显声嘶，严重者出现呼吸衰竭，血性泡沫痰，躁动甚至昏迷。

三、病理生理和病理

呼吸道烧伤是多因素复合作用的结果，病理生理和病理改变可归结为以下 4 个方面。

1. 呼吸道梗阻

上呼吸道最先遭受热损伤，咽部组织疏松，受伤后迅速肿胀，1 小时内就可造成上呼吸道的完全阻塞。下呼吸道黏膜充血、水肿、坏死组织脱落、渗出增加以及吸入的烟尘颗粒引起小气道阻塞，此外支气管痉挛及肺间质水肿使小气道进一步受压狭窄。

2. 肺顺应性下降

肺泡Ⅱ型上皮细胞损伤，肺泡表面活性物质减少及肺间质和肺泡水肿是导致肺顺应性下降的主要原因。

3. 肺水肿

热量、冲击波、化学气体、感染等均可导致肺毛细血管通透性增加及血浆胶体渗透压降低而造成肺水肿。

4. 肺灌注减少

缺氧、应激等使肺微循环血管阻力增加，炎症反应引起的血小板聚集导致微小血栓形成，均使肺灌注减少。

上述综合因素使肺内右向左分流增加，产生低氧血症，同时，呼吸道烧伤后黏膜细胞变性或坏死，纤毛破坏，气道自我净化能力大为减弱，全身免疫力明显下降，肺部感染难以避免。

四、临床表现及辅助检查

按解剖部位分为：①上呼吸道烧伤，损伤限于喉头和声带。②主要呼吸道损伤，累及气管和支气管。③肺实质烧伤，累及终末支气管和肺泡。

按伤情的演变进展可以分为如下 3 个病程分期。

1. 呼吸功能不全期（发生于伤后数小时至 2 天）

轻中度呼吸道烧伤患者可能出现刺激性咳嗽及咳出含碳粒的痰，口鼻渗出增多，呼吸增快等。重度呼吸道烧伤患者可在伤后 24 小时内出现呼吸衰竭，表现为呼吸浅快、发绀、躁动甚至昏迷。肺部呼吸音减弱、哮鸣音，X 线胸片检查初期可能正常，亦可能出现片状浸润影。动脉血 pH 及 PaO_2 下降，$PaCO_2$ 多升高。

2. 肺水肿期（发生于伤后数小时至 4 天）

此阶段主要特征是肺水肿和肺不张，见于中重度呼吸道烧伤的患者，内镜检查显示声门上肿胀进行性加重，渐形成阻塞。呼吸道黏膜充血水肿，黏膜容易脱落，阻塞小气道，造成肺不张。临床表现为呼吸困难、血性泡沫痰，肺部可有湿啰音和哮鸣音。严重的低氧血症（PaO_2 低于 60 mmHg），胸部 X 线片示大片甚至累及肺叶的不透光区是肺水肿期的主要特点。

3. 感染期（发生于伤后 3 至 11 天）

主要特征为肺不张和感染，甚至发生 ARDS，重度呼吸道烧伤几乎均并发肺部感染，临床表现为体温升高，血白细胞总数和中性粒细胞百分比增加，咳出脓痰，严重感染甚至伴有肝细胞破坏的表现，如出现黄疸等。

胸部 CT 检查是常用的辅助检查，可见支气管管腔变窄、管壁增厚，肺部片状阴影等。随病情进展可见大片肺实变和肺不张表现。应该动态观察影像学，以了解肺部病变的发展及评估治疗效果。

纤维支气管镜检查可见气道黏膜充血水肿、黏膜剥脱或出血坏死，还可见到附着于黏膜表面的烟尘颗粒。可通过纤维支气管镜进行支气管肺泡灌洗，根据纤毛细胞的形态变化进行计分，判断呼吸道烧伤的程度；涂片中如发现碳粒，有助于呼吸道烧伤的诊断；分析灌洗液的成分也很有意义，其中的蛋白含量可反映肺泡毛细血管通透性变化的情况，连续测定肺泡表面活性物质的活性对评价伤情的严重程度和治疗效果有重要的参考价值。

血气分析发现早期出现低氧血症说明有严重肺实质损伤，逐渐加重的二氧化碳潴留提示有可能出现呼吸衰竭。严重呼吸道烧伤患者均有明显的低氧血症，当氧合指数（PaO_2/FiO_2）比值小于 300 提示呼吸功能异常，小于 200 为严重呼吸功能不全，需进行机械通气。肺功能测定包括一秒用力肺活量（FEV_1）、用力肺活量（FVC）、最大呼气流速（PEF）、肺顺应性和气道阻力等指标。呼吸道烧伤时 FEV_1、FVC 早期下降，如 $FEV_1<1$ L 提示有严重的通气功能障碍；气道阻力升高，肺顺应性和 PEF 明显降低。

早期检查伤员血中一氧化碳血红蛋白的含量具有重要意义。它可以提示是否并发一氧化碳中毒，以利于及时抢救治疗。一氧化碳血红蛋白小于 20% 为轻度中毒，20%～40% 为中度中毒，大于 40% 为重度中毒。

五、诊断及鉴别诊断

呼吸道的原发性烧伤需与严重烧伤引起的继发性肺部并发症进行鉴别。呼吸道原发性烧伤患者体表烧伤面积通常不大，而主要是以面部烧伤为主，临床常见鼻毛烧焦，呼吸困难的症状在伤后早期即可出现，纤维支气管镜检查可发现上呼吸道黏膜损伤。而由严重烧伤引起的肺部继发性并发症患者的体表烧伤面积通常比较大，但面部烧伤并不常见，鼻毛烧焦的情况也不常见，呼吸困难的症状往往发生的时间较晚，多见于伤后 2 周左右，纤维支气管镜检查通常无上呼吸道黏膜损伤发现。

六、治疗及预后

1. 气管切开

呼吸道烧伤患者早期可因喉部水肿、黏膜脱落或支气管痉挛导致气道阻塞而死亡。对此类患者即时气管切开方可挽救生命，但气管切开后易发生肺部感染及其他并发症，因此应正确掌握气管切开的指征。轻度呼吸道梗阻时，声门开大 6 mm 以上，会厌及声带运动无明显障碍，无须气管切开，主要是清洁口腔为主。中度呼吸道梗阻时，声门开大 4～5 mm，应在密切观察下随时准备气管切开。重度呼吸道梗阻时，声门开大不足 4 mm，应立即建立人工气道。通常先用间歇正压通气模式，如仍不能维持氧分压可改为呼气未正压通气，它可以缓解小气道闭合。当肺实质损伤严重，换气功能障碍严重时，呼吸机治疗效果并不理想，此时可使用体外膜肺治疗。

2. 液体管理

液体管理的目的是维持水、电解质平衡，同时又要顾及勿加重肺水肿，中心静脉压监测有助于准确控制输液量。早期补液的原则是维持最低限度的液体正平衡。当需要抗休克治疗时，应以满足维持灌注血压为前提。关于血浆、蛋白质等胶体是否会有益于肺水肿的防治目前尚无定论。应当依据临床具体情况及输入后肺部病情及全身情况的变化而决定。

3. 感染控制

应当以痰培养、烧伤创面培养的结果作为抗生素使用的指征。同时，有必要指出的是，细菌培养结果有明显的滞后性和假阴性，因此，临床上如果已经出现明确的感染表现，如咳脓痰、发热、血象升高等，即可以在细菌培养结果阳性之前进行经验性抗感染治疗。

七、诊治精要

（1）多在密闭的环境中受伤，或伴有刺激性和有害气体的吸入。多同时伴有面、颈部的烧伤。

（2）鼻毛多被烧焦，口腔及咽部黏膜可有水疱、血肿或伴声音嘶哑。

（3）咳嗽多痰，含有黑色碳样颗粒，或伴有大量血性泡沫状痰。

（4）伤后咳嗽无痰，或刺激气管隆突处无咳嗽反射表示烧伤深而严重。

（5）胸部 CT 检查，中重度呼吸道烧伤可见气管腔变窄，管壁增厚，黏膜不规则。

（6）准确掌握气管切开指征，通过中心静脉压监测调控液体输入量，合理、及时使用抗生素。

（7）下呼吸道烧伤呼吸机治疗效果不佳时应考虑体外膜肺支持治疗。

第十一章

肺移植

对于许多非恶性肺疾病终末期患者，肺移植是一种治疗手段。它能延长经适当筛选后的受者生命，提高生活质量。

一、指征

肺移植指征包括所有肺部疾病，近年最常见的可行肺移植疾病是 COPD（30%）；特发性肺纤维化（30%）；肺囊性纤维化（15%）；α_1 抗胰蛋白酶缺乏（3%）；原发性肺动脉高压（2%）。剩余的为其他原发病。

二、受体选择

当患者没有其他治疗可供选择，且通过肺移植能够改善预后才考虑移植。术后生存率能通过患者疾病的预测指标来比较评估，但评估也必须包括每位患者的病程。此外，对于许多患者来说，生活质量的提高是行肺移植的初衷，即使生存时间未有明显延长，生活质量提高的预期对患者仍有很大的吸引力。

对患者的评估和手术共识指南归纳见表 11-1，其结合了各自疾病影响预后的临床、生理、影像学和病理学特征。肺移植候选者同样彻底筛查可能对结局有不利影响的并发症。并发症如高血压、糖尿病、胃食管反流和骨质疏松，都不是患者肺移植的禁忌证，除非未完全控制。移植者年龄上限区间为 65～70 岁。

表 11-1　特定疾病备案和手术指南

COPD
备案指征
BODE 指数 >5 手术指征
患者的 BODE 指数介于 5～7，或者有以下情况之一：
因病情恶化（$PaCO_2$ >50 mmHg）需住院
已接受氧疗，但仍出现肺动脉高压或肺源性心脏病
FEV_1 <20% 及 DLco <20% 或弥漫性肺气肿
肺囊性纤维化/支气管扩张
备案指征
FEV_1 <30% 或迅速下降
因病情恶化需住 ICU
恶化频率增加
难治或反复的气胸
反复咯血，经支气管动脉栓塞未控制手术指征

续表

氧依赖性呼吸衰竭
高碳酸血症
肺动脉高压
特发性肺纤维化
备案指征
病理学或影像学支持 UIP，不考虑肺活量
手术指征
病理学或影像学支持 UIP，且有以下情况之一：
DLco <39%
在 6 个月的观察期内，FVC 的下降值≥10%
6 分钟步行试验期间 SpO_2 <88%
HRCT 示肺呈蜂窝状改变（纤维化评分 >2）
原发性肺动脉高压
备案指征
NYHA 功能为Ⅲ级或Ⅳ级
病情迅速进展
手术指征
静脉使用依前列醇（或类似物）治疗失败
最大剂量药物治疗 NYHA 功能持续Ⅲ级或Ⅳ级
6 分钟步行试验 <350 m 或呈下降趋势
心脏指数 <2 L/（min · m^2）
右心房压力 >15 mmHg

注：BODE 为体质指数（B），气道阻塞（O），呼吸困难（D），运动耐力（E）；FVC 为用力肺活量；FEV_1 为一秒用力呼气容积；DLco 为一氧化碳弥散量；$PaCO_2$ 为二氧化碳分压；SpO_2 为血氧饱和度；ICU 为重症加强护理病房；UIP 为普通型间质性肺炎；HRCT 为高分辨率 CT；NYHA 为纽约心功能分级。

排除标准包括 HIV 感染、慢性活动性乙型或丙型肝炎、未控制或无法治愈的肺内外感染、未治愈的恶性肿瘤、持续吸烟、毒品及酒精依赖、不可逆的体质下降、依从性差、其他重要脏器的严重疾病（如心、肝、肾）和精神或心理状况将对移植后管理产生较大妨碍。其他可能危害结局的情况构成相对禁忌证，典型的情况有呼吸机依赖的呼吸衰竭、胸外科手术史、肥胖和冠脉病变。耐药假单胞菌属、布氏杆菌属、曲霉菌属或非结核分枝杆菌的慢性感染是一些肺囊性纤维化患者需要特别关注的因素。在临床上，通过判断这些潜在影响因素来决定患者是否适合移植。

三、等候名单和器官分配

器官移植政策因受医疗、道德、地域和体系因素的影响而各国不同。不考虑国家体系，在等候名单上的潜在受者都必须和供者血型一致，肺的大小要与供者匹配。大部分供肺从脑死亡患者处获得，但只有 15%~17% 脑死亡的器官供者能提供 1~2 个适合移植的肺。利用心脏死亡供者的肺仍受到一定限制。

供体肺优先分配法则于 2005 年在美国实施，该分配评分基于等候名单上患者死亡风险和术后存活率决定优先程度。评分从 0~100，优先级从高分到低分。肺部疾病和其严重程度都影响评分。评分每 6 个月更新 1 次，当患者病情变化时可提交重新评分。等候名单上患者的中位评分为 34~35 分，但 IPF 和 CF 患者的分数普遍高于 COPD 和 IPAH。由于此优先分配体系，移植的中位等待时间缩短到了 6 个月内，每年等候名单上的死亡率下降 50%。COPD 进展至 IPF 也是移植的主要指征。在此评分系统里，大体上术后 2 年内的生存率无本质区别，但评分 >60 分的受者在术后 2 年内的生存率要比评分 <60 分者低。

四、移植手术

对于肺囊性纤维化（CF）患者和支气管扩张患者必须行双肺移植。因为单肺移植有感染从受体肺向供体肺传播的风险。出现艾森门格综合征的复杂畸形不能通过单纯肺移植轻易修复，因其伴随肺和心脏疾病的终末期，故此时进行心肺联合移植是必要的。然而，肺源性心脏病患者的心脏移植并非必要，因为右心室功能将随着肺移植后心脏后负荷的恢复而恢复。

除特殊情况外，其他疾病可选择单侧或双侧肺移植，但在大部分情况下，双侧肺移植越来越普遍。近来，在美国65%的移植手术施行双侧肺移植。在国际上，55% COPD、50% IPF 和90% IPAH 施行双侧肺移植。活体供者肺叶移植在成人肺移植中作用有限，但对于患 CF 的青少年及年轻人意义重大，也使得那些存活至获得死亡供体器官机会渺茫的患者延长生命。

五、移植术后管理

50%移植中心采用抗淋巴细胞球蛋白或白介素2受体拮抗剂作为引导治疗。传统的三药联合维持免疫移植方案包括钙调磷酸酶抑制剂（环孢素或他克莫司）、嘌呤合成抑制剂（硫唑嘌呤或霉酚酸前体）和泼尼松。随后，其他药品因不同的理由替代上述方案，如西罗莫司。预防耶氏肺孢子虫肺炎是最常规的，还有预防巨细胞病毒感染和真菌感染也是许多方案的一部分。环孢素、他克莫司和西罗莫司根据血药浓度调整用药剂量。所有这些药都通过肝细胞色素 P450 系统代谢，影响这条途径的药物相互作用能显著改变清除率和血药浓度。

常规管理的重点是监测异基因移植物，调整免疫抑制方案和敏锐地发现问题和并发症。经常与护士和随访医师接触，行 X 线胸片、血常规、肺功能检查是常规的。定期行支气管镜检查也被许多移植中心采纳。如果恢复期不出现并发症，肺功能迅速提高，接着术后3～6个月保持稳定。随后，肺功能检查变化很小，若持续下降超过10%～15%提示有潜在的重大问题。

六、结局

（一）生存率

主要注册机构每年公布生存率（表11-2）及其他结局。在国际上，主要适应证的生存半衰期在4～6年；然而年龄和移植过程对结局也有重要影响。受者年龄范围在18～59岁，生存半衰期是5～6年，但年龄在60～65岁，生存半衰期降至4年，年龄大于65岁，生存半衰期降至3年。COPD、α_1 抗胰蛋白酶缺乏性肺气肿、IPF 和 IPHA 患者双侧肺移植的10年生存率明显优于单侧肺移植。

表11-2　移植前不同诊断的受者生存率

诊断	生存率（%）					
	例数	3个月	1年	3年	5年	10年
COPD						
双侧肺移植	2 444	93	85	69	57	31
单侧肺移植	5 316	90	81	63	47	19
α_1 抗胰蛋白酶缺乏性肺气肿						
双侧肺移植	956	88	79	67	58	36
单侧肺移植	969	87	77	61	51	28
肺囊性纤维化	3 275	90	82	66	56	39
特发性肺纤维化						
双侧肺移植	1 290	81	72	59	48	28
单侧肺移植	2 641	85	73	56	43	19

续表

诊断	生存率（%）					
	例数	3 个月	1 年	3 年	5 年	10 年
原发性肺动脉高压						
双侧肺移植	710	75	69	59	51	33
单侧肺移植	260	71	61	51	41	24
结节病	506	83	70	56	41	31

围术期死亡的主要原因包括手术技术并发症、原发性移植物功能障碍和感染。急性排斥反应和 CMV 感染虽然都不是致命的，但却是术后 1 年内死亡的主要原因。手术 1 年后的主要死因是慢性排斥反应和非 CMA 感染。

（二）功能

不考虑基础疾病，移植成功的标志是心肺功能的显著恢复。经双侧肺移植后，肺功能可完全正常；经单侧肺移植后，因残留的病肺使肺功能轻度异常。虽然标准运动试验显示术后患者仅在最大工作率和最大耗氧量上有损害，但极少数患者表示日常活动不受限制。

（三）生活质量

包括与健康相关的各方面的生活质量都有所提高。根据多方位的评述，若不发生慢性排斥反应和其他并发症，生活质量在多领域横向和纵向都有提高。其他降低生活质量的原因包括肾功能不全和药物不良反应。

（四）费用

移植的费用因取决于医疗体系、医保政策和经济因素，所以各国不同。2008 年，美国人均移植前 30 天至移植后 180 天的费用为单肺移植 450 400 美元，双肺移植 657 800 美元。双肺移植的总费用包括以下收费：术前 30 天的所有护理 20 700 美元；获取供体器官 96 500 美元；移植住院费用 344 700 美元；移植住院期间诊疗费 59 300 美元；术后 180 天内所有住院和院外的护理费用 113 800 美元；从术后出院到术后 180 天的所有药费，包括免疫抑制剂 22 800 美元。

（五）并发症

由于种种问题使肺移植变得复杂（表 11-3）。除了移植特有的困难，免疫抑制药的不良反应和毒性能导致新的治疗问题或使原有情况恶化。

表 11-3　肺移植和免疫抑制的主要潜在并发症

分类	并发症
异体移植	原发性移植物功能障碍；吻合口裂开或狭窄；支气管狭窄或支气管塌陷的缺血性气道损伤；排斥；感染；原发病复发（结节病、淋巴管肌瘤病、巨细胞性间质性肺病、弥漫性泛细支气管炎、肺泡蛋白沉积症、朗格罕细胞组织细胞增生症）
胸腔	膈神经损伤，膈肌功能障碍；周期性喉神经损伤，声带功能障碍；颈神经节损伤，霍纳综合征；气胸；胸腔积液；乳糜胸；脓胸
心血管	术中或围术期空气栓塞、术后心包炎、围术期心肌损伤/梗死、静脉血栓栓塞、室上性心律失常、高血压
胃肠道	食管炎（尤其是念珠菌、疱疹病毒或巨细胞病毒）、胃病、胃食管反流；腹泻（艰难梭菌；药物，尤其是霉酚酸酯和西罗莫司）；结肠炎（艰难梭菌、巨细胞病毒）
肝胆	肝炎（尤其是巨细胞病毒或药物性）、无结石胆囊炎
肾	钙调磷酸酶抑制剂性肾病、溶血性尿毒症综合征（微血管血栓形成）
神经	震颤、癫痫、可逆性后部脑白质病、头痛
骨骼肌	类固醇疾病、横纹肌溶解症（环孢素 + HMA-CoA 还原酶抑制剂）、骨质疏松、缺血性坏死
代谢	肥胖、糖尿病、高脂血症、特发性高氨血症
血液	贫血、白细胞减少、血小板减少、血栓性微血管病
肿瘤	淋巴细胞组织增生病和淋巴瘤、皮肤癌、其他恶性疾病

（六）移植肺功能障碍

原发性移植肺功能障碍（PGD）是移植后多方位攻击内在的供体肺引起的急性肺损伤。其主要的临床特征是术后72小时内发生弥漫性肺浸润和低氧血症；然而，肺静脉阻塞、超急性排斥反应、肺水肿和肺炎也有相似的表现。

因为PGD严重程度不同，所以建立了PGD分级标准。多达50%的受者有一定程度的PGD，10%~20%的受者有严重的PGD。PGD的治疗遵循了急性肺损伤常规的支持治疗范例。严重病例和再植入病例予吸入NO和体外膜肺氧合。但再植入患者在术后30天内的生存率很低（术后1年内的生存率30%）。大部分患者能从轻度PGD中恢复，但严重的PGD死亡率40%~60%。PGD与延长术后通气支持时间、延长ICU和住院时间、增加费用和额外的患病率有关。严重的PGD可能是未来发生慢性排斥反应的高危因素。

（七）气道并发症

移植期间供给供体肺的支气管血流中断。在某些情况下，移植后支气管血管再灌注从技术层面是可行的，但无法广泛实施。因此，供肺植入后，支气管状况取决于肺循环中支气管血流的反流和对缺氧的耐受情况。

气道问题包括吻合口坏死和裂开、肉芽组织闭塞、吻合口或支气管狭窄和支气管塌陷。发生率在7%~18%，但与此相关的死亡率已下降。这些问题常用的处理方式有经支气管镜如单纯内镜下清创术、激光烧灼、球囊扩张和放置支气管支架。

（八）排斥反应

患者能否有较好的中位生存率和长期生存率主要取决于机体的排斥反应。排斥反应是对异体抗原识别后的免疫应答，细胞介导和体液介导的级联反应在此发挥作用。细胞排斥是通过T淋巴细胞与供者异体抗原（主要是MHC）相互作用实现的。然而，体液免疫是由于抗体对供者上皮细胞和内皮细胞的MHC抗原或非MHC抗原作用而驱动的。

不考虑发病机制，排斥反应可分为急性和慢性。急性排斥反应是细胞介导的，移植后6~12个月高发。相反，慢性排斥反应通常出现较晚，其发病机制包括异体免疫和非异体免疫的纤维增生反应。

（九）急性细胞免疫

根据目前免疫抑制方案，25%~40%的受者在术后1年内发生急性排斥反应。急性排斥反应（ACR）可以无临床表现，或表现为非特异的症状或体征，如咳嗽、低热、呼吸困难、低氧血症、吸气相爆破音、肺间质浸润和肺功能下降。然而根据临床印象下诊断是不可靠的，诊断需经支气管肺活检显示小动脉或小支气管周围淋巴细胞浸润和标准的病理分级所证实。

监测临床稳定期受者的活检时，低级别的急性排斥反应往往不需要治疗；高级别的急性排斥反应，无论临床表现如何，通常都需要治疗。治疗常包括激素冲击治疗和调整维持免疫抑制的方案。大部分情况下这些方法都是有效的。然而，在顽固或复发的情况下需要更强的治疗。

（十）慢性排斥反应

此并发症是影响长期生存率的主要因素。因其影响肺功能和生活质量，所以也导致发病的原因。临床上，其生理特征是气流受限，其病理特征是闭塞性支气管炎，病程表现为闭塞性支气管炎综合征（BOS）。经支气管肺活检对于发现闭塞性支气管炎相对不敏感，且诊断不要求病理证实。因此，排除移植肺功能障碍的其他原因后，可主要根据一秒用力呼气容积（FEV_1）持续下降（≥20%）诊断BOS。然而，FEV_1小幅下降（≥10%）或FEF 25%~75%小幅下降可能预示BOS。肺功能指标是BOS诊断和分级的标准。

移植后5年内BOS的患病率接近50%。先前的ACR是主要的危险因素。但PGD、CMV肺炎、其他社区获得性呼吸道病毒感染和胃食管反流也与此相关。BOS可表现为与急性和感染性支气管炎相似，或者表现为无症状性肺功能下降。X线胸片无改变；CT显示马赛克灌注、空气潴留、磨玻璃影或细支气管扩张。支气管镜可用于排除其他病程，但经支气管肺活检可在少数病例中证实闭塞性支气管炎。

BOS 的治疗主要通过增强免疫，但没有统一的治疗方案。治疗策略包括改变维持药物的方案，有增加阿奇霉素、抗淋巴细胞球蛋白、循环光疗法和全淋巴照射。虽然这些治疗可稳定肺功能，但总体的结果是不理想的，中位生存时间为 3～4 年。如果临床情况和其他并发症没有禁忌，可考虑行再移植，但再移植的生存率比首次移植低。

（十一）体液排斥反应

抗体介导的排斥反应的作用仍在研究中。超急性排斥反应由受者体内预存的 HLA 抗体引起，但通过移植前结合实际的抗体筛查或与潜在供者直接交叉配对可将发生率降到最低。多达 50% 受者移植后产生供体特异性 HLA 抗体，这与 ACR 和 BOS 发生的风险增加相关，也会降低总体生存率。然而，这些抗体导致 ACR 或 BOS 或在其他方面造成危害的机制还不明确。抗体介导的排斥反应正式标准是在肾移植中定义的，但极少在肺移植病例中出现。尽管如此，偶尔急性异体肺移植功能障碍的情况归咎于抗体介导的损伤。如果治疗有效，治疗可能耗竭抗体，包括血浆置换、静脉注射免疫球蛋白和利妥昔单抗。

（十二）感染

异体肺移植易发生感染，这是主要的死因之一。另外由于免疫抑制药减弱免疫反应，其他正常的免疫屏障受损：咳嗽反射减弱和移植肺的黏膜纤毛清除能力受损。感染包括机会病原菌和非机会病原菌。

细菌性支气管炎或肺炎可出现在任何阶段，但围术期最常见。后期并发 BOS 的受者常出现支气管炎，致病菌往往是铜绿假单胞菌或耐甲氧西林金黄色葡萄球菌。

巨细胞病毒（CMV）是最常见的病毒感染。尽管在肠胃炎、结肠炎和肝炎中也可出现，但 CMV 病毒血症和 CMV 肺炎是主要的疾病。多数情况下，发生在移植后 6 个月内，若不发生耐药，更昔洛韦治疗有效。其他社区获得性病毒，例如流感病毒、副流感病毒和呼吸道合胞病毒也可引起呼吸道并发症。最棘手的真菌感染是曲霉菌感染，其包括单纯肺定植、气管支气管炎、侵袭性肺曲霉菌病和播散性曲霉菌病，根据临床情况指导治疗。

（十三）其他并发症

其他潜在的并发症列见表 11-3，其中很多并发症与免疫抑制剂的不良反应和毒性相关。临床规范可指导处理这些普通的治疗问题，但移植后复杂的情况则需要医疗服务人员间紧密的合作和良好的沟通。

参考文献

［1］贺蓓，周新．呼吸系统疾病诊疗基础［M］．北京：中国医药科技出版社，2018.
［2］李为民，刘伦旭．呼吸系统疾病基础与临床［M］．北京：人民卫生出版社，2017.
［3］丹・隆戈．哈里森呼吸及危重症医学［M］．王辰，译．北京：科学出版社，2018.
［4］罗彬，徐仁良．呼吸系统疾病［M］．北京：中国医药科技出版社，2018.
［5］陈荣昌．呼吸与危重症医学［M］．北京：人民卫生出版社，2017.
［6］王胜昱．实用临床呼吸治疗手册［M］．北京：世界图书出版公司，2017.
［7］曹彬，范红．社区获得性肺炎［M］．北京：人民卫生出版社，2017.
［8］迟春花，苏楠．支气管哮喘［M］．北京：人民卫生出版社，2018.
［9］阎锡新．呼吸衰竭［M］．北京：人民卫生出版社，2016.
［10］梁名吉．呼吸内科急危重症［M］．北京：中国协和医科大学出版社，2018.
［11］赵建平．呼吸疾病诊疗指南［M］．北京：科学出版社，2016.
［12］李万成，姜轶．微创呼吸病学［M］．成都：四川科学技术出版社，2016.
［13］胡成平，罗百灵．呼吸科临床心得［M］．北京：科学出版社，2016.
［14］韩颖萍，李俊，刘勤社．实用呼吸病临床手册［M］．北京：中国中医药出版社，2016.
［15］杨岚，沈华浩．呼吸系统疾病［M］．北京：人民卫生出版社，2015.
［16］吴丛山，李勋光，顾锋，等．呼吸系统疾病的检验诊断与临床［M］．上海：上海交通大学出版社，2016.
［17］胡建林，杨和平．呼吸疾病鉴别诊断与治疗学［M］．北京：人民军医出版社，2015.
［18］林典义．呼吸内科疾病诊疗新进展［M］．西安：西安交通大学出版社，2015.
［19］陈亚红，杨汀．慢性阻塞性肺疾病［M］．北京：人民卫生出版社，2017.
［20］王辰．呼吸与危重症医学［M］．北京：人民卫生出版社，2015.